【第7章 エコー（超音波診断法）】

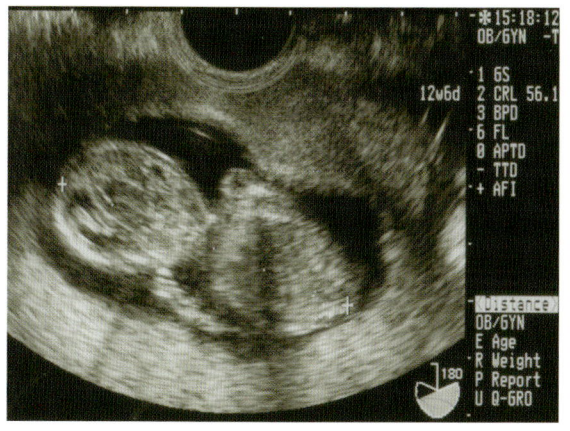
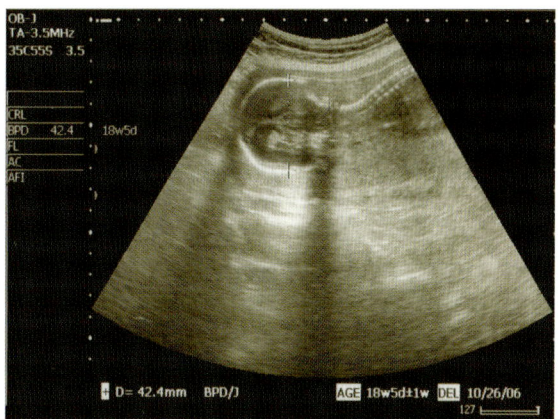

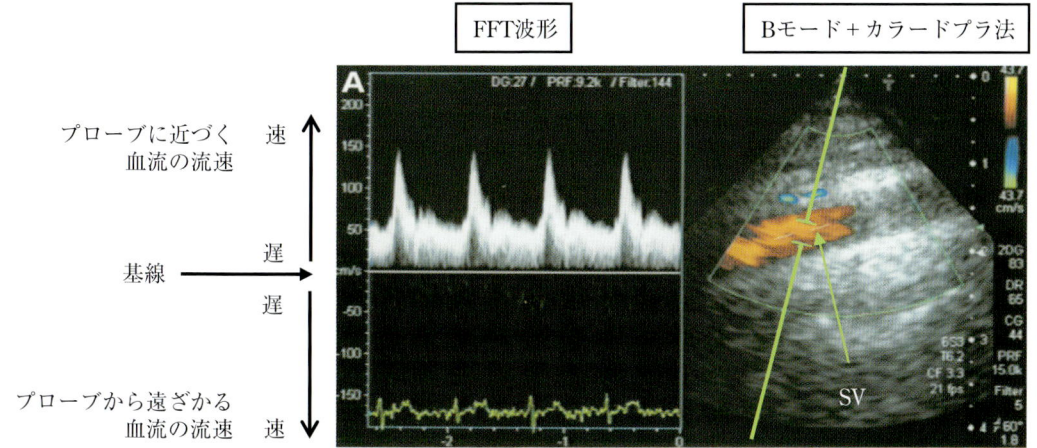

図 7.10 総頸動脈の血流のパルス波ドプラ表示（本文 p.100）
SV：サンプリングボリューム
（写真：遠田栄一，佐藤 洋 編（2004）超音波エキスパート 1 頸動脈・下肢動静脈超音波検査の進め方と評価法，p.26, 図 11A, 医歯薬出版より引用）

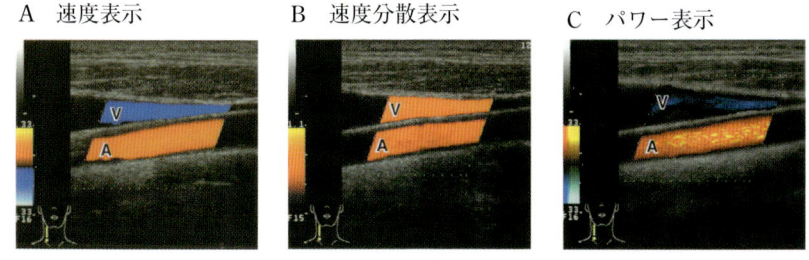

図 7.11 右頸部縦断像のカラードプラ表示（本文 p.100）
A：頸動脈，V：頸静脈
（遠田栄一，佐藤 洋 編（2004）別冊超音波エキスパート 1 頸動脈・下肢動静脈超音波検査の進め方と評価法 p.26, 図 12, 医歯薬出版より引用）

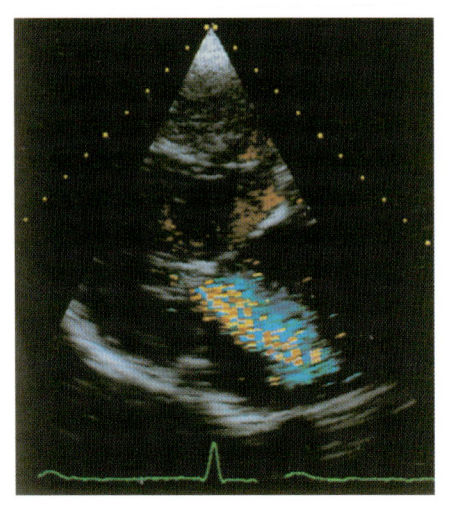
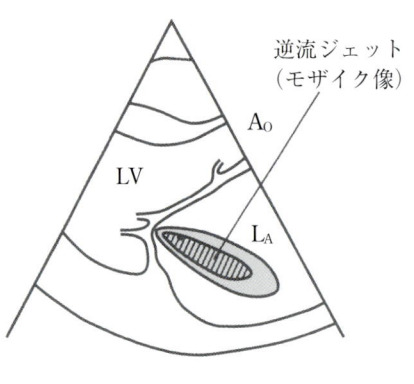

**図 7.12　僧帽弁閉鎖不全症のカラードプラ法
（左室長軸像，拡張期，速度分散表示）**（本文 p.100）

心臓内の僧帽弁が完全に閉鎖できず，左心室に流入した血液が，左心房に逆流していることがわかる．L$_A$：左心房，LV：左心室，A$_O$：大動脈

（下条文武，齋藤　康 監修（2003）ダイナミック・メディシン 3, 図 11.D.6, 西村書店より引用）

【第8章　内視鏡】

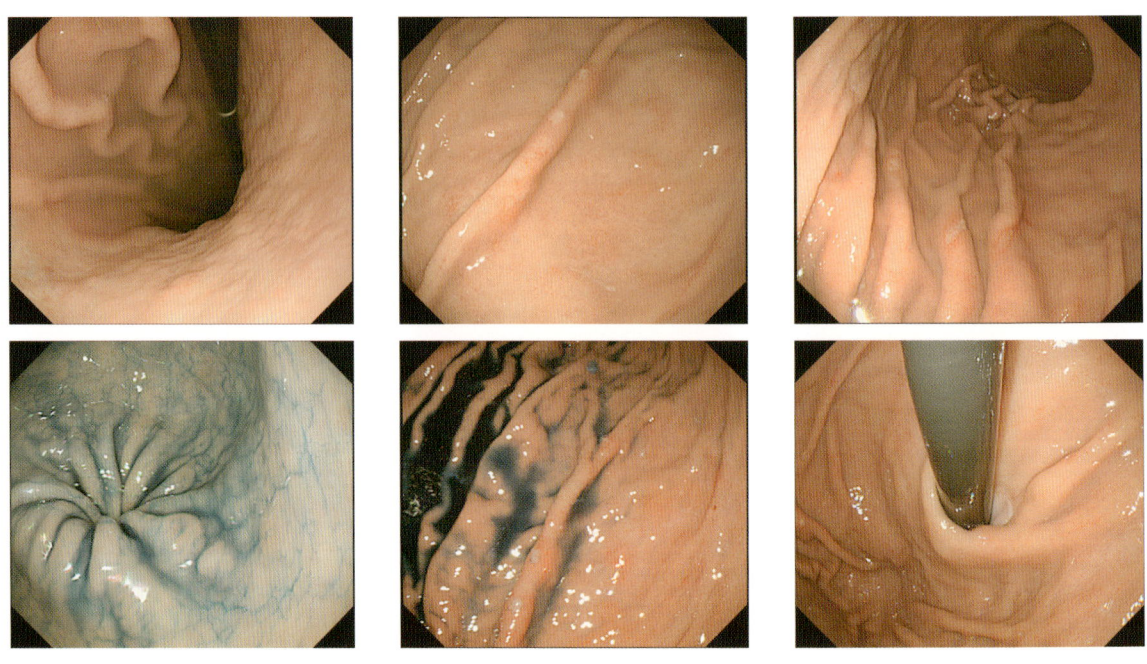

【第 9 章　MRI】

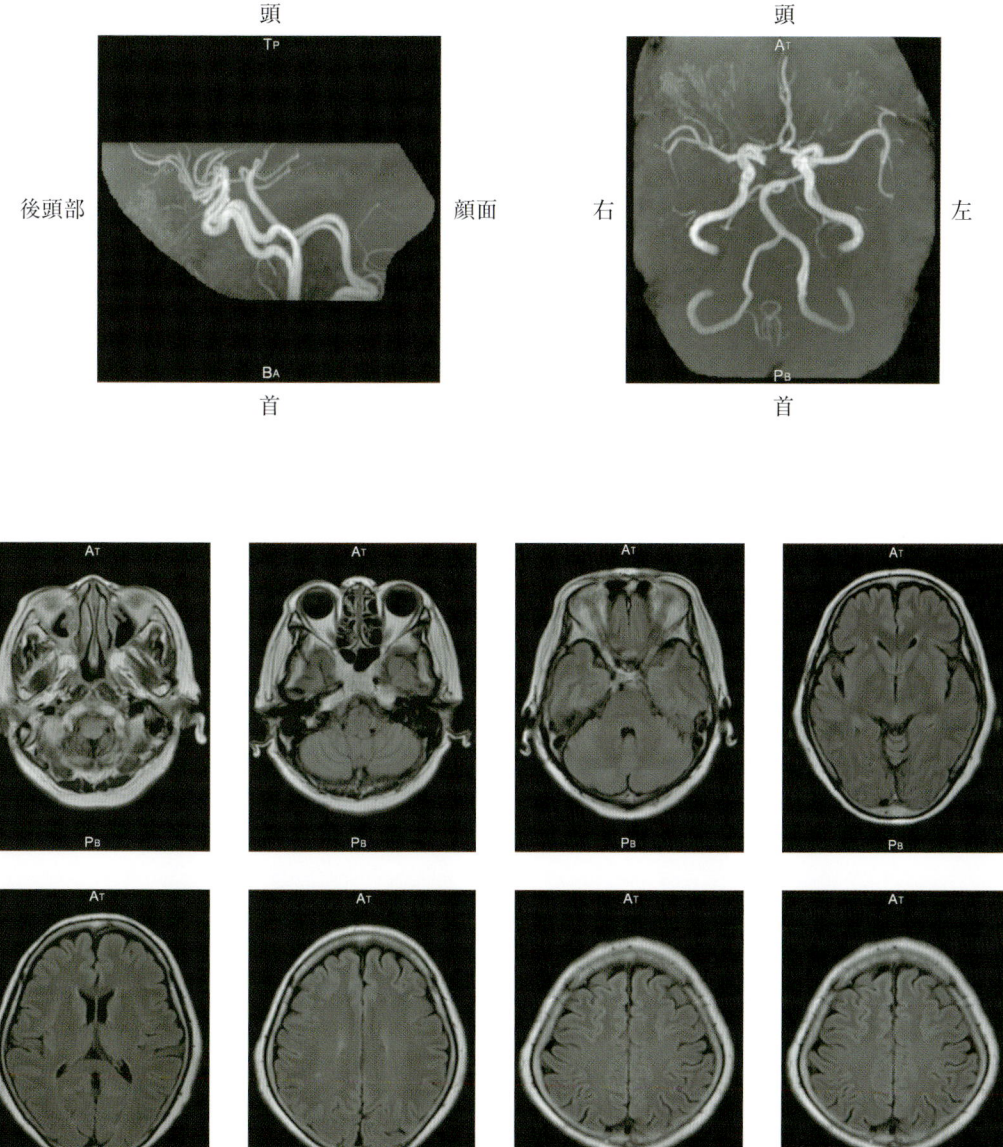

【第11章 CT】

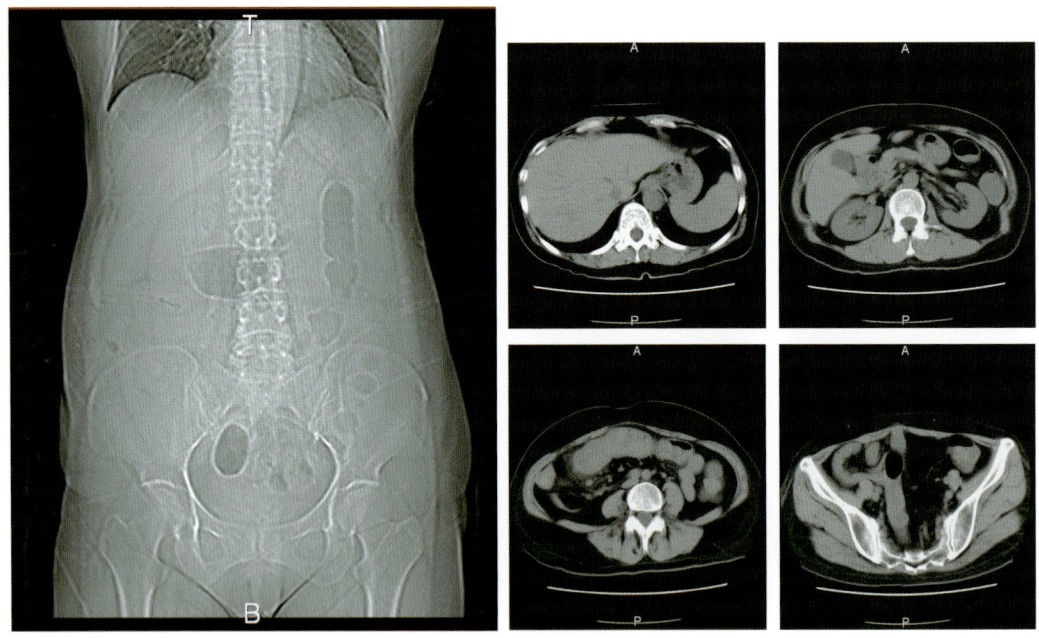

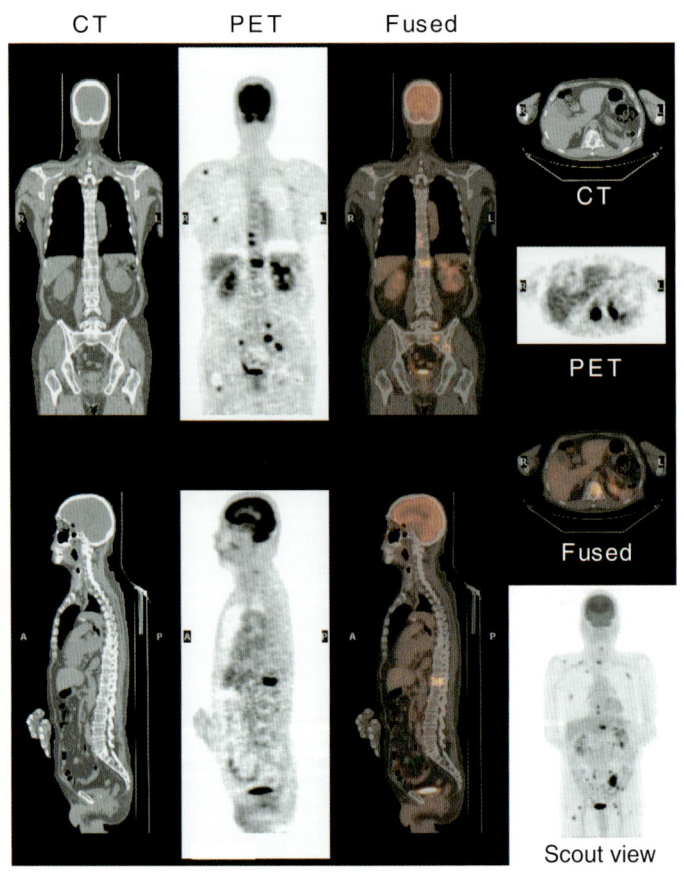

Scout view

薬剤師に必要な
臨床機器分析

摂南大学薬学部教授
秋澤 俊史 編集

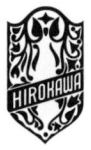

東京 廣川書店 発行

---------- **執筆者一覧**（五十音順）----------

秋澤	俊史	摂南大学薬学部教授
川原	正博	九州保健福祉大学薬学部教授
小谷	明	東京薬科大学薬学部講師
小西	元美	摂南大学薬学部准教授
谷本	剛	同志社女子大学薬学部教授
袴田	秀樹	東京薬科大学薬学部准教授
道田	隆	神戸学院大学薬学部准教授

薬剤師に必要な臨床機器分析

編 者	秋澤 俊史	平成22年8月20日 初版発行©
発行者	廣川 節男	

発行所　株式会社　廣川書店

〒113-0033　東京都文京区本郷3丁目27番14号
電話 03(3815)3651　FAX 03(3815)3650

序　文

　薬学部6年制の新しい制度に向けての体制作りに忙殺されながら，あっという間に時間が流れた数年間であった．準備の程はともかく，どの大学でも大きな不安を抱えながら初めてのCBT（Computer Based Testing）とOSCE（Objective Structured Clinical Examination）を終え，第一段階は大きなトラブルもなく，無事に終了したことにほっとしていることが想像できる．

　そもそも薬学部6年制への移行は，実践力の伴った，即座に医療現場で活躍できる薬剤師を育てるということが大きな命題であり，CBTとOSCEは5年次あるいは6年次に行われる医療現場での研修を安全かつ円滑に行うために最低限必要とされることが修得されているかどうかを確認する手段だと思う．つまり，これをパスしたからといっても，何年間も現場で活躍してきている薬剤師と同等の知識・技量を身につけたことにはならない．

　最近特に求められているチーム医療において，医師・看護師に加えて薬剤師の参加が叫ばれてはいるが，病気の診断や処置法も知らず，ただ投薬に関する知識のみでは医療現場での評価が向上するとは思えない．6年制になった以上，延長された2年分の何かを修得して卒業していかないといけない．大きく二つあると思う．1つは4年生では時間的に不十分であった化学と薬理の総合理解であり，もう1つはこれまで不足していた臨床現場で使用されている分析機器に関する知識である．

　これまで薬学教育の主となっていた基礎化学に裏付けされた薬に関する知識が，はたして医療現場で活かされてきていたのだろうか．個人的には決して活かされていたとは思わない．6年制になればこそ，化学をしっかり勉強したうえで，より深く薬理作用を理解し，さらに，薬物吸収や薬物動態を関連付けて総合的に理解して欲しい．

　さらに，本書で取り扱っている臨床分析機器に関する知識と診断についての基礎的なことも修得して欲しい．最近の医療技術の進歩は，画像診断法の開発にみられるように，目覚ましいものがある．医療従事者の中で，特定の専門医を除けば，診断機器・診断薬の原理を学んできている者は，やはり薬剤師であると自負している．その気になって積極的に勉強すれば，臨床で使われている医療機器の原理は十分理解できるはずだし，その限界も判るはずである．その教育を担うべき学問分野はやはり分析化学だと思う．薬学部教育の基礎とともに，臨床現場で役立つ学問も責任を持って学生に伝えていく義務があるのではないだろうか．

　本書は6年制を終了した薬剤師として様々な診断機器の有効性・安全性に加え，その限界を薬剤師の口から患者さんに伝えられるように，あまり難しくなくかつ安価な教科書を目指して企画した．各章，私立大学薬学部の分析系の講義を担当していただいている先生にお願いし，執筆していただいたが，私も含め，決して執筆部分を専門として研究を行っているわけではなく，勉強しながら作成したものである．当然のことながら，不十分な点やもしかしたら間違っている点があるかもしれない．言い訳になるが，専門外だからこそ，少しは物理・分析系を苦手とする最近の学生の立場になって，判りやすいものになると都合良く解釈している．

ともかく，6年制の薬学生が在学中に少しでも関心を持って勉強できる，そして卒業してからも手元においておきたくなるような，入門書でありながら実用的な教科書を目指してみた．執筆をお願いした先生には，予想外の忙しさのなかでの執筆となり，心から感謝している．これから，本当の意味での6年制薬学部の目指す方向が見えてくると思う．どの方向に行くにしても，本書の内容は6年制の薬剤師に必要なものだと，個人的に強く思っている．学生の評価・反応を見ながら，また，現場の状況・要求を考慮して，機会あるごとに改訂できれば幸いである．

平成22年7月

編　者

目　　次

序章　これからの薬剤師に要求される臨床機器分析 …………………………… 1

第1部　生体試料の分析 …………………………………………………………… 5

第1章　生体成分の取扱いと前処理 ……………………………………………… 7
　はじめに　8
　1.1　生体試料（組織）からの抽出・可溶化　9
　　1.1.1　血　液　9
　　1.1.2　尿およびその他の試料　10
　1.2　前処理法　11
　　1.2.1　除タンパク法　11
　　1.2.2　溶媒抽出法　13
　　1.2.3　固相抽出　16

第2章　HPLC：原理と検出 …………………………………………………… 17
　はじめに　18
　2.1　HPLCとは　18
　2.2　分離結果の解析　19
　2.3　HPLCにおける分離モード　21
　　2.3.1　吸　着　21
　　2.3.2　分　配　22
　　2.3.3　イオン交換　24
　　2.3.4　サイズ排除　25
　　2.3.5　アフィニティー　26
　2.4　装　置　26
　2.5　定量法　27
　2.6　検　出　29
　2.7　誘導体化　30

第3章　ELISA（酵素免疫測定法）……………………………………………… 33
　はじめに　34
　3.1　抗体の特性　34
　3.2　モノクローナル抗体の調製　36
　3.3　免疫測定法の種類と原理　37
　3.4　B/F分離　38

3.5 酵素免疫測定法　39
　3.5.1 標識酵素の種類と標識法　39
　3.5.2 競合法による酵素免疫測定法　40
　3.5.3 非競合法による酵素免疫測定法　40
　3.5.4 ホモジニアス酵素免疫測定法　40
3.6 臨床応用される酵素免疫測定法の特徴　41
3.7 酵素免疫測定法の臨床応用　42
　3.7.1 子宮頸管粘液中顆粒球エラスターゼの測定　42
　3.7.2 ガストリン放出ペプチド前駆体の測定　42
　3.7.3 尿中核マトリックスプロテイン22（NMP22）の測定　43
　3.7.4 前立腺特異抗原-α_1アンチキモトリプシン複合体（PSA-ACT）の測定　43

第4章　遺伝子診断　45
はじめに　46
4.1 遺伝子の構造　47
4.2 遺伝子（DNA）の異常　48
4.3 遺伝子検査法　49
　4.3.1 PCR法　49
　4.3.2 FISH法（染色体の中にある特定遺伝子の検出法）　50
　4.3.3 DNAシークエンス法　52
　4.3.4 DNAチップ　53
4.4 実際の遺伝子検査　54
　4.4.1 感染症　54
　4.4.2 遺伝病　55
　4.4.3 がん（悪性腫瘍）　55
　4.4.4 遺伝子多型解析　56
4.5 遺伝子診断の課題　57
4.6 遺伝子治療　58

第5章　MS　61
はじめに　62
5.1 イオン化法　64
　5.1.1 マトリックス支援レーザー脱離イオン化法（MALDI）　64
　5.1.2 エレクトロスプレーイオン化法（ESI）　65
　5.1.3 大気圧化学イオン化法（APCI）　66
5.2 質量分離装置　67
　5.2.1 四重極質量分析計（QMS）　67
　5.2.2 イオントラップ質量分析計（ITMS）　68

5.2.3　飛行時間型質量分析計（TOF-MS）　*68*
　　　5.2.4　タンデム質量分析計　*69*
　5.3　試料の前処理　*70*
　5.4　定量法　*71*
　5.5　体内薬物・代謝物　*71*
　　　5.5.1　ドーピング検査　*72*
　　　5.5.2　新生児マススクリーニング検査　*72*
　5.6　異常タンパクの同定　*74*
　5.7　バイオマーカーの検索　*76*

第6章　臨床検査における標準物質と標準化　79
　はじめに　*80*
　6.1　臨床検査のための標準物質　*80*
　6.2　標準化における正確さの伝達とトレーサビリティ　*83*
　6.3　標準物質と標準化に関するホームページのリンク集　*85*

第2部　臨床機器分析　87

第7章　エコー（超音波診断法）　89
　はじめに　*90*
　7.1　診断に用いられる超音波とそのエコーの性質　*91*
　7.2　超音波診断装置　*92*
　　　7.2.1　装置の構成　*92*
　　　7.2.2　プローブの構造　*93*
　　　7.2.3　プローブの発信周波数と走査法　*94*
　7.3　超音波画像の種類と診断画像の例　*95*
　　　7.3.1　超音波画像の特徴　*95*
　　　7.3.2　Aモード　*95*
　　　7.3.3　Bモード　*95*
　　　7.3.4　Mモード　*97*
　　　7.3.5　超音波ドプラ法の原理　*98*
　　　7.3.6　連続波ドプラ法（CWD）　*98*
　　　7.3.7　パルス波ドプラ法（PWD）　*99*
　　　7.3.8　カラードプラ法（CDI, CFM）　*99*
　　　7.3.9　アーチファクト　*101*
　7.4　超音波診断用造影剤　*102*
　7.5　超音波の生体への影響　*102*

第8章　内視鏡 ………………………………………………………………… 105

   はじめに　106
   8.1　内視鏡の原理・構造　106
      8.1.1　電子スコープの構造　107
      8.1.2　ファイバースコープの構造　108
      8.1.3　湾曲部の構造　109
      8.1.4　鉗子口の構造　109
      8.1.5　鉗子台の構造　109
      8.1.6　吸引の方法　109
      8.1.7　送気・送水の方法　110
   8.2　内視鏡スコープの種類と選択　110
      8.2.1　上部消化管内視鏡　111
      8.2.2　下部消化管内視鏡　112
      8.2.3　その他　112
   8.3　内視鏡に必要な処置具　112
      8.3.1　上・下部消化管内視鏡の処置具　112
      8.3.2　胆・膵領域（ERCP）の処置具　115
   8.4　内視鏡の装置および周辺機器　117
   8.5　各手技に用いる周辺機器　118
   8.6　超音波内視鏡検査（EUS）　120
   8.7　色素法と生検法　121
   8.8　内視鏡検査の手順　121
   8.9　内視鏡診断と治療　123
      8.9.1　食道の診断と治療　123
      8.9.2　胃の診断と治療　124
      8.9.3　小腸の診断と治療　125
      8.9.4　大腸の診断と治療　125
      8.9.5　胆嚢・膵臓の診断と治療　125
      8.9.6　呼吸器の診断と治療　126

第9章　MRI ……………………………………………………………………… 129

   はじめに　130
   9.1　MRIの原理　131
      9.1.1　核磁気共鳴　131
      9.1.2　巨視的磁化　132
      9.1.3　傾斜磁場　133
      9.1.4　緩和時間（T1, T2）　133
      9.1.5　パルスシークエンス　135

9.1.6　信号強度に影響する因子　*136*
　　9.1.7　脂肪抑制法　*138*
　　9.1.8　血　流　*139*
　9.2　装　置　*140*
　　9.2.1　磁石部　*140*
　　9.2.2　傾斜磁場部　*141*
　　9.2.3　送受信部　*142*
　　9.2.4　データ処理部　*143*
　9.3　診断結果　*143*
　　9.3.1　症　例　*143*
　　9.3.2　造影剤　*145*
　　9.3.3　アーチファクト（偽像）　*145*

第10章　PET　･･･ *151*

　はじめに　*152*
　10.1　PET装置の原理　*153*
　10.2　PET用薬剤　*155*
　　10.2.1　^{18}F標識薬剤　*157*
　　10.2.2　^{15}O標識薬剤　*158*
　　10.2.3　^{13}N標識薬剤　*159*
　　10.2.4　^{11}C標識薬剤　*159*
　10.3　FDGのがん診断への適用　*159*
　10.4　FDGの非特異的集積　*161*
　10.5　被曝管理　*162*
　　10.5.1　陽電子準備（ホットラボ）室　*162*
　　10.5.2　陽電子処置室　*163*
　　10.5.3　PET被検者からの被曝　*164*
　　10.5.4　排尿管理　*164*
　　10.5.5　介護者の被曝管理と医療従事者の被曝低減化　*164*
　10.6　FDG-PET検査の手順　*165*
　10.7　PET画像を理解するための基礎知識　*167*
　10.8　FDG-PET検査の適用疾患　*171*

第11章　CT　･･･ *173*

　はじめに　*174*
　11.1　CTの原理　*174*
　11.2　CT装置の構成　*177*
　　11.2.1　X線管　*177*

  11.2.2 X線検出器 *178*
 11.3 造影剤 *179*
 11.4 放射線被曝 *181*
 11.5 検査時の注意 *182*
  11.5.1 頭部・頭頸部 *182*
  11.5.2 胸　部 *183*
  11.5.3 上腹部 *183*
  11.5.4 下腹部 *184*

第 12 章　家庭用医療機器・診断薬 ………………………………………… *185*
 12.1 体温計 *186*
  12.1.1 水銀体温計 *186*
  12.1.2 電子式体温計 *186*
  12.1.3 耳式体温計 *187*
 12.2 体脂肪計 *188*
 12.3 血圧計 *189*
 12.4 血糖値測定計 *189*
 12.5 妊娠検査薬 *190*

索　引 ……………………………………………………………………………… *193*

序章
これからの薬剤師に要求される臨床機器分析

　6年制薬学部では即戦力として十分な技能・能力を備えた薬剤師を育てるということが大学に要求されている．そのために，CBTとOSCEをクリアーして，最低6か月間の実務実習を経験することが義務付けられている．もちろん，これまでと同じように卒業研究も要求され，学生にとっても教員にとっても，各年次に応じていろいろなことに対応しなくてはいけない大変なことになっている．6年制の制度がしっかりと固定化するためには，これから，様々な修正や補足が行われていく必要があり，さらに数年はかかることが予想される．乱暴ないい方をすれば，現在進行していることは，試行錯誤にすぎないのかもしれない．とはいえ，薬学部の教育に関わる者としては，自分の能力の範囲で精一杯想像力を働かせ，卒業していく学生に将来必ず役に立つものを少しは与えていく義務と責任がある．学生時代はあまり勉強もせず，大学院の修士課程在学中に教授の命令で初めて薬剤師国家試験の受験勉強をして，薬学部の講義内容を理解した記憶がある．博士課程在学中に病院の調剤室で3年間，薬剤師としてアルバイトをしたが，大きな問題もなく，それなりにファンもでき良い経験をした．当時の調剤室で一番難しかったことは，医師の処方箋の解読であったような気がする．主に土・日曜日と祝日が担当であったので，勤務開始一週間後には私1人に任され，非常に不安になった．薬の種類と投与量だけは間違ってはいけないと緊張しながら調剤を行っていたが，3年間で数回は失敗をした．幸いなことに，その日の最後の確認時に見つけ，その日のうちに連絡することができたので大事に至ることはなかったし，今と違って，患者さんも非難することなく快く許してくれた．今では，薬の種類どころか，受付から服薬指導が終わるまで気を抜くことができない状態になっていて，薬剤師にとって辛い時代になってきたのかもしれない．6年制薬学部ではそのあたりの教育に力を入れているように思う．個人的には，その辺のことは現場で否応なく身につくし，また身につけないといけないことだと思っている．だからこそ，学生も必要性がわかり，CBTやOSCEの準備ができるのだと思う．

　一方，CBTやOSCEの影に隠れて，卒業研究やチーム医療の現状に対して現実的な議論がなされていないように感じるのは私1人ではないと思う．卒業研究に関しては，国公立大学と私学ではかなり状況が異なっている．本書の執筆を依頼した先生は私をはじめ全員私学の教員で，いわゆる薬剤師教育の現場にいる者である．誰1人として，実務実習の必要性を疑う者はいないと思うが，同時に，全員卒業研究の重要性を認識していて，今後の卒業研究のあり方に不安を持っていると思う．卒業研究の内容が将来の職種に直接的に結びつくことはまれだが，卒業研究を通じて自然と身についたものはどの職種にいっても必ず役に立つ．教員としての経験からいえば，

卒業研究を積極的に行い，50ページ以上の卒業論文を提出して卒業した学生は全員それぞれの職場で活躍している．卒業研究を行う過程で，研究室のいろいろな先生と議論したり，研究室内で定期的に研究報告を行ったり，また，他の学生と助け合ったりすることは，すべて実社会で一番大切なことを自然に身につける方法である．今，声高にいわれているコミュニケーション能力など，毎日研究室でみんなと交わっていればそれなりに修得していくものだと思っている．つまり，研究室は実社会に出て行く前の練習の場であり，薬学部教育の最後の仕上げの場でもある．研究室の効能は，自ら考え，議論し，自分で計画を立て，生じたトラブルに積極的に対処していくなどの能力を修得できることである．これこそ，チーム医療に積極的に関わっていき，薬剤師として認めてもらうために重要な過程だと思うのは，私1人ではないはずである．日々の生活の中で身についたものは一生抜けることがなく，その人の能力となって残っていく．この大切な卒業研究がどのような形で継続できるのか，かなりの不安がある．

　とはいえ，6か月間の実務実習は，学生にとって意義あるものになることも間違いない．受け入れ先でそれぞれ事情が異なるが，学生に積極的な姿勢があれば，大学では味わえない，現場の魅力・力を感じることはできるはずである．その中の1つに，本書で取り扱う，臨床に関連した先端医療機器がある．特に，最近の画像診断法の進歩は目覚ましいものがあり，医療現場で稼働している最新機器といえども，高感度・高解像度を目指して日々改良が加えられている．さらに，まだ医療現場では使用されていないが，異なった原理に基づいた新しい診断機器の開発も進んでいる．大型の診断機器は高価であり，どこでも設置されているというわけではないが，当然のことながら大学病院や地域の中核病院では大型の診断機器を設置しており，診断はもとより，治療方法の選択や治療効果の判定などに不可欠となっている．これまでは，このような過程で薬剤師が関わることはほとんどなかったのではないだろうか．チーム医療に薬剤師の参加が求められており，今後薬剤師の活躍を期待するのは薬学に関わる教員全員の思いであろう．薬の知識に加え，臨床に使用される分析機器の知識が修得できれば活躍の場は広がっていくと思う．6年制薬学の目指すところの1つに，診断はともかく，治療方法の選択や治療効果の判定の際の，薬剤師の関与があると思う．画像診断や臨床検査値をもとに，治療方法の選択を行っている実際の医療現場を想像した時，担当医の説明を聞いている数名の医師や看護師は想像できるのだが，その映像の中に薬剤師と検査技師が浮かんでこないのはどうしてだろう．私の持っているイメージが古くて，実際は必ず薬剤師が参加しているのかもしれない．そうだとしても，薬剤師が積極的に議論に加わっているとは思えない．どうしてだろう？　薬剤師は医師・看護師・検査技師が持っていない知識を身につけているはずなのに，薬剤師の影が薄いように思う．医師は専門の画像を解析することは簡単にできるだろう．看護師は画像が詳しくわからなくても，患者の病状に関しては医師よりも詳しいかもしれないし，さらに患者の性格まで把握して精神的支えになっているかもしれない．検査技師は実際の検査を行っているので，操作方法は熟知している．薬剤師はといえば，医者に処方された薬の使い方を指示するだけではないのだろうか．それではチーム医療の現場で尊敬されるはずはない．薬剤師だけが学んでいるところとは何なのだろう．種々の診断法の原理や診断薬に関する知識は薬剤師の最も得意とする分野ではないだろうか．確かに医師のように画像は解読できないし，検査技師のように機器の操作もできない．ましてや患者の治療行為はできない．しかし，検査の目的，診断方法の安全性や限界，種々の診断機器の原理の違い，診断薬の

安全性などは薬剤師が責任を持って関わるべき分野だし，他の医療関係者より貢献できる分野だと思う．薬剤師としてできることから積極的に関わり，日々勉強していくことで，画像の解読に関してもいつの間にか意見が言えるようになり，チーム医療の一員として信頼されるようになると思う．個人的にいえば，看護師から信頼される，頼られる薬剤師になって欲しいと思う．

　第1部では病院の検査部や臨床検査における迅速・簡便な検査方法と家庭内で使用される医療機器や診断薬，検査結果の信頼性確保には欠かすことのできない標準品と標準化について解説した．また，第2部では高価な大型機器を使用する画像診断について解説した．画像診断法にはX線や放射性同位元素を使用し，人体に何らかの被曝の影響があるものと，磁場・電磁場や超音波を使用し，人体に害のない検査法がある．本書では表に示した画像診断法のうち，CT，PET，MRI，超音波診断法（エコー）について簡単に解説した．その他，直接疾患部を観察でき，治療も可能な内視鏡診断法と一般家庭で使用される家庭用診断機器についても触れた．骨シンチに関しては次回の改訂版で加筆することとして，お許し願いたい．

　本書は薬学部の学生に対して企画したが，既に薬剤師として働いている方，看護師の方，あるいは患者の方にも読んでいただけたらと思う．

主な画像診断法の特徴と長所・短所

手　段	名称（略称）	長　所	短　所
X線	単純X線撮影	撮影が簡便．骨や歯は鮮明．	撮影する方向が限られる．
	X線造影法（血管造影はアンギオグラフィーと呼ぶ）	臓器や血管が鮮明に見える．	造影剤で副作用が生じることがある．
	コンピューター断層撮影法（X線CT）	人体の輪切り画像が得られる．解像度が高く，特に骨，肺，出血箇所は見えやすい．	被曝による発がんのリスクがある．軟らかい組織は造影しないと映りにくい．
放射性同位元素	陽電子放射断層撮影（PET）	ブドウ糖の代謝など「機能」を調べる．がんの発見に役立つ．	体内に注入する放射性同位元素による被曝や副作用の可能性がある．
	単光放射型CT（SPECT）	脳や心臓の血流量が見える．	
	シンチグラフィー	全身のがんを一度に調べる．	
磁場，電磁場	磁気共鳴画像（MRI）	被曝がない．軟らかい組織も見え，縦断面の画像も得られる．	撮影時に一定時間の安静が必要なので胸部や腹部は解像度がやや落ちる．装置が高価で管理コストもかさむ．体の内外に金属があるとやけどしたり画像が乱れたりする．
超音波	超音波検査（エコー）	人体に害がない．動いている臓器や胎児も観察できる．装置はさほど高価でなく移動も可能．	空気や骨に遮られるので肺や頭には向かない．使用に技術が求められる．

第1部
生体試料の分析

第1章
生体成分の取扱いと前処理

　臨床検査で用いられる試料は，血液，尿，臓器の一部などの生体試料である．生体試料にはタンパク質，脂質，核酸など構造も物性も異なる分子が多く含まれており，試料と検査目的に応じて適切な前処理が欠かせない．また，投与した薬物の血中濃度は薬効を評価する際の貴重なデータであり，正確に定量することが必要である．最近では，極微量の生体試料よりDNAを正確に同定することもできるようになり，病気の診断や治療に適用されるばかりでなく，犯罪における必須の判定データとなっている．試料臓器により物質の蓄積度合いや代謝状態が異なっており，さらに，目的物以外の共存物質も当然大きく異なる．そのため，血液と尿では，そこに含まれている薬物を定量するための前処理は異なっている．また，血液を検査試料として用いても血中薬物を定量する場合とDNAあるいはタンパク質を測定する場合では前処理の方法が異なってくる．大切なことは使用する生体試料の構成成分を熟知し，目的に応じた迅速・簡便な前処理法を用いることが求められる．

　本章では第1部全体に繋がってくる生体試料の取扱いについて九州保健福祉大学薬学部の川原正博先生に解説していただいた．

はじめに

　臨床分析における前処理とは，生体試料中から目的成分を抽出・濃縮し，夾雑成分を除去することによって定性・定量分析が可能となるようにする手段である．

　生体試料には，目的成分以外に多くの種類の夾雑物が含まれている．しかも，一般に目的成分は夾雑物に比べれば微量のため，前処理を行う必要がある．この前処理法は，どのような生体試料（組織）を用いるか，測定目的物質の種類およびどの程度のレベル（量）で存在しているか，どのような測定方法を用いるか，測定の妨害となる夾雑物質は試料中に存在しているか，などの様々な条件によって適合する方法を使う必要がある．特に微量成分を高感度分析する場合には，適切な前処理を行うことが必要である．

　前処理法を選ぶにあたっては，分析の目的を考慮する必要がある．医療薬学分野での臨床分析においては，主にタンパク質，脂質等の生体内成分の定量分析，血糖値など生体活動の指標，薬物濃度分析などを主な目的とする．特に，血液中の薬物濃度測定 therapeutic drug monitoring (TDM) は，薬物治療方針決定には欠かせない tool として汎用されている．例えば，薬物や鉄の遊離型/タンパク結合型各々の量を分析する場合のように目的物質の存在状態を分析する必要がある場合には，タンパク質を変性させず分離する必要がある．

　前処理法は，除タンパク，溶媒抽出，固相抽出などに大きく分けられる．また，前処理の後，高感度検出のために誘導体化（後述）を行う場合もある（図1.1）．

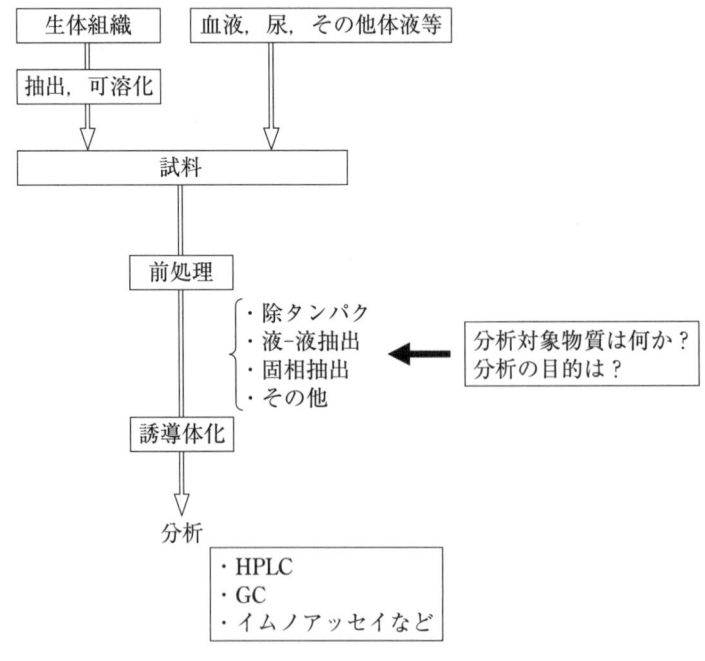

図1.1　生体試料の分析手順

1.1 生体試料（組織）からの抽出・可溶化

前処理のためには，まず生体試料から目的物質を含む画分を抽出し可溶化する必要がある．抽出方法は，組織によって様々に異なっている．まず，試料中の細胞を破砕して，試料中から目的物質を抽出しやすくする必要がある．大量の組織の細胞破砕には，主にワーリングブレンダーが用いられ，組織重量の通常約2～3倍の緩衝液を加えて回転刃によって組織を細分・破砕し，遠心分離を行う．筋肉・脳などの軟組織の場合には，人力あるいは機械式のテフロン・ホモジナイザーにより抽出し，遠心分離の後，上清を試料として使用し，後にさまざまな前処理を行う．また，培養細胞の場合には，培養用フラスコ・シャーレから cell strainer 等で細胞をはがした後，Dounce 型のホモジナイザーや sonicator を用いる超音波処理によって，細胞を分散破砕させる．一方，血液や尿のような液体試料の場合には，直接試料として用いて前処理を行うことも可能である．

採取にあたっては，なるべく患者に負担をかけず，速やかに行うことが望ましいとされている．特に，臨床分析においては，患者に対して侵襲的な試料採取は困難であり，例えば生検（バイオプシー）は代替手段がない場合に限られる．そのため，血液や尿等が使用されることが多いが，感染性病原体等が含まれていることもあるので，バイオハザードに注意して取り扱う必要がある．また，成分によっては，日内変動や食事の影響などが大きいものもあるので，採取時期を考慮する必要もある．一般に，生体成分は代謝・分解・酵素反応などにより変化しやすいため，可能ならば直ちに検査を行うことが望ましいとされているが，不可能な場合には目的成分に応じた保存方法をとる必要がある．

1.1.1 血　液

血液は，比較的患者に対する負担が少なく，得られる情報が多いことから臨床分析では最もよく使われる試料である．採血にあたっては，静脈に注射針を挿入し，陰圧にした採血管内に血液を導入する．採血管は使用検査項目に応じて異なるキャップの色を用いて区別する．血液は，血球成分（赤血球，白血球，血小板等）と血漿成分から構成されている．血漿の約92％は水分であり，約7％をタンパク質が占めている．採血後そのまま30～60分間常温にて放置した場合には，遠心分離を行うと血漿中のフィブリノーゲンがポリマー化し不溶性の繊維タンパク質であるフィブリンとなって血球成分と共に凝固した血餅と血清とに分けられる．一方，血液にヘパリンなどの凝固阻止剤を加えて遠心分離した場合には，図1.2のように比重の違いによって，下から，赤血球，白血球，血小板，血漿に分離される．

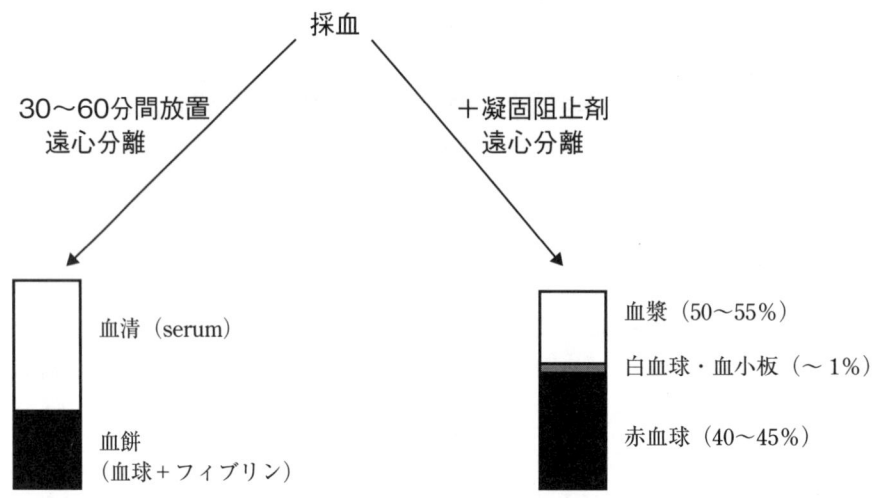

図 1.2 血液成分の分離

　以下のような検査目的に応じて，全血，血漿，血清を試料として選択する．簡便なため血清が使用されることが多いのであるが，変動しやすい成分については血漿が使用される（表 1.1）．

表 1.1 　血液の成分と検査

成　分	検査内容
全　血	・血液中溶存ガス（CO_2，O_2） ・血液 pH ・血球数（赤血球，白血球，血小板数） ・血球容積 ・血漿／血球存在比が異なる薬物（cyclosporin A など）
血　漿	・代謝，酵素反応で変動しやすい物質の化学検査（アンモニア，グルコース，乳酸，ピルビン酸，カテコールアミン類など）
血　清	・その他の生化学検査（脂質含量，尿酸値，血糖値，鉄分など）

　このような検査の多くは，現在では全自動血液分析装置により短時間で多数の検体を分析することが可能になっている．

1.1.2 尿およびその他の試料

　尿は，血液に比べても採取が容易で，患者への負担が少なく，大量に入手可能であることや，腎臓系の異常を反映するばかりでなく，他の臓器の異常も反映しうるなどの利点から，広く臨床分析において用いられている．通常，検査時に採取する随時尿が用いられるが，尿量を分析する場合には，24 時間蓄尿した 1 日尿も用いられる．
　尿中のタンパク濃度，糖濃度，潜血などに関しては，試験紙法により簡便な測定が可能である．例えば，尿糖値に関しては，β-D-グルコースがグルコースオキシダーゼによってラクトン体に変化するときに生じる H_2O_2 を，ペルオキシダーゼ法を用いて発色検出させることにより定量を

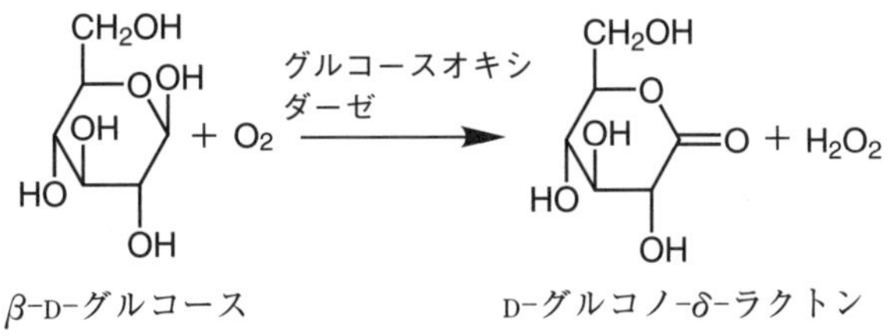

第1章 生体成分の取扱いと前処理　**11**

$$\beta\text{-D-グルコース} + O_2 \xrightarrow{\text{グルコースオキシダーゼ}} \text{D-グルコノ-}\delta\text{-ラクトン} + H_2O_2$$

$$H_2O_2 + H_2X \xrightarrow{\text{ペルオキシダーゼ}} 2H_2O + X$$

図 1.3　尿糖値の測定原理

行う（図 1.3）．これらの酵素や基質を試験紙に固定化することによって，尿糖値を簡便かつ迅速に測定することが可能である．

その他の生体試料としては，体液（脳脊髄液，腹水，胸水など），排泄物（糞便，毛髪など），分泌液（唾液，汗など），組織片（生検（バイオプシー）組織）などが用いられるが，"何を目的として"，"何の値を知りたいか"によって取り扱い方は様々に変わってくる．さらに，検査目的物質の性質（分解性等），濃度，共存物質等を考慮に入れる必要がある．

1.2　前処理法

1.2.1　除タンパク法

ほとんどの生体試料は多量のタンパク質を含むため，直接分析することは困難である．例えば，逆相系の高速液体クロマトグラフィーによって試料を分離する場合に，有機溶媒によってタンパク質が流路で沈殿する，あるいはタンパク質がカラム担体に結合することによってカラム担体の性状が変化するなど様々な不具合が生じる．そこで，タンパク質自体を分析する場合を除き，分析の妨害となるタンパク質を試料から除く必要がある．この操作を除タンパクという．

除タンパク
- 分子量によってタンパク質と低分子量薬物を分離する
  ・限外ろ過（膜分離）
  ・ゲルろ過
- タンパク質を変性させ，沈殿させることによって分離する
  ・有機溶媒による変性
  ・有機酸による変性
  ・塩による変性（塩析）
  ・加熱による変性

図 1.4　除タンパク法の種類

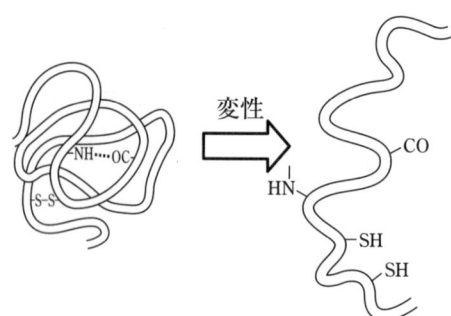

図1.5　タンパク質の立体構造変化

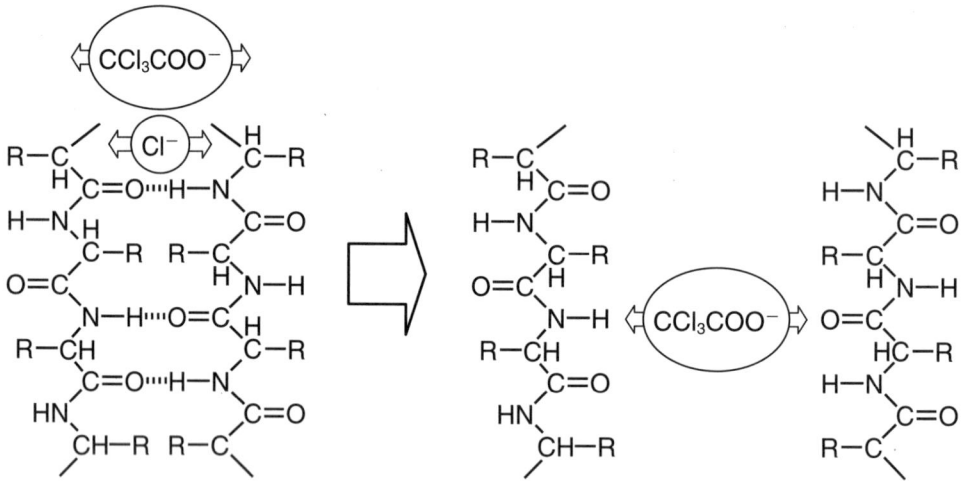

図1.6　タンパク質の立体構造変化に対する有機酸の影響

　除タンパクに際しては，主に，分子量によってタンパク質と低分子物質を分離する，あるいはタンパク質を変性させ沈殿させることによって他の成分と分離する方法が用いられる（図1.4）．

　タンパク質のアミノ酸残基はイオン結合，水素結合，疎水結合，S-S結合等によって結合し，高次構造を形成している．その結果，タンパク質が水溶液中に溶解している場合には，親水性部分が外側に，疎水性部分が内側にとっている．例えば，アルブミンalbuminは，分子量65 kDaのタンパク質だが，11本のS-S結合を持ち，図1.5のような高次構造をとっている．ところが加熱，有機溶媒，有機酸，塩などによって高次構造が変化し，変性すると，タンパク質の疎水性部分同士が露出して結合することになり，沈殿していく．

　除タンパク剤として酸を用いる場合には，無機酸（塩酸・硫酸など）や，酢酸のような嵩の小さな有機酸はあまり用いられず，トリクロロ酢酸，過塩素酸のような嵩高い有機酸が用いられる．これは，図1.6左のように，タンパク質のイオン結合部位に嵩高い有機酸が入り込むことによって，より効率的にタンパク質の高次構造が変化するためである．トリクロロ酢酸の場合には，ある種のペプチドや脂質も共沈するので注意が必要となる．有機溶媒としては，メタノール，アセトニトリル等がよく用いられる．

　限外ろ過膜あるいはサイズ排除クロマトグラフィーでタンパク質を分子量に応じて分画することは，タンパク質を変性させない状態で分離する目的で行われる．

1.2.2 溶媒抽出法

　溶媒抽出法とは，試料の水溶液に水と混ざらない有機溶媒を加えて，分析目的の物質を有機溶媒相に移行させ，濃縮する方法である．互いに混合しない2種の液体，例えば血清等の生体試料およびその希釈溶液（水相：図1.7の灰色部分）とエーテルのような有機溶媒を分液ロートに入れると，エーテルは水よりも比重が低いので，水相の上に透明なエーテル相ができる．これを撹拌，振とうすると，水相中に含まれる極性の低い薬物はエーテル相に移行する（抽出）．一般に，この現象を利用して，疎水性薬物を有機溶媒層に抽出し，濃縮後分析を行う．また，水相に分配される水溶性薬物を分析試料とする場合は，試料中の脂質を除去する目的で用いることもある．

　この現象は，二相間での分配平衡に基づいている．図1.8に示したように，互いに混じり合わない二相の溶液中に薬物Aを溶解し，撹拌・振とうした後静置すると，平衡に達したとき，薬物Aの有機溶媒相中での濃度 $[A]_O$ と水相中での濃度 $[A]_W$ の比 $K_D = \dfrac{[A]_O}{[A]_W}$ は一定となる．K_D（分配係数）は，同一の物質，同一の溶媒については一定の値を示す．

　薬物Aが溶液中で会合したり解離したりする場合には，有機溶媒相中における薬物の全化学種の濃度 C_O と水相中における全化学種の濃度 C_W の比，すなわち $D = \dfrac{C_O}{C_W}$（分配比）を考慮する

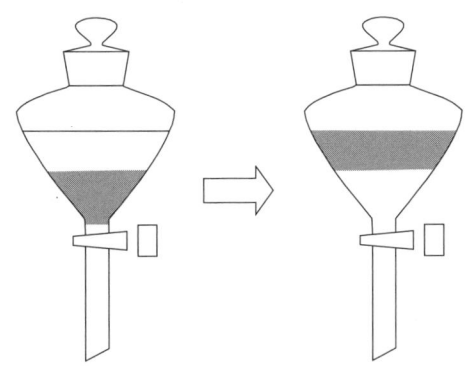

図1.7　分液ロートによる抽出

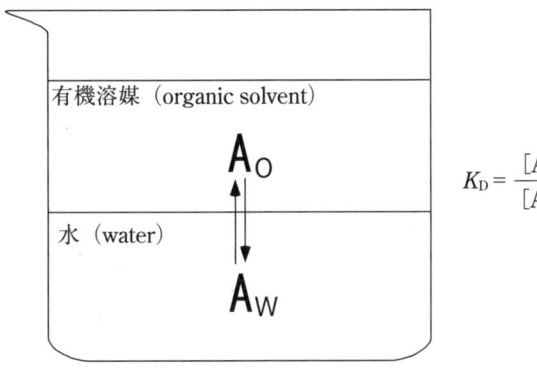

図1.8　物質の分配

必要が出てくる．分配比 D は見かけの分配係数ともいえる．

例えば，安息香酸のような弱酸性化合物 HA の場合，水相中では HA $\rightleftharpoons$ H$^+$ + A$^-$ の酸解離平衡が成立し，水相中には分子型 HA（安息香酸ならば C_6H_5COOH）とイオン型 A$^-$（安息香酸イオン $C_6H_5COO^-$）の2種類の化学種が存在している．したがって，水相中の全濃度 C_W は，分子型の濃度 $[HA]_W$ とイオン型の濃度 $[A^-]_W$ の総和になる．有機溶媒相中では分子型（HA）の濃度と考えることができる．

したがって，$D = \dfrac{C_O}{C_W} = \dfrac{[HA]_O}{[HA]_W + [A^-]_W} = \dfrac{[HA]_O}{[HA]_W\left(1 + \dfrac{K_a}{[H^+]}\right)} = \dfrac{K_D}{1 + \dfrac{K_a}{[H^+]}}$ となる．

いいかえると，もし pH が十分に低く，水相中の化学種が分子型 HA のみならば，K_D のみを考慮すればよく，$D = \dfrac{C_O}{C_W} = \dfrac{[HA]_O}{[HA]_W} = K_D$ となる．pH が上がるにつれて D は小さくなり，pH = pK_a のときに，$D = \dfrac{K_D}{2}$ となる．pH がさらに上がり，ほとんどがイオン型 A$^-$ になると，D は小さくなり，この化合物はほとんど有機相には抽出されなくなる．一方で，塩基性化合物の場合には逆に，酸性になるほど水相に分配され，アルカリ性にすると有機相に抽出されやすくなる．この関係は，水溶液に対する沈殿のしやすさと，ちょうど逆の関係になっている．一般に，水溶液に溶解しにくい化学種は，水相のほうに移行しにくく，有機相のほうに移行しやすいという関係がある（図 1.9）．

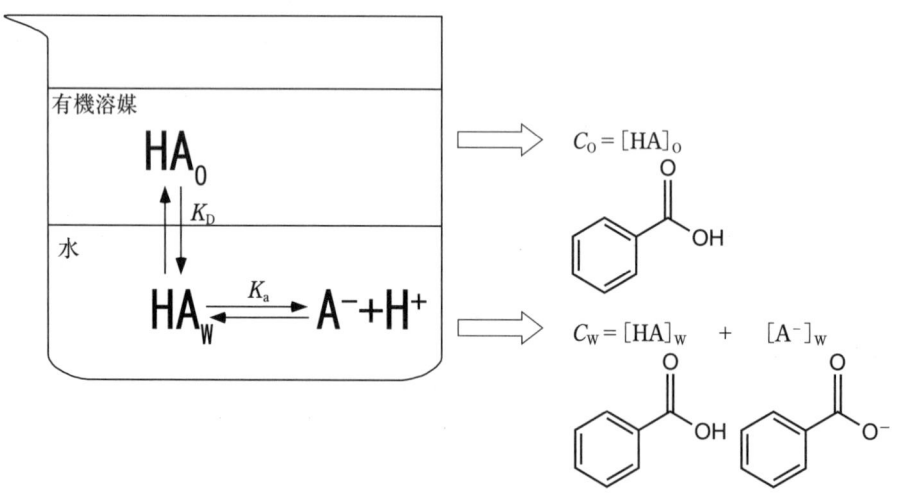

図 1.9　安息香酸の分配

表 1.2 物質の溶解性・分配効率と pH の関係

		pH 低い	pH 高い
溶解性	酸性化合物	沈殿しやすい	溶解しやすい
	塩基性化合物	溶解しやすい	沈殿しやすい
分配	酸性化合物	有機溶媒相に抽出されやすい	水相に抽出されやすい
	塩基性化合物	水相に抽出されやすい	有機溶媒相に抽出されやすい

溶媒抽出の場合には，なるべく効率よく有機溶媒相に抽出する必要がある．どの程度の割合で抽出されてくるかを比較するための指標として，抽出率 E（％）が用いられる．ある溶質 $x(\mathrm{g})$ が溶解している水溶液から抽出によって有機溶媒相に移行した量を $y(\mathrm{g})$ とすると，

$$E = \frac{y}{x} = \frac{C_\mathrm{O} \times V_\mathrm{O}}{C_\mathrm{O} \times V_\mathrm{O} + C_\mathrm{W} + V_\mathrm{W}} \times 100 = \frac{D}{D + \frac{V_\mathrm{W}}{V_\mathrm{O}}} \times 100$$

と表される．したがって，抽出率 E を大きくするためには，

① 用いる有機溶媒の体積を大きくする
② D を大きくする

ことが重要である．

① は最も簡便な方法であるが，廃液処理や環境への影響を考慮すると，有機溶媒の量はなるべく減らす必要がある．② の D を大きくするために，例えば弱酸性薬物ならば pH を酸性にして，抽出されやすくする．抽出されやすい有機溶媒を選ぶ，あるいは塩化ナトリウムなどの無機塩を水相に飽和濃度近くまで添加した状態で行う方法（塩析）もこれに含まれる．

また，限られた有機溶媒で抽出効率が悪い場合には，③ 抽出回数を増やすことによって，抽出率を上げることができる．

ある薬物が 100 mg 溶けている水溶液 100 mL があったとして，このとき $D = 4$ とする．これに有機溶媒 100 mL を加えて 1 回抽出すると，有機溶媒相に移行するのは $100 \times \frac{4}{1+4} = 80$ mg であり，$E = 80\%$ となる．このとき，水相には 20 mg が残ることになる．ところが，同じ水溶液に 50 mL の有機溶媒を加えると，1 回抽出した際の抽出率 $E = \frac{4}{4 + \frac{2}{1}} \times 100 \cong 66.7$（％）であり，水相には $\frac{1}{3} \times 100$（mg）残ることになる．そこでもう一度抽出を行うと，水相に残るのは $\left(\frac{1}{3}\right)^2 \times 100$（mg）となり，最終的に有機溶媒相に回収されるのは 98.9 mg，抽出率 $E = 98.9$ ％となり，こちらのほうが効率がよくなる．

1.2.3 固相抽出

固相抽出とは，樹脂，膜などの固相に対する目的成分の親和性の差を利用して生体試料の濃縮・分離を行う方法である．通常，液体クロマトグラフィーの固定相と同種の固定相（分離モードとしては，分配，イオン交換，キレート，サイズ排除など）を充填したミニカラムがよく用いられる．ただし，高速液体クロマトグラフィー（HPLC）用充填剤とは異なり，注射器等で送液するため圧力の小さな外径数百 μm の充填剤がよく用いられる．

生体試料中の薬物を分析する場合に多く用いられるのは，ODS などの逆相分配型の固定相である．例えば，水溶液（生体試料）を ODS ミニカラムに通して，疎水性薬物を分離する場合には，図 1.10 のような操作を行う．

他の固定相の場合にも同様の流れで前処理を行うが，使用する溶液は異なる．例えば，固定相としてイオン交換樹脂を使用する場合には，KCl 等を加えて塩強度を高くした溶離液を用いて，分画することになる．

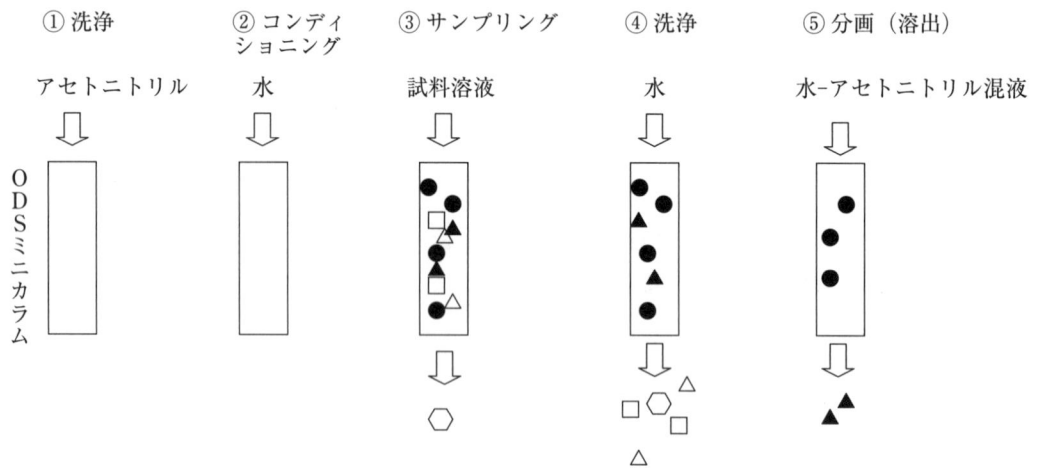

図 1.10　ODS ミニカラムを用いた固相抽出法
① メタノール，アセトニトリルのような有機溶媒で樹脂を洗浄する．
② 試料水溶液と類似の溶液（一般には，水あるいは緩衝液）を流す．
③ 試料溶液を流して，目的成分を固定相に保持させる．
④ 水を流して，保持されなかった成分を洗浄する．
⑤ 水-有機溶媒の比を変化させた溶液を流して，分離を行う．

第2章
HPLC：原理と検出

　HPLCは薬学分野では欠かせない分析機器の1つであり，化合物の単離・精製や同定，環境中の有害物質の同定・定量あるいは血中薬物の代謝解析など幅広く使用されている．HPLCの利点は可溶化できる化合物はほとんど分析できることであり，生体試料の分析には最も適している．HPLCに使用するカラムには，逆相系カラム，イオン交換カラム，ゲルろ過カラムなどさまざまなものが開発されており，目的化合物に応じて適切なカラムが選択される．また，検出器も紫外可視検出器や蛍光検出器が使用でき，目的化合物に応じて効果的な検出条件を設定することができる．最近では質量分析装置もHPLCに接続できるようになり，従来の溶出時間での同定に加えて，構造によるより正確な同定ができるようになった．このようなLC/MSの開発により，多くの夾雑物が混在する生体試料の分析や薬物の代謝物解析が短時間で正確に行うことが可能となった．

　本章では，生体試料の分析を目的として，HPLCの原理・検出から化合物の定量までを九州保健福祉大学薬学部の川原正博先生に解説していただいた．

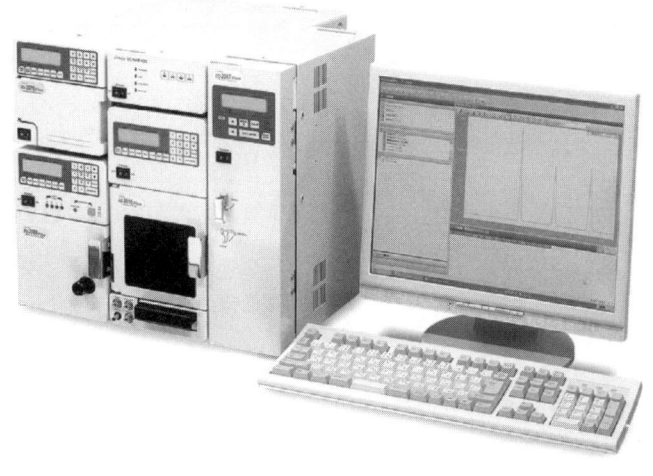

日本分光低圧グラジエントHPLCシステム

はじめに

患者の血液，尿中の成分分析等では多くの未知成分を分析する必要がある．HPLC（high performance liquid chromatography；高速液体クロマトグラフィー）は比較的簡便かつ装置も安価であり，高感度でさまざまな成分を検出可能である．検出手段を工夫することにより構造解析も可能である．分取することによって試料を単離することも可能である，などの多くの利点をもっている．また，HPLC は定性分析（物質の同定）のみならず定量も可能であることから，多くの分野において分離分析手段として広く用いられている．特に，臨床分析においては，TDM（therapeutic drug monitoring）に代表される血中薬物濃度の分析をはじめ，さまざまな患者検体中の薬物や生体成分の分析などに用いられている．

HPLC は便利な道具であり，得られる情報は多いが，活用するためにはその原理を熟知し，適切な分離条件設定を行う必要がある．

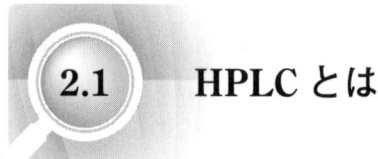

2.1　HPLC とは

HPLC は**クロマトグラフィー**の一種である．

クロマトグラフィーとは，**移動相**と**固定相**との間の相互作用によって物質を分離する手段であり，下のように分けられる．

クロマトグラフィーにおいては，固定相上を移動相が流れる過程で，移動相中に溶解した試料と固定相との相互作用によって，物質を分離する（図2.1）．

移動相としては，液体，気体，超臨界流体に大別される．この中で，液体クロマトグラフィーは，固定相の形状から，ろ紙クロマトグラフィー，薄層クロマトグラフィー，カラムクロマトグ

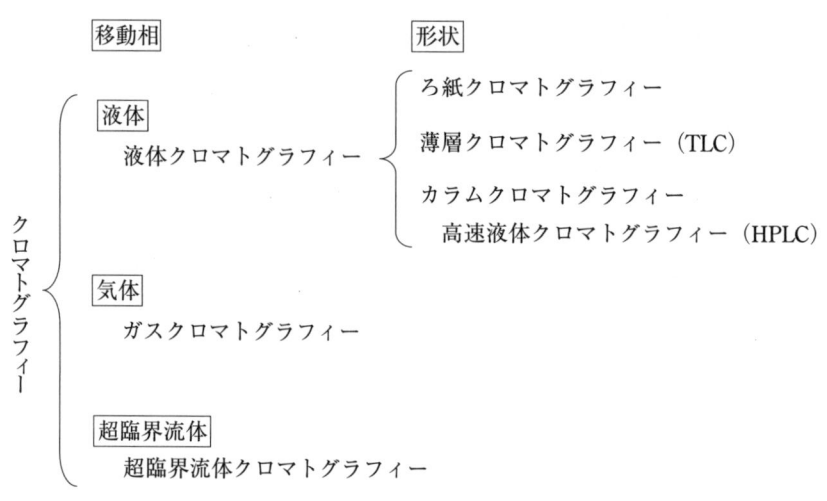

図2.1　クロマトグラフィーの種類

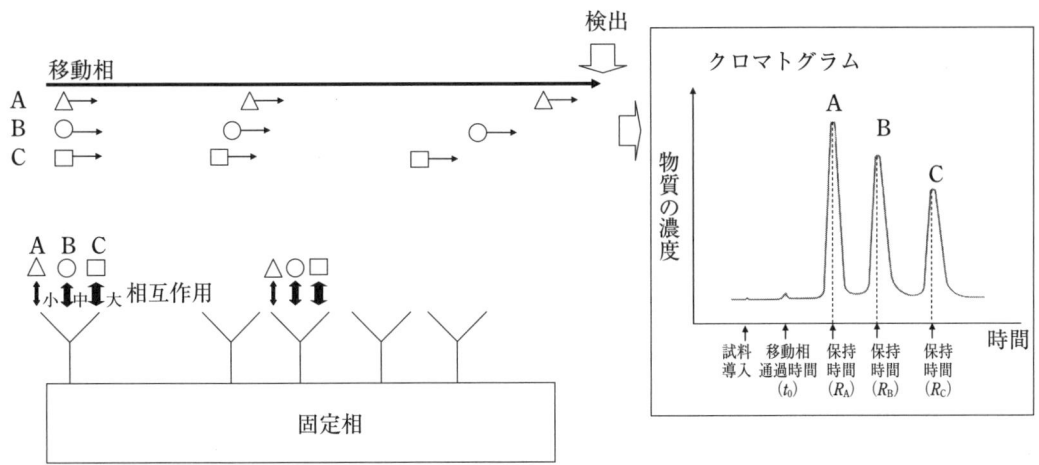

図 2.2 クロマトグラフィーの原理

ラフィーに分けられる．カラムクロマトグラフィーでは，シリカゲルなどの粒子（充填剤）をガラス管など（カラム）に充填したものが固定相であり，移動相に用いる水あるいは有機溶媒に試料を溶解させたものを流すことにより，固定相と相互作用が強い物質は強く保持され，遅れて溶出してくる現象を利用して分離を行う．分離結果は，図 2.2 のように，横軸を時間，縦軸を物質濃度としたクロマトグラムとして表される．

HPLC はカラムクロマトグラフィーの一種であるが，高分離能を得るために充填剤の粒子径が数ミクロンの多孔性樹脂を用いている．したがって，通常圧力下では移動相が流れないので，高圧ポンプを使用して移動相を流しており，カラム管などにも通常のカラムクロマトグラフィーとは異なり，ステンレス製のものを用いている．このことから高圧液体クロマトグラフィーとも呼ばれる．クロマトグラフィーによる分離結果は**クロマトグラム**と呼ばれ，得られる情報は試料中の各々の物質に対応するピークの溶出時間とピーク面積（あるいはピーク高さ）である．ピークの溶出時間は，物質の保持の程度を表し，物質の同定に用いることができる．ピーク面積（あるいはピーク高さ）は，物質の量を表す．この両者を分析することによって，定性・定量分析が可能である．

2.2 分離結果の解析

今，ピークの保持時間 t_R，移動相のカラム通過時間 t_0 とおくと，

$t_R = (1+k)t_0$ の関係が成り立つ．ここで $k = \dfrac{t_R - t_0}{t_0} = \dfrac{\text{固定相に存在する量}}{\text{移動相に存在する量}}$ を**質量分布比**あるいは**保持係数**と呼ぶ．同一の分析条件では，保持時間は物質に固有の値となるので，物質の同定に使用することが可能である．しかしながら，未知試料や生体成分の場合には，同一時間に溶出する物質が必ずしも同一物質とは限らない．このような場合には，溶離条件（移動相，固定

相）を変更する，別の検出手段を用いるなどにより確認する必要がある．日局15では，**医薬品の純度試験（類縁物質）**にも用いられている．

　物質の定量にあたっては，ピーク高さあるいはピーク面積を用いる．ピーク面積は，簡便には，ピーク高さの中点における幅（**半値幅**）$W_{0.5h}$にピーク高さをかけたものとして求めることができる．また，データ処理後，自動積分計（インテグレーター）を用いて求めることも可能である．

　溶離条件を検討するにあたっては，目的物質と類縁物質が十分によく分離されていることが必要となる．この指標として**分離度** resolution（R_S）が用いられる．今，2つの物質A，Bを分離した場合，分離度R_Sは$R_S = 2\dfrac{t_{R_B} - t_{R_A}}{W_A + W_B}$で示される．$R_S$が1.5以上の時，2つのピークはほぼ完全に分離されていると見なすことができる．

　カラムの性能は理論段数（N）で表す．カラムは多数の分液ロートの集合体として考えることができるので，分液ロートを多く使うほど（抽出の回数を増やすほど）分離効率は高くなる（図2.3）．

　理論段数$N = \left(\dfrac{4 \times t_R}{W}\right)^2$で表すことができるが，ピーク幅を正確に求めることは難しいため，しばしば$N = 5.55 \times \left(\dfrac{t_R}{W_{0.5h}}\right)^2$として計算される．

　したがって，理論段数が高いカラムほどピークが鋭くなり，ピークの鋭さが同じであれば保持時間が長くなる．

　良好な分析を行うにあたっては，HPLCの分離条件を検討し，最適条件を決定する必要がある．日局15では，多くの医薬品の純度試験あるいは定量法でHPLCを用いているが，"試験条件"の中で，必ず検出器，カラム温度，移動相について詳細に定めた上で，流量を目的物質の保持時間が適当な値になるように規定している．また，システムの性能として，分離度あるいは理論段数（システム適合性）と試験を繰り返した時のピーク面積のばらつき（システムの再現性）について定めている（後述）．

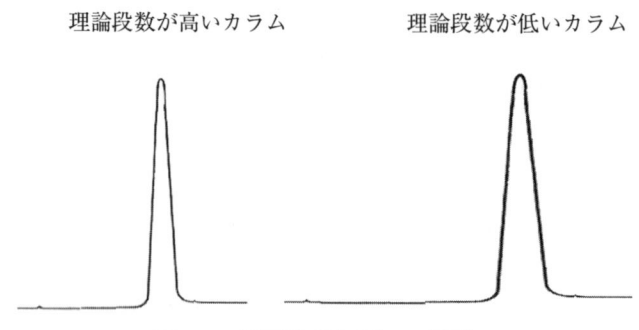

図2.3　理論段数とピーク形状

2.3 HPLCにおける分離モード

　試料がどのような分離メカニズムで分けられるか，すなわち試料と固定相との相互作用を分離モードと呼ぶ．HPLC は分離モードによって，吸着クロマトグラフィー，分配クロマトグラフィー，イオン交換クロマトグラフィー，サイズ排除クロマトグラフィー，アフィニティークロマトグラフィーに分けられる．

　HPLC における固定相としては，粒子径数ミクロンの多孔性樹脂（充填剤）を直径数 mm のステンレス管（カラム）に高圧下で充填したものが用いられる．充填剤は，シリカゲルのように固定相のみからなる場合もあり，また，逆相分配型の場合のようにシリカゲルやポリマーなどの基材（担体）の表面に固定相を化学修飾したものが用いられる場合もある．分離モードに応じて，表 2.1 のように，水あるいは有機溶媒が移動相として用いられる．

表 2.1　HPLC の分離モード

		固定相	移動相	保持されやすい物質
吸着		シリカゲル，アルミナなど	ヘキサン，クロロホルムなどの有機溶媒	シラノール基に吸着されやすい物質
分配	順相	担体（シリカゲル）表面の水分子	水と混和しない有機溶媒（ヘキサン，クロロホルム等）	極性が高い物質
	逆相	ODS など	水-有機溶媒（アセトニトリル，メタノール等）混液	極性が低い物質
イオン交換	陽イオン交換	陽イオン交換樹脂	緩衝液	正に荷電した物質
	陰イオン交換	陰イオン交換樹脂	緩衝液	負に荷電した物質
サイズ排除		3 次元網目構造をもつ多孔性樹脂	緩衝液	低分子
アフィニティー		多孔性樹脂表面にリガンドを結合	緩衝液	リガンドにアフィニティーをもつ分子

2.3.1　吸着

　吸着クロマトグラフィーでは，固定相として，シリカゲルやアルミナなどの樹脂を使用する．シリカゲルは，ゲル状のケイ酸（$SiO_2 \cdot nH_2O$）を加熱することによって得られる多孔性樹脂であり，表面には，Si-OH 基（シラノール基）が露出している．シラノール基は，水分子のように OH 基をもつ物質や NH_2 基をもつ物質などを強く吸着する．シリカゲルは，単位質量当たり

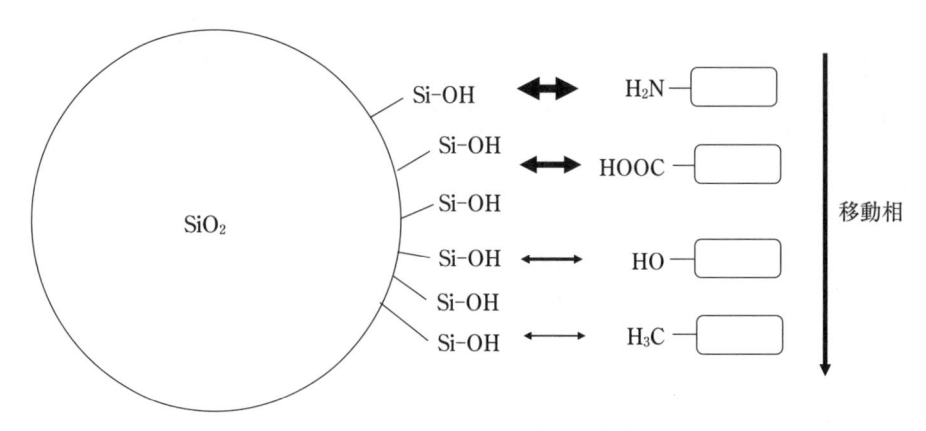

図 2.4 シリカゲルに対する吸着

の表面積が大きいことから吸着量が大きく，乾燥剤としても汎用されている（図 2.4）．試料がシラノール基に吸着する相互作用の差を利用して物質を分離するのが吸着クロマトグラフィーである．

他の固定相としては，アルミナ（酸化アルミニウム），ゼオライト（珪酸アルミニウム化合物），セルロース，珪藻土，珪酸マグネシウム，ポリアミド，セファデックスなどが用いられる．

2.3.2 分 配

分配クロマトグラフィーでは，試料の固定相と移動相に対する**分配係数の差**を利用して物質を分離する．分液ロートに水と，水と混和しない有機溶媒が存在して二相に分かれている時，水相に溶解していた薬物 A は，一定の割合で有機溶媒相に移行する．薬物 A の有機溶媒相中での濃

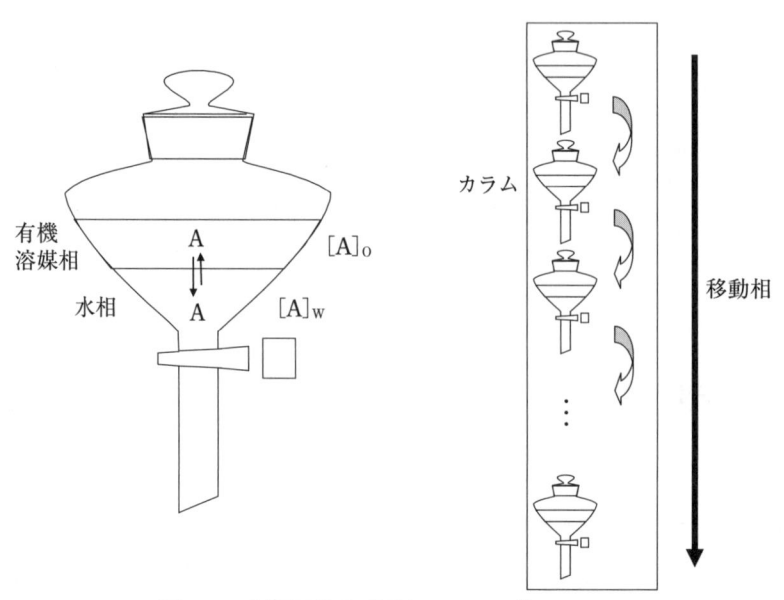

図 2.5　分配平衡と分配クロマトグラフィー

度 [A]₀ と水相中での濃度 [A]ᴡ の比，すなわち，**分配係数** $K_D = \dfrac{[A]_o}{[A]_W}$ は，同一の物質，同一の溶媒については一定となる．分配クロマトグラフィーでは，固定相の樹脂が分液ロートの働きをしており，カラム中に多くの分液ロートが詰まったものと考えることができる（図 2.5）．

分配クロマトグラフィーは，順相と逆相に大別される．順相では，固定相として担体に付着した水分子，移動相として水と混和しないヘキサンなどの有機溶媒を用いたものが用いられる．順相クロマトグラフィーでは，親水性物質がより強く保持され，遅れて溶出されてくる．

生体試料の分離に最もよく用いられるのは，逆相分配型の HPLC である．図 2.6 に示すように，固定相としてシリカゲルの表面を化学修飾したオクタデシルシリル化シリカゲル（ODS）など，移動相として水-有機溶媒（アセトニトリル，メタノール，イソプロパノールなど）混液が用いられる．ODS はシリカゲル表面のシラノール基に-$(CH_2)_{17}$-CH_3 基が結合しており，疎水性が高くなっている．したがって，極性が高い物質は，固定相に保持されにくく早く溶出されるが，極性が低い物質は固定相に保持され，遅れて溶出してくる．逆に，保持時間の差によって未知物質の極性について推定することも可能である．

分配クロマトグラフィーを用いて分離を行うにあたっては，移動相の組成を変えることによっ

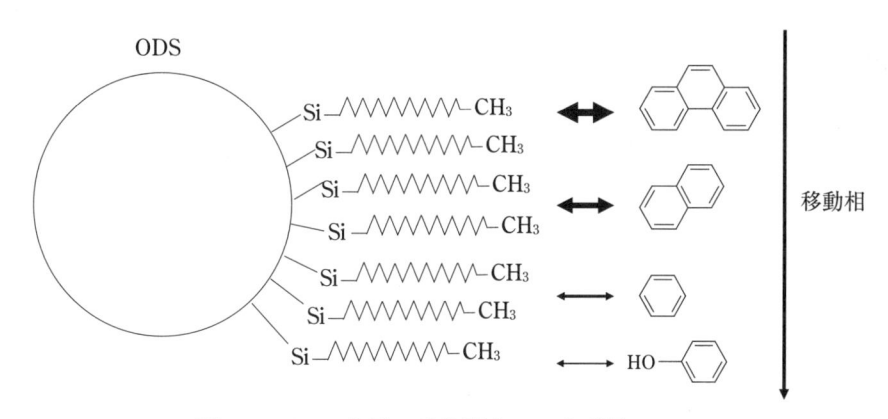

図 2.6 ODS を用いる分配クロマトグラフィー

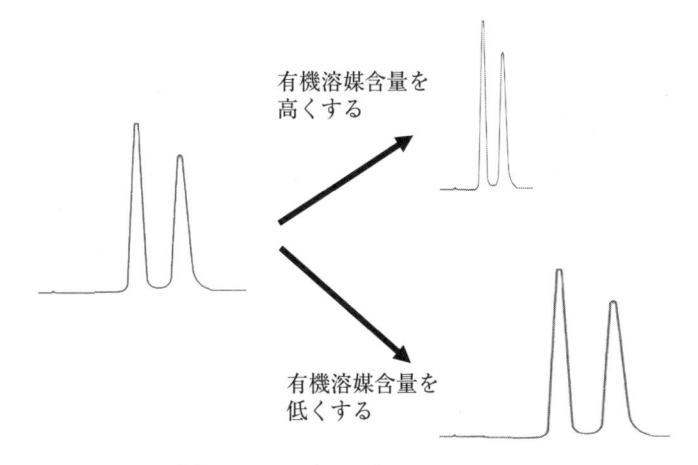

図 2.7 逆相分配クロマトグラフィーにおける分離

(a) イソクラティック溶離　　　　　　　　　　(b) グラジエント溶離

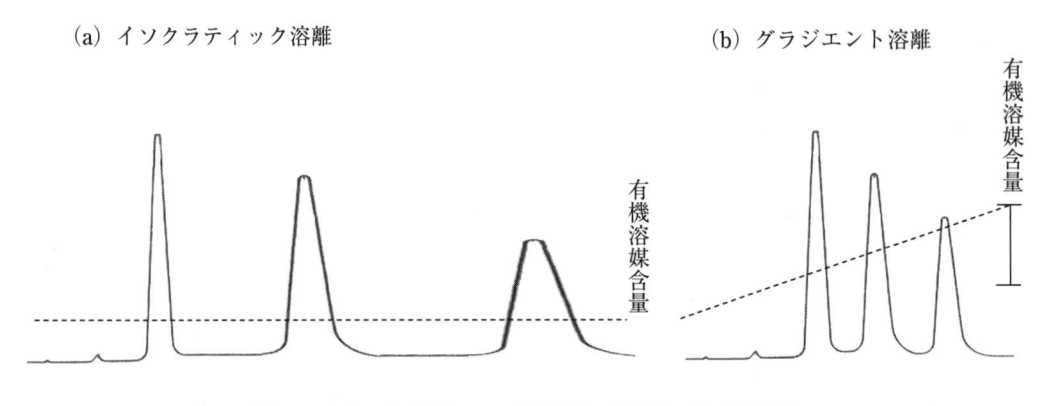

図2.8　イソクラティック溶離とグラジエント溶離

て溶出時間を変化させることが可能である．固定相と移動相の間での物質の分配係数の差によって分離するので，例えば，移動相の有機溶媒含量を増加させると，k 値（質量分布比）は小さくなり，全体的にピークは早く溶出してくる．逆に，有機溶媒含量を低下させると，ピークは遅れて溶出してくる（図2.7）．

また，一定の組成の移動相で分離を行う場合（イソクラティック溶離）には，極性が異なる物質を分離するのには保持時間が離れすぎて効率的に分離できない場合がある．このとき，2種類の移動相を用いて，移動相中の有機溶媒含量を時間を追って変化させる（グラジエント溶離）ことで，極性が大きく異なる物質でも短時間でシャープなピークとして分離することが可能となる（図2.8）．

2.3.3　イオン交換

イオン交換クロマトグラフィーでは，固定相としてポリスチレン樹脂，メタクリル酸などからなる多孔性樹脂を担体として，イオン交換基としてスルホン酸基などの酸性基あるいは4級アンモニウム基などの塩基性基を結合させたイオン交換樹脂が，また，移動相としては，緩衝液が用いられる．図2.9に示すスルホン酸基などの酸性基を用いる場合には，陽イオン交換クロマトグラフィー，4級アンモニウム基などの塩基性基を用いる場合には陰イオン交換クロマトグラフィーと呼ばれる．

陽イオン交換クロマトグラフィーにおいては，強酸基であるスルホン酸基が水溶液中で，$R\text{-}SO_3^-$ と解離し，H^+ と結合している．例えば，ここに Na^+ イオンが入ってくると，

図2.9　イオン交換の原理

$$R\text{-}SO_3^- H^+ + Na^+ \longleftrightarrow R\text{-}SO_3^- Na^+ + H^+$$

の平衡が生じる．

したがって，このようなイオン交換樹脂が詰まったカラムに NaCl 水溶液を流すと，図 2.9 のようにして Na^+ と H^+ とが交換され HCl が出てくることになる．

一般に，イオン交換樹脂に対するイオンの吸着性には，電荷が大きいほど吸着性が強く（例：$Al^{3+} > Ca^{2+} > Na^+$），また，電荷が等しい場合には，強く水和するイオンほど吸着性が弱い（例：$Li^+ < K^+ < Na^+$）という傾向があるので，イオン交換基に対する親和性の差を利用して物質を分離することになる．

2.3.4 サイズ排除

サイズ排除クロマトグラフィーはゲルろ過クロマトグラフィーとも呼ばれ，ポリスチレン系やポリビニルアルコール系からなる3次元網目状構造をとる多孔性樹脂が固定相として使用される．孔（ポア）のサイズは，分離目的の物質に応じて幅広く用いられる．さまざまな分子サイズの物質が水溶液中を移動する時，ポアサイズよりも小さな分子は孔の中側に入り込むため，移動距離が長くなり，遅れて溶出されてくる．大きな分子は，樹脂の中には入り込むことができずに外側を移行するため，早く溶出してくる（図 2.10）．このように，試料を分子量に応じて分離することができる．一般にサイズ排除クロマトグラフィーは，移動相として緩衝液を使用することで，タンパク質を変性することなく分離できるので，酵素タンパク質などの精製に有用な方法である．また，タンパク質などの高分子化合物の分子量推定にも用いられる．

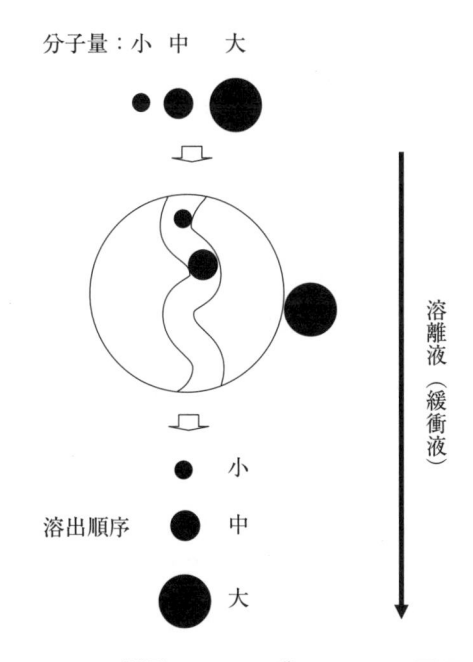

図 2.10　サイズ排除クロマトグラフィーの原理

2.3.5 アフィニティー

アフィニティークロマトグラフィーでは，試料と固定相との間の**生物学的親和性** affinity の差を利用して分離を行う．アフィニティーとしては，抗原–抗体，酵素–基質間のように非常に特異性が高い反応が利用できる．固定相としては，多孔性樹脂にリガンド（抗原，基質など）を結合させたものが用いられる．

2.4 装　置

　HPLC の装置は，送液部（溶離液，送液ポンプ），試料注入部（インジェクター），カラム部，検出部（検出器）に分けられる（図 2.11）．

　送液部は，移動相である溶離液と送液ポンプからなっており，耐薬品性が高いテフロンチューブでつながれている．複数の溶離液を混合してカラムに送液する場合（グラジエント溶離の場合など）には，ポンプの前にミキサーが必要となる．送液ポンプは，高圧下で少量の溶離液を一定の速度で送液できる性能が求められる．

　試料注入部（インジェクター）は，図 2.12 のような六方バルブになっており，試料をマイクロシリンジによってサンプルループに注入し，バルブを切り替えることによってサンプルループ中の試料をカラムに導入する．

　カラムは，目的に応じてさまざまな内径のステンレス管が使用される．最もよく使用されるの

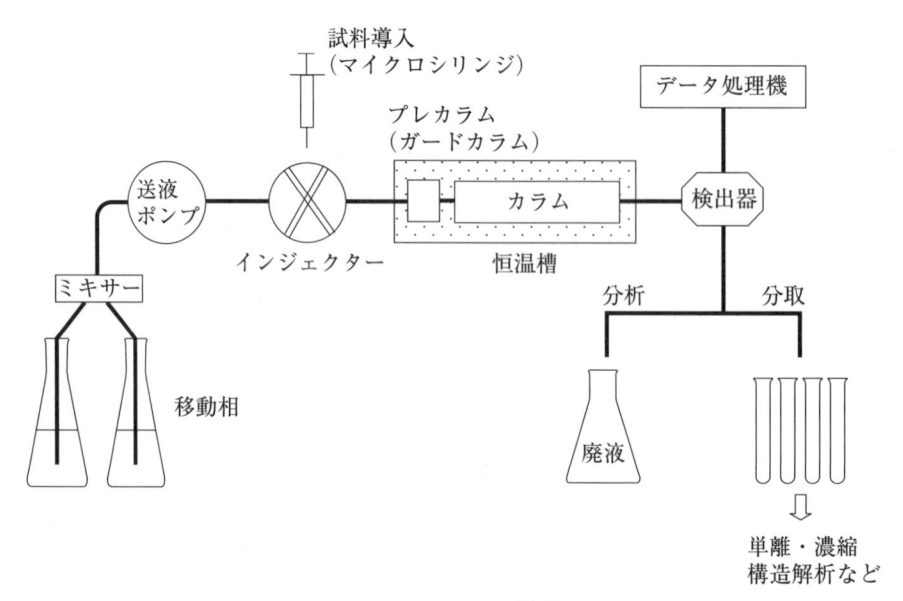

図 2.11　HPLC の構成図

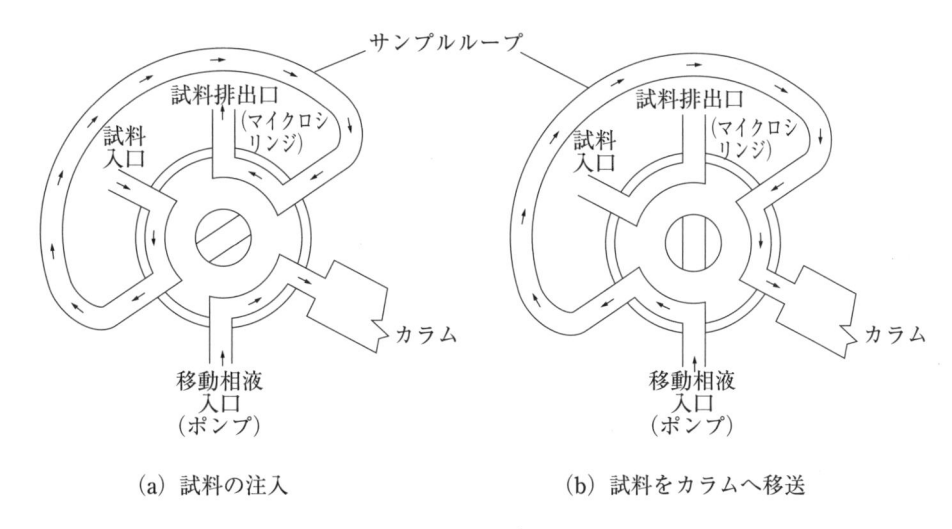

（a）試料の注入　　　　　　　（b）試料をカラムへ移送

図 2.12　HPLC インジェクターの流路

は，内径 3〜4.6 mm，長さ 150 mm 程度の逆相系分析用カラムである．また，微量高感度分析のためには，内径 1 mm 程度のミクロカラムが用いられることもあるが，高性能ポンプを用いて微少流量の制御を行う必要がある．未知物質を分取して構造解析するためには，試料を大量に負荷できる分取用カラム（内径 10〜20 mm，長さ 25 cm 程度）が用いられる．HPLC の分離には温度が影響するので，カラムは通常，恒温槽の中に設置される．

臨床分析においては，ガードカラム（プレカラム）を分析用カラムの前に付けることが多くある．これは，例えば血中薬物を分析する場合などに吸着しやすい生体内成分（夾雑してきたタンパク質や脂質など）から高価な分析用カラムを保護するためのもので，粒子径が大きな吸着力の弱い樹脂を短いカラムに充填したものが用いられる．

分離された試料は検出部に送られ，結果をデータ解析する．検出器の後で，フラクションコレクター等を用いて試料を分取し，構造解析を行う場合もある．

2.5　定量法

HPLC の重要な利点が正確な定量性である．定量にあたっては，絶対検量線法，内部標準法，標準添加法が用いられる．

絶対検量線法は，標準物質の異なる濃度の溶液を作成し，目的物質のピーク面積あるいはピーク高さから検量線を作成し，未知試料の濃度を求める（図 2.13）．この方法は簡便であるが，HPLC においてはマイクロシリンジで微少量の試料を注入するため，注入量の誤差による影響が大きくなる．

内標準法においては，目的物質と近いが完全に分離する保持時間をもつ類縁物質（内部標準物質）の一定量に対して，標準物質を異なる濃度で加えた溶液を作成し，内部標準物質のピーク面

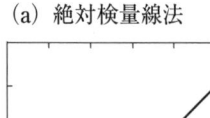

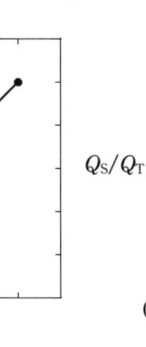

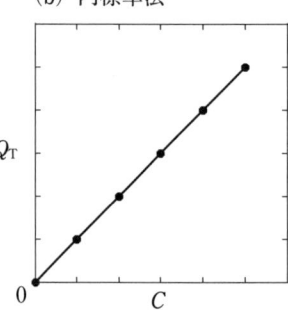

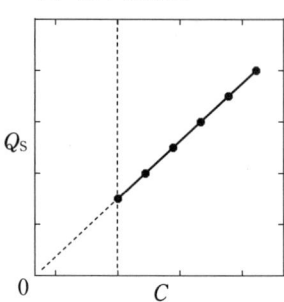

図2.13 HPLCにおける定量法

(a) 絶対検量線法
(b) 内標準法
(c) 標準添加法

積（またはピーク高さ）Q_Tに対する標準物質のピーク面積Q_Sの比Q_S/Q_Tを得る．この比を縦軸にとり，標準物質の濃度Cを横軸にとる検量線を作成する．

標準添加法は，一定量の試料溶液に段階的に濃度を変えた標準物質を加えて調整した溶液をHPLCに注入し，得られたピーク高さを縦軸に，添加した標準物質量を横軸にとった検量線を作成する．この方法は，適当な内部標準物質が得られない場合などに有効であるが，多量の試料が必要なため，臨床分析においてはあまり用いられない．

検出感度としては，S/N比が用いられる．日局15では，Signalすなわちピークの高さとノイズレベル（N）の比が3.3以上を検出限界，10以上を定量限界と定めている．

応用例） 日局15　クラリスロマイシンの定量法

「本品及びクラリスロマイシン標準品約0.1 g（力価）に対応する量を精密に量り，それぞれを移動相に溶かし，正確に20 mLとする．この液2 mLずつを正確に量り，それぞれに内標準溶液2 mLを正確に加えた後，移動相を加えて20 mLとし，試料溶液及び標準溶液とする．試料溶液及び標準溶液10 μLにつき，次の条件で液体クロマトグラフィーにより試験を行い，内標準物質のピーク面積に対するクラリスロマイシンのピーク面積の比Q_T及びQ_Sを求める．

$$\text{クラリスロマイシン（}C_{38}H_{69}NO_{13}\text{）の量}[\mu g（\text{力価}）]$$

$$= W_S \times \frac{Q_T}{Q_S} \times 1000$$

W_S：クラリスロマイシン標準品の秤取量［mg（力価）］

内標準溶液　パラオキシ安息香酸ブチルの移動相溶液（1→20000）

試験条件

　検出器：紫外吸光光度計（測定波長：210 nm）

　カラム：内径4 mm，長さ15 cmのステンレス管に5 μmの液体クロマトグラフィー用オクタデシルシリル化シリカゲルを充てんする．

　カラム温度：50℃付近の一定温度

　移動相：薄めた0.2 mol/Lリン酸二水素カリウム試液（1→3）/アセトニトリル混液（13：7）

　流量：クラリスロマイシンの保持時間が約8分になるように調整する．

システム適合性
　システムの性能：標準溶液 10 μL につき，上記の条件で操作するとき，クラリスロマイシン，内標準物質の順に溶出し，その分離度は 3 以上である．
　システムの再現性：標準溶液 10 μL につき，上記の条件で試験を 6 回繰り返すとき，内標準物質のピーク面積に対するクラリスロマイシンのピーク面積の比の相対標準偏差は 2.0％以下である．

2.6　検　　出

1) 紫外可視吸光度検出器

　HPLC による分離後，さまざまな手段にて成分の定量を行うが，最もよく使用されるのは紫外可視吸光度検出器である．クロマトグラムの縦軸は吸光度を表す．一般に，生体成分の測定にあたっては，カルボキシル基に由来する 210 nm 近辺の波長が最もよく使用される．この波長でアミノ酸，ペプチド等も検出することが可能である．しかしながら，多くの物質がこの波長領域に吸収をもつため，使用する移動相液（水，アセトニトリルなど）は高純度のものを使用する必要がある．また，分離を良好にするためにトリフルオロ酢酸（TFA）を移動相に添加することがしばしばあるが，TFA 自体も 210 nm に吸収をもっているため，添加量は 0.1％程度に抑える必要がある．

　もちろん，目的物質が特有の吸収波長をもっている場合にはその波長が使用される．また，フォトダイオードアレイを用いて多波長の同時分析を行うことも可能である．

2) 蛍光光度検出器

　紫外可視吸光度検出器に比べて，感度が高く，操作法が比較的簡便なためによく用いられる．紫外可視吸光度検出器では，散乱光の影響があり，高濃度あるいは低濃度の時に S/N 比が悪くなるが，蛍光光度検出器の場合には，入射光と直角方向の蛍光を検出するため，入射光の揺らぎによるノイズが小さくなり，感度が高くなる．蛍光の励起波長と蛍光波長は各々の物質によって定まるため，物質の同定に使用することも可能である．目的物質が元々蛍光をもっていない場合には，蛍光をもつ誘導体化（後述）を行い分析する．

3) 示差屈折率検出器

　溶離液の屈折率を測定することによって定量を行う．糖，脂質など紫外可視部に吸収をもたない物質でも検出可能であるが，感度が低いという欠点をもっている．また，屈折率は，溶液の温度や組成に大きく影響されるため，温度管理を厳密にする必要があり，移動相の組成が変化するグラジエント溶離法では使用することができない．

4) 電気化学検出器

　電気化学検出器には，ボルタンメトリー型とアンペロメトリー型があり，酸化還元性をもつ物質の測定に用いられる．特に生体成分としては，カテコールアミンやアスコルビン酸などの分析に使用される．

5) 化学発光検出器

光源をもたないため，非常に高感度で検出することが可能である．しかしながら，化学発光誘導体化を行う場合には，発光は速やかに減衰するため，ポストカラム法を用いるのが一般的であるが，装置が複雑になるという欠点がある．

6) 質量分析計

近年，質量分析法の開発に伴い，LC/MS が汎用されてきている．LC で分離した試料を直接質量分析計に導入するもので，分離試料の構造解析を直接行うことが可能である．LC/MS においては，カラムによって分離された試料とともに溶出してきた移動相を除去し，試料をイオン化するインターフェイスが必要となる．

その他，HPLC においては，金属イオン分析のために ICP-MS 検出器などさまざまな検出手段を用いることが可能である．

各々の検出器の感度は，表 2.2 のようである．

表 2.2 さまざまな検出器の感度

検出器	感度
紫外可視吸収計	5×10^{-10} g mL^{-1}
蛍光光度計	1×10^{-11} g mL^{-1}
示差屈折計	5×10^{-7} g mL^{-1}
化学発光検出器	1×10^{-11} g mL^{-1}
電気化学検出器	1×10^{-9} g mL^{-1}
電気伝導度検出器	1×10^{-8} g mL^{-1}
質量分析計	1×10^{-10} g mL^{-1}
熱吸収計	1×10^{-9} g s^{-1}
フレームイオン化検出器	1×10^{-8} g s^{-1}

(第 15 改正日本薬局方解説書，B-108，表 1，廣川書店より抜粋)

2.7 誘導体化

HPLC の利点の一つは，分離前・分離後に化学反応を行うことが可能なことである．このため，検出手段がない物質，あるいは感度が低い物質でも化学反応により高感度検出可能な物質に変化させる（誘導体化）ことによって分析することができる．代表的な例として，アミノ酸の分析があげられる．アミノ酸は 210 nm 付近に弱い吸収をもっている．そのアミノ基をニンヒドリンと反応させることによって 570 nm（プロリン 440 nm）の強い吸収をもつようになり，高感度に検出することが可能である．さらに，DNS-Cl（ダンシルクロライド），OPA，NBD などのアミノ基と反応する蛍光色素と反応させ蛍光誘導体化することによって，より高感度な分析が可能となる．

(a) プレカラム法　　　　　　　　　(b) ポストカラム法

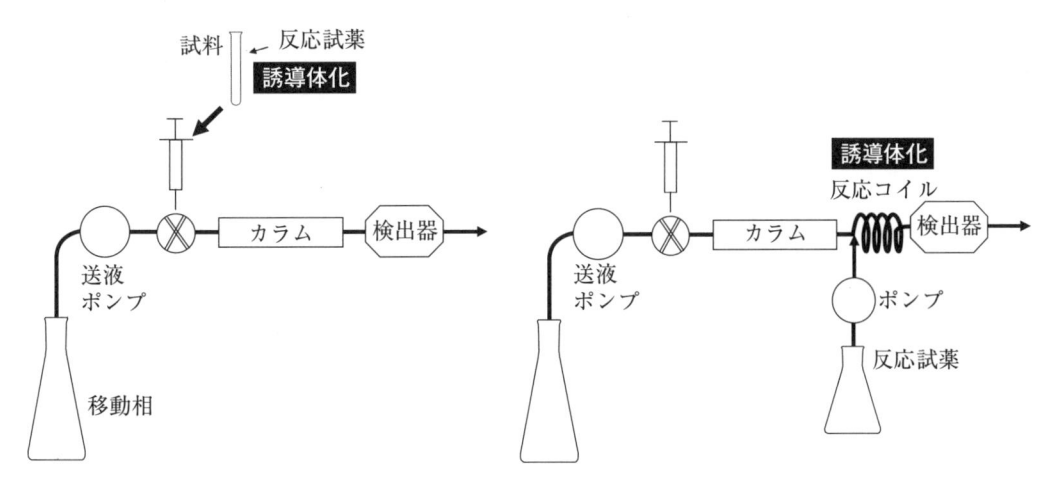

図2.14　プレカラム法とポストカラム法

　HPLCにおける誘導体化は，反応様式によってプレカラム法とポストカラム法とに分けられ，両者各々に利点・欠点をもつためさまざまに使い分けられている．

　図2.14(a)に示すプレカラム法は，試料と反応試薬を試験管内で反応させた後に一定量をHPLCにより分析する方法である．さまざまな反応試薬を用いることができる，反応時間に制限がない，特別なHPLC装置を必要とせず簡便である，などの利点があるが，反応の副生成物が分析の妨害となる場合があることや反応効率を補正するために類縁物質を内標準として使う必要が多い，分析までに時間を要するので生成した誘導体が安定である必要がある，などの欠点もある．

　ポストカラム法は，図2.14(b)のようにカラムによって分離した後，反応試薬を別のポンプで送り込み，反応コイル内を通過する間に誘導体化を行い検出する方法である．生成する誘導体の安定性を考慮する必要がないことや，反応生成物が分離困難な場合でも使用可能であるなどの利点がある一方で，ポンプや反応部分など装置が複雑になる．また，反応時間を得るために流速や反応試薬に制限があるなどの欠点がある．

　HPLCにおいて誘導体化を行う例としてアミノ酸分析があげられる．アミノ酸自体は（Phe，Trpなどの特定のアミノ酸を除き），紫外可視部の吸収は弱いため，高感度検出のために誘導体化が行われる．表2.3にアミノ酸分析における誘導体化の例とその特徴を示す．例えば，ニンヒドリン試薬は，アミノ基と反応して紫色を呈し570 nmに吸収極大をもつようになる．また，Proのようなイミノ基と反応して440 nmに吸収極大を示すようになる．図2.15の反応式に示すように，アミノ酸の側鎖が異なっても反応生成物は同一であるため，イオン交換カラムを用いてアミノ酸を分離した後，ポストカラム法により反応させ，吸光度を測定する．

　o-フタルアルデヒド（OPA）は，チオール存在下で一級アミンと反応し強い蛍光をもつインドール化合物を生成する．この方法では，Proなどの二級アミンとは反応しないので，次亜塩素酸ナトリウムで二級アミンを酸化した後に反応させる．

　フェニルイソチオシアネート（PITC）は，アミノ酸と反応してATZ誘導体を生成する．ペプ

表2.3 アミノ酸分析における主な誘導体化反応の特徴

方 法	モジュール	カラム	試 薬	検 出	検出限界
ニンヒドリン法	ポストカラム	イオン交換	ニンヒドリン	紫外可視吸光光度計（570 nm，ただし Pro は 440 nm）	10 pmol（Pro：50 pmol）
OPA 法	ポストカラム	イオン交換	o-フタルアルデヒド(OPA)	蛍光光度計（Ex：348 nm，Em：450 nm）	～20 pmol
PITC 法	プレカラム	ODS	フェニルイソチオシアネート（PITC）	紫外可視吸光光度計（254 nm）	1 pmol
NBD 法	プレカラム	ODS	NBD-F	蛍光光度計（Ex：480 nm，Em：530 nm）	～10 fmol

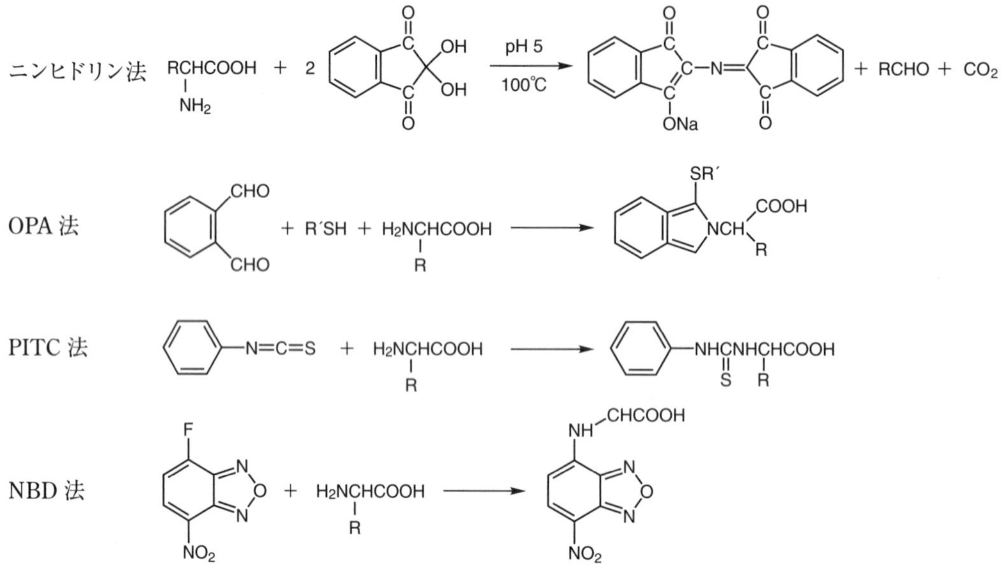

図 2.15 反応式

チドと反応させた場合，N末アミノ酸が誘導体化され，酸処理により切断されてPTH誘導体となる．このとき，ペプチド鎖は1個のアミノ酸が切断された状態でそのまま残るため，引き続き同様の処理を行うことにより，連続的にペプチドのアミノ酸配列を決定することが可能である（Edman法）．この方法は，自動化も容易であり，タンパク質のアミノ酸配列解析に用いられている．

7-フルオロ-4-ニトロベンゼン-2-オキサ-1,3-ジアゾール（NBD-F）は一級，二級アミンと反応し強い蛍光をもつ誘導体を生成する．この方法により，比較的簡便にアミノ酸の高感度分析が可能である．内標準物質として，ε-アミノカプロン酸を用いる．

第3章
ELISA（酵素免疫測定法）

　ELISAは，迅速・簡便な測定法で病院の検査部において幅広く使用されている．最近の例では，新型インフルエンザ流行時に遺伝子診断法とともに話題になったので記憶に残っている方も多いと思う．ELISAは抗原抗体反応を原理としており，特異性・親和性の高い抗体を作成することが必須条件として求められる．そのため，特異的な抗体を作成するための時間が必要で，突発的な発生に瞬時に対応できるわけではない．また，インフルエンザを例にすると，どのタイプのインフルエンザなのかを正確に区別するのには問題がある場合もあり，最終的には遺伝子診断により決定されることになる．とはいえ，一度特異的な抗体が作成できれば，全国の病院や保健所で同じ診断薬として継続的に使用できる検査法なので，ELISAの有用性は高い．その他，最近よくニュースで耳にすることに覚せい剤の乱用がある．覚せい剤の種類は年々増加，その危険性がわかっていながら使用者も年々増加している．どの覚せい剤を使用しているかを同定するためにはLC/MSなどの機器分析を使用して確定する必要があるが，ELISAの診断キットを使用すれば，現場で瞬時にある程度の判断を下すこともできる．試料としては血液や尿が用いられることが多く，ドラッグストアーで販売されている簡易型妊娠診断薬も同じ原理に基づいている．

　本章では抗原抗体反応の原理に加え，抗体作成，精製，定量，さらにマススクリーニングについて同志社女子大学薬学部の谷本剛先生に解説していただいた．

はじめに

　抗原抗体反応を利用した分析法を免疫測定法 immunoassay と総称する．抗原抗体複合体の量を測定することによって抗原（測定対象物質）の量を求めるのが免疫測定法の基本的原理であるが，単なる抗原抗体複合体の量を定量的に測定するのは容易でない．そのため，抗原または抗体を検出が容易な物質で標識し，これらによる標識抗原抗体複合体の量を標識物質を指標にして測定し，抗原量を定量する．標識物質としては，放射性同位元素，酵素，蛍光物質などが用いられ，それぞれを標識物質とした免疫測定法を放射免疫測定法（ラジオイムノアッセイ）radioimmunoassay（RIA），酵素免疫測定法 enzyme immunoassay（EIA，ELISA），蛍光免疫測定法 fluorescence immunoassay（FIA）という．

　これらの免疫測定法は特異性や感度が極めて高いという特徴を有し，生体試料中に微量存在する各種のタンパク質，ホルモン，サイトカイン，腫瘍マーカー，薬物などの測定に広く応用されている．本章では酵素を標識物質とした酵素免疫測定法について述べる．

3.1　抗体の特性

　抗体 antibody は免疫測定法の中核をなす重要な分析試薬であり，その結合特性が測定法の特異性や感度などを支配する．抗体には IgG，IgA，IgD，IgE，IgM などのサブクラスがあるが，

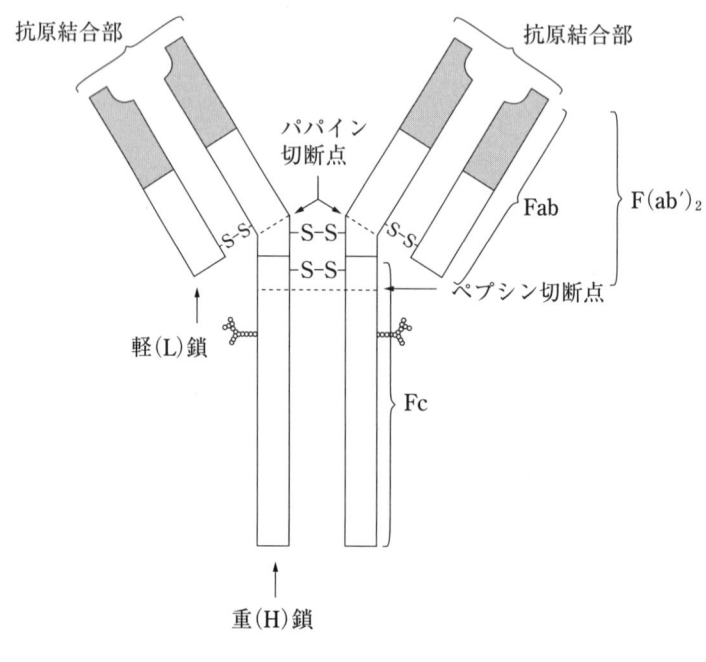

図 3.1　IgG の構造

免疫測定法に用いられるのはIgGである．IgGは分子量約5万の重（H）鎖2本と分子量約2.5万の軽（L）鎖2本がジスルフィド結合を介して結合した分子量約15万の糖タンパク質であり，可変領域，ヒンジ部，定常領域の各ドメインからなる（図3.1）．両鎖のN末端側約100残基からなるドメイン（網掛け部分）が可変領域であり，抗原と特異的に結合する．この可変領域を除いた部分が定常領域である．ペプシンを作用させるとヒンジ部のC端側で切断され，2個の抗原結合部位をもつF(ab')$_2$フラグメントが得られる．パパインを作用させるとヒンジ部のN端側で切断され，2個のFabフラグメントが得られる．Fabは1個の抗原結合部位をもつ．Fabを除いた残りのH鎖断片はジスルフィド結合したダイマーであり，Fcフラグメントという．Fcは補体結合や細胞結合に関与している．

抗体にはポリクローナル抗体 polyclonal antibody とモノクローナル抗体 monoclonal antibody がある．抗原が抗体に認識される部分は抗原の分子構造の一部であり，タンパク質の場合は4～6アミノ酸残基程度である．この認識される構造をエピトープ epitope（抗原決定基）といい，1種類の抗体は一つのエピトープのみを認識する．ポリクローナル抗体は異なるエピトープを認識する複数種の抗体分子の混合物であり，ウサギやマウスなどの皮下や腹腔に反復投与して作製される．この場合，単一抗原であっても複数のB細胞が刺激されて複数種の抗体分子が産生される．モノクローナル抗体は1種類のエピトープのみを認識する均一な抗体であり，その結合特性は均質である．単一のB細胞に由来するもので，細胞融合法で作られる．免疫測定法にはモノクローナル抗体の利用価値が高い．

抗体の特性評価は力価 titer，親和力 affinity，特異性 specificity の3点からなされる．

力価：抗原と複合体を形成するのに必要な抗体量の尺度で，抗血清やモノクローナル抗体を含む培養上清や腹水の最適希釈率で表される．

親和力：抗体と抗原の結合の強さを示すもので，親和定数 affinity constant（K_a）で表す．免疫測定法には $K_a = 10^8 \sim 10^{10}$ mol^{-1} 程度の抗体を用いる．

特異性：目的抗原と類似抗原の識別能を示すもので，交差反応性 cross reactivity で評価する．交差反応性は50％置換法（図3.2）で評価できる．

$$交差反応性（\%）= \frac{Y}{X} \times 100$$

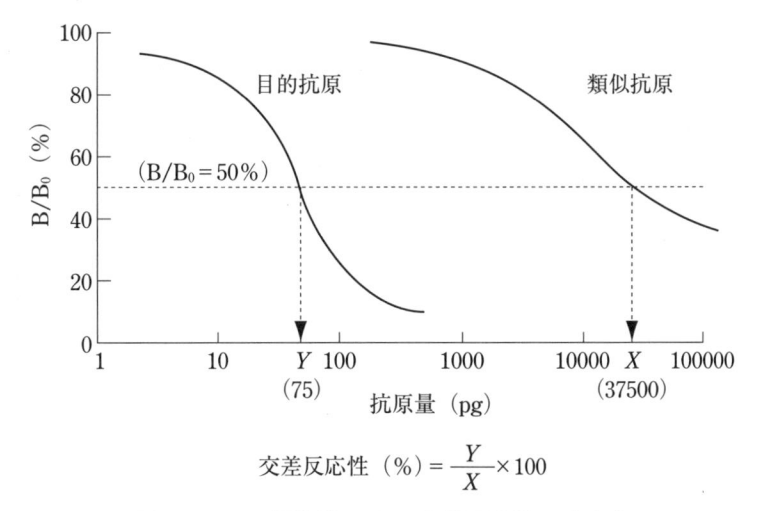

図3.2　50％置換法による交差反応性の求め方

なお，抗原になりうるものは一般にタンパク質，約20アミノ酸残基以上のペプチド，糖鎖などである．ステロイドなどのような低分子性有機化合物や分子量の小さいペプチドは抗原として認識されず，動物に投与しても特異抗体を得ることはできない．しかし，低分子化合物を担体としてのタンパク質に結合させて動物に免疫すると，低分子化合物の部分を特異的に認識する抗体を得ることができる．このような低分子化合物をハプテン hapten という．

3.2 モノクローナル抗体の調製

細胞融合法によるモノクローナル抗体の調製法が1975年にG. ケーラーおよびC. ミルシュタインによって確立された．その概略を図3.3に示す．ある抗原を投与し免疫ができたマウスの脾臓から抗体を産生する細胞（脾細胞）を単離し，別に調製したマウスの骨髄腫細胞（ミエローマ）と融合させ，融合細胞（ハイブリドーマ）を作成する．この融合には，ポリエチレングリコールが融合剤として用いられる．ここで得たハイブリドーマの個々の細胞は，モノクローナル抗体を産生する能力とミエローマの継代増殖能を併せもつ．そこで，目的とする力価，親和性，特異性を有する抗体を産生するハイブリドーマを選択し，それを細胞培養あるいはマウス腹腔内に

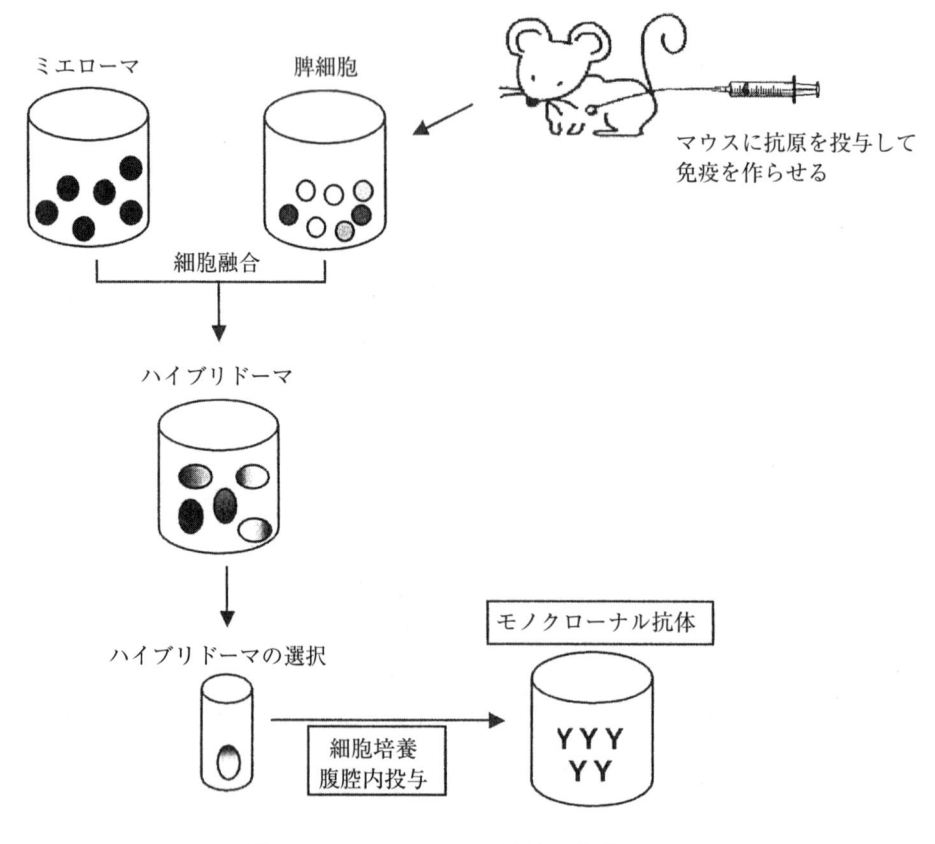

図3.3 モノクローナル抗体の作成

移植して目的の抗体を生産させる．

3.3 免疫測定法の種類と原理

　免疫測定法は標識法と非標識法に大別され，それぞれには表3.1に示すようないくつかの方法がある．標識法は抗体または抗原を何らかの方法で標識し，抗原抗体複合体を標識体のシグナルで検出する方法である．非標識法は抗原抗体複合体を濁度や光散乱で検出する方法である．標識法はさらに競合法と非競合法に分類される．競合法は標識抗原と非標識抗原が抗体に対して競合的に結合する反応を利用したもので，非標識抗原の量が増えれば標識抗原の抗体への結合割合が減り，抗原抗体複合体の標識物質によるシグナル強度が減少する（図3.4）．シグナル強度を縦軸，抗原量を横軸にとった検量線では右下がりのシグモイド曲線を示す．非競合法は固相表面に十分量の抗体（一次抗体）を固定化し，抗原を反応させた後，標識抗体（二次抗体）を加えて抗原抗体反応を行い，過剰の標識抗体を除いた後に標識物質のシグナル強度を測定する方法である．非競合法では抗原の量が増えれば固定化抗体への抗原の結合量が増加し，それに伴って固定化抗

表3.1　免疫測定法の種類

	種類	標識物質	検出法
標識法	ラジオイムノアッセイ	放射性同位元素	放射活性
	酵素免疫測定法	酵素	酵素活性
	蛍光免疫測定法	蛍光物質	蛍光強度，蛍光偏光度
	化学発光免疫測定法	発光物質	化学発光
非標識法	免疫比濁法	−	吸光度＋散乱強度
	免疫比ろう法	−	散乱光強度

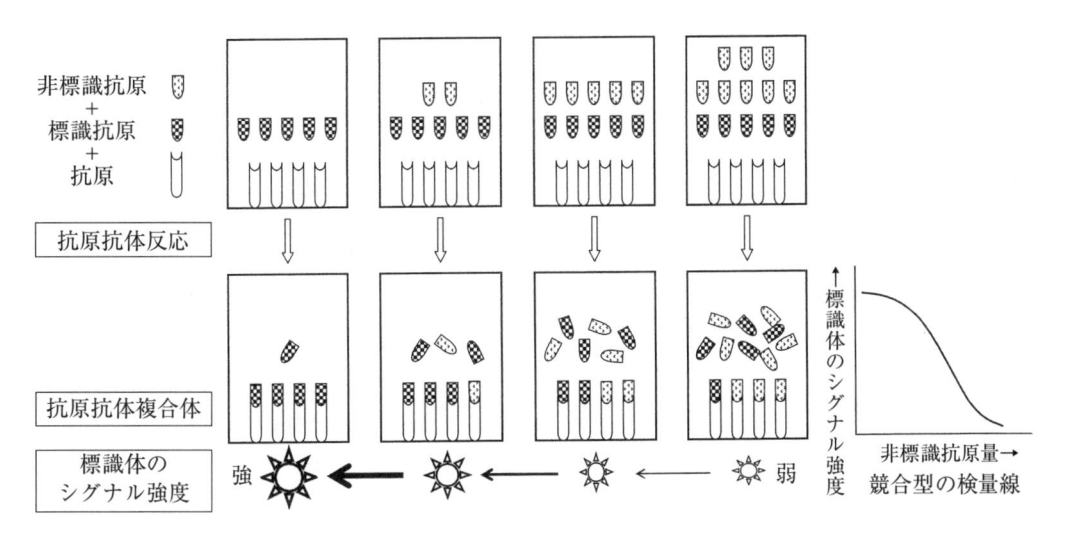

図3.4　競合的免疫測定法の原理

38 第1部 生体試料の分析

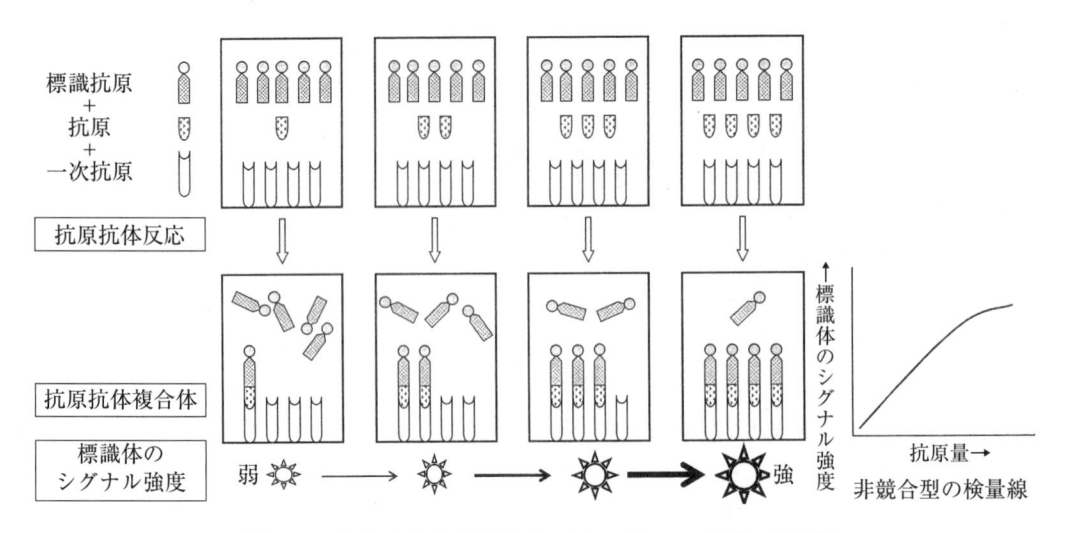

図3.5 非競合的免疫測定法（サンドイッチ法）の原理

体-抗原複合体への標識抗体の結合量も増加し，標識物質によるシグナル強度が増加する（図3.5）．シグナル強度を縦軸，抗原量を横軸にとった検量線では，ある濃度範囲において右上がりの直線を示す．

　免疫測定法はB/F分離を必要とする不均一免疫測定法 heterogeneous immunoassay（ヘテロジニアスイムノアッセイ）と必要としない均一免疫測定法 homogeneous immunoassay（ホモジニアスイムノアッセイ）とに分類することもできる．不均一免疫測定法には競合法と非競合法があるが，均一免疫測定法はすべて競合法である．不均一免疫測定法は均一免疫測定法に比べて，操作に手間がかかる欠点はあるが，感度や精度の点では優れている．

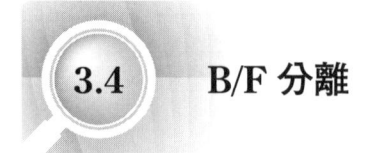

3.4　B/F 分離

　酵素免疫法では，標識抗原は抗体と結合した結合型（B画分）か結合していない遊離型（F画分）のいずれかで存在している．不均一免疫測定法ではB画分とF画分を分離してどちらかの標識物質のシグナルを測定しなければならない．この分離をB/F分離という．
　B/F分離の方法には液相法と固相法がある．液相法には，二抗体法，ポリエチレングリコール法，デキストラン炭末法などがある．二抗体法は，標識抗原に対する抗体（第1抗体）とこの抗体を認識する第2抗体の二つの抗体を用いる方法であり，可溶性の標識抗原-第1抗体複合体に第2抗体を結合して不溶化し，沈殿させる方法である．遠心分離で沈殿と上清に分離するが，B画分は沈殿に，F画分は上清にくる．この方法はどのような抗原にも適用できるが，第1抗体と第2抗体のモル比が1：1になるように第2抗体の量を調整する必要があることや反応に長時間を要するという難点がある．ポリエチレングリコール法は抗原抗体複合体のような高分子物質を沈殿させ，低分子性の標識抗原は沈殿しない．そのため，酵素標識した場合は酵素標識抗原も沈

殿するので，この方法は使えない．デキストラン炭末法は低分子性抗原のみをデキストランで被覆した活性炭に吸着して分離する方法であり，酵素などの高分子物質で標識した抗原の分離には使用できない．固相法は，マイクロプレートやプラスチックビーズなどに抗体を固定化し，この固定化抗体に対して競合反応を行い，反応後，反応液を吸引除去し，固相を洗浄してB画分を固相上に得る方法である．この方法は迅速・簡便で，適用範囲が広い．現在よく用いられるB/F分離は液相法の二抗体法と固相法である．

3.5　酵素免疫測定法

抗原または抗体の標識に酵素を用いた免疫測定法を酵素免疫測定法 enzyme immunoassay（エンザイムイムノアッセイ，EIA）という．また，抗体あるいは抗原をマイクロプレートに固定化した測定系を特にELISA（enzyme-linked immunosorbent assay）という．酵素免疫測定法での検出は標識酵素の酵素活性を測定して行う．酵素活性は用いる基質によって吸光，蛍光，化学発光などで測定できる．

3.5.1　標識酵素の種類と標識法

標識に用いる酵素は，安定で，比活性が高く，活性が高感度に検出できる基質をもつものでなければならない．この条件に合致するものとして，現在では西洋わさびペルオキシダーゼ（HRP），ウシ小腸アルカリホスファターゼ（ALP），大腸菌 β-ガラクトシダーゼ（GAL）の3種の酵素が主として用いられており，酵素の活性は用いる基質の種類によって吸光度法，蛍光法，化学発光法で検出することができる．これら酵素の基質と検出法を表3.2に示す．また，ホモジニアス酵

表3.2　主な標識酵素とその検出法

酵　素	基　質	検　出
西洋わさびペルオキシダーゼ	3,3′,5,5′-テトラメチルベンジジン + H_2O_2	吸光度法（450 nm）
	p-ヒドロキシフェニルプロピオン酸 + H_2O_2	蛍光法 （Ex：320 nm，Em：405 nm）
	ルミノール	化学発光法
ウシ小腸アルカリホスファターゼ	p-ニトロフェニルリン酸	吸光度法（410 nm）
	4-メチルウンベリフェリルリン酸	蛍光法 （Ex：360 nm，Em：450 nm）
	CSPD	化学発光法
大腸菌 β-ガラクトシダーゼ	o-ニトロフェニル-β-D-ガラクトシド	吸光度法（420 nm）
	4-メチルウンベリフェリル-β-D-ガラクトシド	蛍光法 （Ex：360 nm，Em：450 nm）
	Galacton	化学発光法

素免疫測定法での標識酵素にはグルコース-6-リン酸脱水素酵素，リンゴ酸脱水素酵素，リゾチームなどが用いられている．

抗原や抗体を酵素で標識する際に，標識酵素の失活や著しい活性低下が起こらないようにしなければならない．現在では，N-(m-マレイミドベンゾイルオキシ)サクシンイミド（MBS）やN-サクシミジル-3-(2-ピリジルジチオ)プロピオン酸（SPDP）などの異反応二価性試薬 heterobifunctional reagent で抗体のアミノ基と酵素のチオール基を架橋する方法がよく用いられている．西洋わさびペルオキシダーゼではその糖鎖を利用して過ヨウ素酸酸化法で抗体のアミノ基とシッフ塩基で架橋することもできる．

3.5.2 競合法による酵素免疫測定法

測定の原理はラジオイムノアッセイと同じである．酵素標識した一定量の抗原と非標識抗原を一定量の抗体に対して競合的に反応させ，抗原抗体複合体と遊離抗原とのB/F分離を行った後，B画分中の酵素活性を測定する（図3.4）．B/F分離には二抗体法と固相法が適用できるが，ポリエチレングリコール法，デキストラン炭末法は使えない．実際的には固相法がよく使われる．

3.5.3 非競合法による酵素免疫測定法

測定の原理は図3.5に示した通りである．実際には，タンパク質がプラスチック表面に吸着しやすいことから，96穴マイクロプレートのウェルに大過剰の一次抗体を固定化し，このウェルに抗原（測定対象成分）を入れて固相上で抗原抗体反応を行い，固定化一次抗体-抗原複合体を形成させる．この反応が終了した後にウェルを洗浄し，標識二次抗体を入れて2段階目の抗原抗体反応を行わせる．反応終了後，遊離の標識二次抗体を分離し，B画分の固定化一次抗体-抗原-標識二次抗体三者複合体の標識酵素活性を測定する．この方法は抗原を2種の抗体でサンドイッチ状に挟むことからサンドイッチ法 sandwich assay ともいう．マイクロプレートによる固定化抗体を用いた測定法でのB/F分離はウェルを洗浄するだけで行えるので，操作が極めて簡単である．

3.5.4 ホモジニアス酵素免疫測定法

ホモジニアス酵素免疫測定法 homogeneous enzyme immunoassay はB/F分離が不要な均一免疫測定法である．この測定法の代表的な方法としてEMIT（enzyme multiplied immunoassay technique）がある．EMITは，抗原抗体反応の様式は競合法による酵素免疫測定法と同じであるが，酵素標識抗原の酵素活性は遊離型でのみ発現し，抗体に結合した結合型標識酵素は抗体分子の立体障害により活性を失っている（図3.6）．すなわち，B画分の酵素活性は消失し，F画分のみが酵素活性を示す．そのため，B/F分離を行うことなく，直接反応液の酵素活性を測定することによって測定対象成分である抗原の量を定量することができる．この方法は，ハプテンの定量にのみ適用できる．

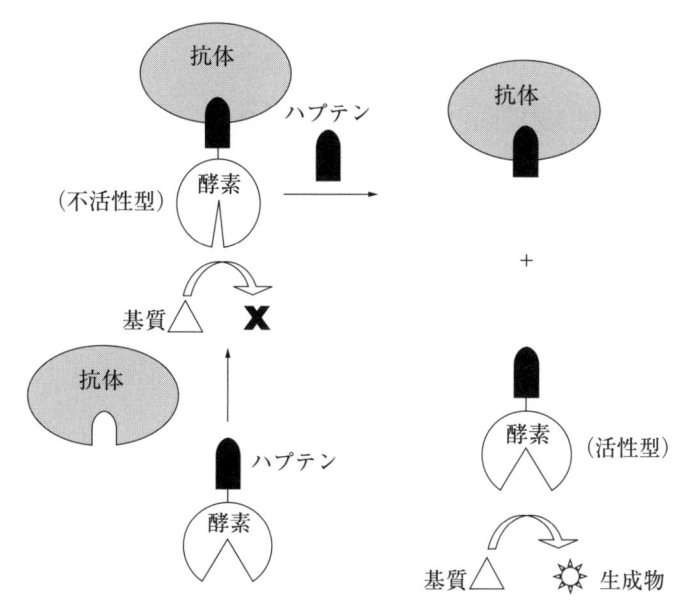

図3.6　EMIT（enzyme multiplied immunoassay technique）の原理

3.6　臨床応用される酵素免疫測定法の特徴

　酵素免疫測定法は特異性が高く，生体内微量物質の定量に極めて有用な分析法である．そのため，腫瘍マーカーをはじめとした多くの診断マーカーを対象とした測定キットが数多く開発され，体外診断薬として臨床現場で広く利用されている．また，ホモジニアス酵素免疫測定法のEMITは血中薬物濃度のモニタリング（TDM）に利用されている．

　酵素免疫測定法の利点には，① 検体の前処理が簡単である，② 短時間で検査が終了する，③ 多検体を同時に処理できる，④ 高価な測定機器を必要としない，⑤ 測定操作に高度な熟練を要しない，などがある．検体の前処理は，抗原（測定対象物質）を抗体で選択的に捕捉するため，多段階の精製操作は不要で，一般的には粗抽出のみでよい．測定は一般的には数時間で終了し，ELISA法によるキットでは96穴マイクロプレートに抗体を固定化したものが多く，多数の検体を同時に測定することができる．このことは，マススクリーニングを可能にしている．マイクロプレート上で測定操作が行われるので，マイクロプレートリーダーで酵素反応で生じた発色強度などを容易に読み取ることができる．したがって，測定者の技能としては正確なピペッティング操作ができれば，高度な技術を特に必要とすることはない．

3.7 酵素免疫測定法の臨床応用

体外診断薬として臨床適用されている若干の例を以下に紹介する．

3.7.1 子宮頸管粘液中顆粒球エラスターゼの測定

検体：子宮頸管粘液

原理：ヒト顆粒球エラスターゼに対するモノクローナル抗体（一次抗体）を 96 穴マイクロプレートに固定し，これに検体を加えた後，ペルオキシダーゼ標識抗ヒト顆粒球エラスターゼ抗体（酵素標識二次抗体）を反応させ，一次抗体-顆粒球エラスターゼ-酵素標識二次抗体の三者複合体を形成させる．これに酵素基質を加え，三者複合体の標識酵素ペルオキシダーゼの酵素活性を測定し，検量線から子宮頸管粘液中の遊離型および複合型の顆粒球エラスターゼ量を求める．

臨床的意義：顆粒球エラスターゼは病原性微生物の感染部位に遊走する好中球から放出されるので，検体中の濃度を測定することで起炎菌の種類に関係なく感染により発生した炎症の存在を特異的に知ることができる．切迫早産は，絨毛羊膜炎（CAM），胎盤異常，頸管無力症などが原因であり，子宮内感染である CAM を原因とする切迫早産の発生頻度は約 60％と高い．切迫早産妊婦の子宮頸管粘液中の顆粒球エラスターゼ測定は，CAM の前段階である頸管炎・腟炎の有無を判定し，CAM 等の子宮内感染が関与している切迫早産の早期発見，鑑別を可能にし，抗生物質投与の必要性の判断指標となり，早産や前期破水の防止に寄与する．

3.7.2 ガストリン放出ペプチド前駆体の測定

検体：血清

原理：ガストリン放出ペプチド前駆体（ProGRP）に対するモノクローナル抗体（一次抗体）を 96 穴マイクロプレートに固定し，これに検体を加えた後，ペルオキシダーゼ標識抗 ProGRP 抗体（酵素標識二次抗体）を反応させ，一次抗体-ProGRP-酵素標識二次抗体の三者複合体を形成させる．これに酵素基質を加え，三者複合体の標識酵素ペルオキシダーゼの酵素活性を測定し，検量線から ProGRP 濃度を算出する．

臨床的意義：ガストリン放出ペプチド gastrin-releasing peptide（GRP）は，ガストリン分泌促進作用を有する脳腸ペプチドである．肺小細胞癌は肺癌の約 15％を占め，他の肺癌に比較して増殖が速く，早期に遠隔転移を起こすため，進行癌で発見されることが多いが，この肺小細胞癌で GRP が高頻度，高濃度に検出され，肺小細胞癌の優れた腫瘍マーカーであることが見出された．しかし，GRP は不安定で測定が困難であった．一方，ガストリン放出ペプチド前駆体（ProGRP）は安定な物質で，しかも肺小細胞癌で非常に特異的に上昇することが見出され，

肺小細胞癌の早期発見に有用な腫瘍マーカーであることが明らかにされた．

3.7.3 尿中核マトリックスプロテイン 22（NMP22）の測定

検体：尿

原理：抗 NMP22 モノクローナル抗体（一次抗体）をマイクロプレートに固定化し，検体を加えて反応させ，その後にジゴキシゲニン結合抗 NMP22 モノクローナル抗体（二次抗体）を作用させ，尿中 NMP22 との免疫複合体である一次抗体-NMP22-二次抗体三者複合体を形成させる．この免疫複合体にペルオキシダーゼ標識抗ジゴキシゲニン羊ポリクローナル抗体（三次抗体）を反応させると，この三次抗体は先の免疫複合体中の二次抗体部分のジゴキシゲニン部分との間で抗原抗体反応を行い，一次抗体-NMP22-二次抗体-三次抗体四者複合体を形成する．この四者複合体の標識酵素ペルオキシダーゼの酵素活性より，尿中の NMP22 量を測定する．

臨床的意義：核マトリックスタンパク質は，核の内部骨格を形成し，DNA 複製や RNA 合成などの機能に関与している．NMP22 は，核マトリックスタンパク質を免疫原として作成された 2 種類のモノクローナル抗体によって認識される核マトリックスタンパク質である．尿中 NMP22 は健常人の尿中においても非常に低いレベルで検出されるが，尿路上皮癌（膀胱癌および腎盂尿管癌）で上昇することから，尿路上皮癌診断における臨床的有用性が示された．

3.7.4 前立腺特異抗原-α_1アンチキモトリプシン複合体（PSA-ACT）の測定

検体：血清，血漿（ヘパリン，EDTA，クエン酸ナトリウム）

原理：前立腺特異抗原に対するモノクローナル抗体（一次抗体）をマイクロプレートに固定化し，これに検体を反応させ，β-ガラクトシダーゼ標識抗 α_1 アンチキモトリプシン抗体（酵素標識二次抗体）作用させて一次抗体-(PSA-ACT)-酵素標識二次抗体三者複合体を形成させる．三者複合体の標識酵素 β-ガラクトシダーゼの活性を蛍光基質を用いて測定し，標準曲線より PSA-ACT 濃度を求める．

臨床的意義：前立腺癌患者は近年増加傾向にあり，この前立腺患者の診断や治療および前立腺肥大症との鑑別が必要となっている．前立腺癌のマーカーとしては酸性ホスファターゼ，前立腺酸性ホスファターゼ，γ-セミノプロテイン，前立腺特異抗原などが用いられているが，現在では前立腺癌の病勢，治療経過をよく反映する前立腺特異抗原（PSA）が最もよく用いられている．PSA は遊離型でも存在するが，多くは α_1 アンチキモトリプシンと結合した複合体（PSA-ACT）として存在することから，血中 PSA-ACT は前立腺癌の鑑別診断，病勢・治療経過判定の指標として有用である．

第4章 遺伝子診断

　遺伝子診断は分子生物学の発展とともに急速に進歩してきた診断法である．分子生物学は遺伝子のもつ情報解析に関してさまざまな手法を開発，さらにその解析時間はコンピュータの能力の向上に比例してものすごいスピードで行われるようになった．病気の原因が遺伝子レベルで解析できるということは，個人に応じた治療が可能になることを意味し，また，治療のみならず予防にも役立つ情報が得られるということにもなる．また，最近では，DNA 検査により長年の冤罪がはらされたということも大きなニュースとして報じられた．遺伝子情報は個人情報なので，使いようによってはさまざまな問題を生じる恐れがあり，その取扱いには細心の注意が必要である．遺伝子診断の手法はますます発達するであろうし，また，倫理規定は今後さらに検討を加える必要があると思われる．

　本章では，遺伝子診断に用いられている機器の紹介と原理，どのような病気の診断に適用できるのか，また，遺伝子診断の倫理的問題点などについて解説した．

はじめに

　遺伝子診断や遺伝子治療という言葉が普通に使われるようになり，一般の人にもなじみ深くなってきた．とはいえ，検査方法，診断方法・内容，注意点など臨床現場で実際に行われていることに関して，すべての医療従事者が理解しているかといえばそうではないように思う．特に薬剤師の多くが知らないのではないだろうか．遺伝子検査なくして遺伝子診断は行えず，同義語として取り扱われることも多い．厳密には遺伝子検査とは検査そのものを意味しており，遺伝子診断は検査前後のカウンセリングを含めた治療行為すべてを意味する．つまり，遺伝子診断とは，病気の原因，治療法，さらには予防までを含んだ医療行為のことである．

　分子生物学的解析技術の目覚ましい進歩により，ヒトのDNA（遺伝子）の分子構造が明らかとなった．さらに遺伝子解析技術法は迅速・簡便，低コスト化が進み，大学病院など大きな医療施設では病気の原因を遺伝子レベルの診断で決定することが可能となった．がんや生活習慣病などは疾患遺伝子を特定することができるようになり，遺伝子検査により病気の診断や治療，予防が可能となってきた．さらには個人の体質や薬物反応に応じた治療法（オーダーメイド治療）も夢物語でなくなった．

　ヒトの身体は約60兆の細胞からできていて，これらの細胞はそれぞれの決まった形をもって，特定の場所でその機能を果たす．細胞には1個の核があり，その中に合計46本の染色体がある．染色体は22対の常染色体（男女共通）と1対の性染色体（男女で異なる）からなり，それぞれの染色体は二重らせん構造のDNAよりできている．遺伝子はDNAの特定の領域に存在している．ヒトには約3万種類の遺伝子が存在するといわれていて，それぞれの遺伝子がさまざまな指令を出して，ヒトの身体の構築と機能を決定・コントロールしている．この遺伝子に異常が起きた場合，ある臓器が正常に機能しなくなったり，がんになってしまうわけである．また，ウイルスなどによりヒトに有害な遺伝子がからだに入ったときはインフルエンザのような病気になってしまう．遺伝子はたった4種類のデオキシリボ核酸からなっており，この4種類の配列を調べるのが遺伝子検査で，その結果をもとに病気の診断を行うのが遺伝子診断である．遺伝子検査はさまざまな研究分野で使用され，検査法は日々改良され目覚ましい進歩を遂げている．

　現在病院で行われている遺伝子診断には次のような検査がある．
1）感染症の遺伝子検査（細菌やウイルスなどの感染症の原因を特定する）
2）遺伝疾患の遺伝子検査（家族性大腸がんなど）
3）造血腫瘍の検査（白血病）
4）固形腫瘍（がん）の検査（がんや肉腫の同定）
5）個体識別・体質の遺伝子検査（親子鑑定や肥満遺伝子など体質判定）

　その他，食物の検査にも使用されていて，肉・魚の産地や（産地偽装の確認），植物の遺伝子組換えを確認するためにも使用されている．

　ここでは，遺伝子の化学的・物理的性質について簡単に説明し，次に遺伝子検査に用いられている主な方法について概説する．

4.1 遺伝子の構造

　遺伝子は DNA（デオキシリボ核酸）上のある決められた領域に存在し，アデニン（A），チミン（T），グアニン（G），シトシン（C）のわずか4種類の塩基の組合せによりできている．A は T と 2 個の水素結合で，また，G は C と 3 個の水素結合で特異的に結合して，安定な二重らせん構造をとる．DNA は 5′→3′の方向性があり，一方，二重らせん構造形成時の対となる DNA は逆向きの配列となる（図 4.1）．

　デオキシリボ核酸の代わりにリボ核酸が結合しているものが RNA で，DNA とは異なり，1 本鎖構造のため不安定な状態で存在する．

　DNA 上の遺伝子は核内に二重らせん構造で存在する．二重らせん構造がとけ，一本鎖になった DNA の遺伝子（塩基配列）に相補的な塩基が結合し，DNA 配列に対応する RNA が複製され

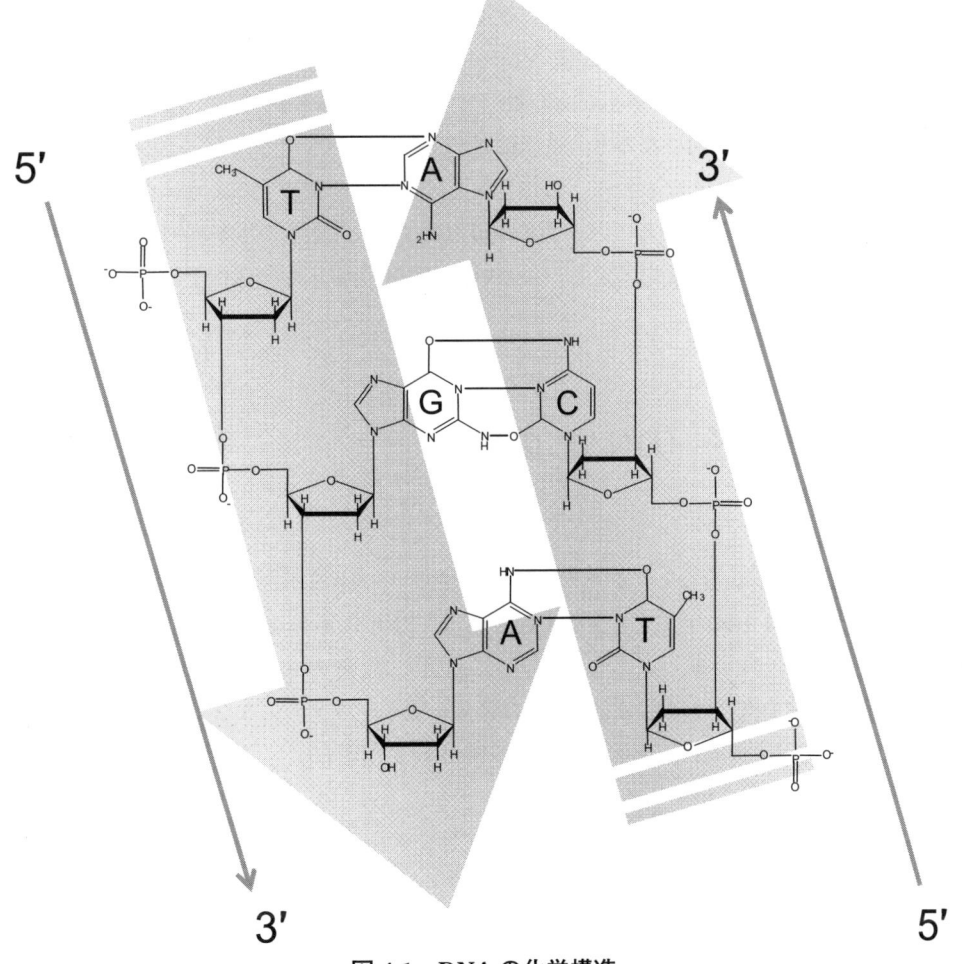

図 4.1　DNA の化学構造

図 4.2

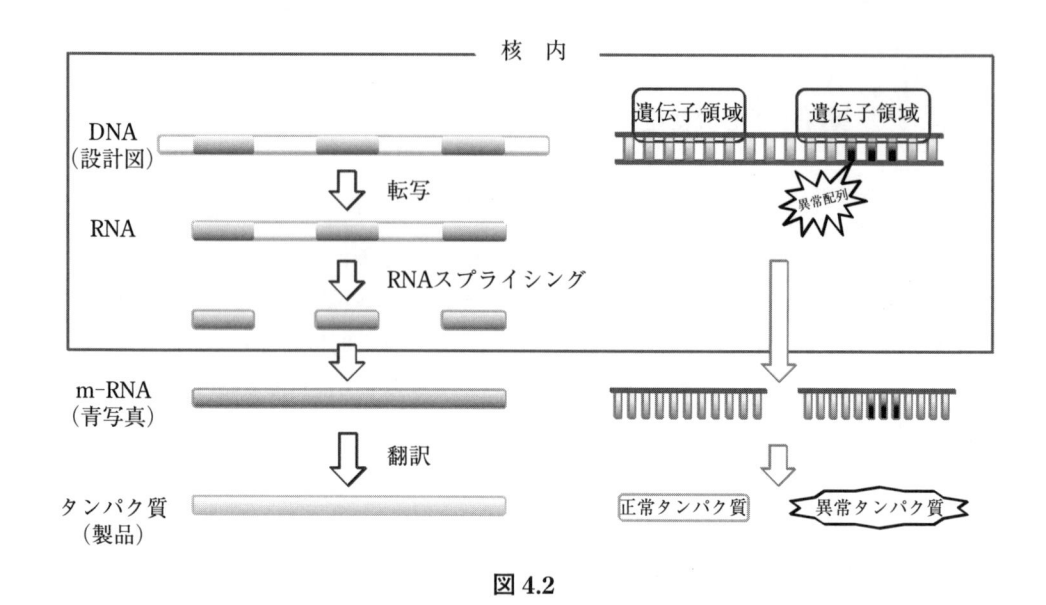

る（転写）．転写された RNA の塩基配列をもとにタンパク質が合成される（翻訳）．この RNA は核内でタンパク質合成に必要な情報だけに整理され，コンパクトな形となって核内から細胞質に移動する．細胞質に出てきた RNA が働いてタンパク質合成を行う．つまり，DNA は設計図で RNA が青写真，タンパク質ができあがった製品といえる（図 4.2）．遺伝子配列がおかしくなり，正常なものとは異なった配列になると，遺伝情報が正確に伝わらなくなる．その結果，製品であるタンパク質が製造されなくなったり，おかしなタンパク質を製造するようになったりして，酵素欠損症やがんなどの病気になることがある．設計図である DNA の塩基配列を調べる（遺伝子検査）ことで病気の原因や体質を判定し，正しい治療法を決定する（遺伝子診断）ことが可能となる．

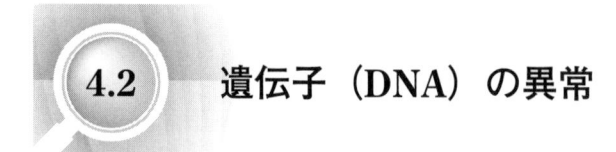

4.2 遺伝子（DNA）の異常

DNA は 4 種類の塩基からなっているが，DNA からタンパク質が合成される時は，そのうちの 3 種類の組合せにより 1 個のアミノ酸が決定される．RNA はその遺伝子情報に応じて対応するアミノ酸を順次結合していき，タンパク質をつくり出す．1 個のアミノ酸に対して複数個の塩基の組合せが存在していて，ある程度は DNA の異常を補うシステムになっていると考えられる．DNA の異常には欠損，挿入，点突然変異の 3 種類がある（図 4.3）．

1) 欠損：DNA の塩基配列の一部がなくなってしまう異常で，読み取るアミノ酸が全く異なってしまい，アミノ酸配列の異なったタンパク質を合成する．
2) 挿入：正常な塩基配列に余分な塩基が入り込む異常で，欠損と同様にアミノ酸配列の異なったタンパク質を合成する．

3) 点突然変異：DNA 塩基配列の 1 個が違う塩基に入れ替わる異常で，この 1 個の塩基により正常のものと 1 アミノ酸だけが異なったタンパク質が合成される．

正常 （wild type）	5´-G CTA GCC CAA TTA CAT G-3´
欠損 （deletion）	5´-G CTA ☐ CAA TTA CAT G-3´
挿入 （inserion）	5´-G CTA GCC **GCC** CAA TTA CAT G-3´
点突然変異 （point mutation）	5´-G CTA **A**CC CAA TTA CAT G-3´ 5´-G CTA **A**CC CAA **C**TA CAT G-3´

図 4.3　DNA の異常

欠損と挿入では，どれくらいの長さの塩基配列に異常が起こるかにより，さまざまなバリエーションが起こり得る．また，点突然変異においても，1 か所だけとは限らず，何か所にも変異が起きている場合もあり，変異位置，変異数と病態との関連が調べられている．

このような遺伝子の異常には，親から子へ遺伝されるもの（生殖細胞系遺伝子変異；遺伝病など）と，子孫には伝わらず生後に発生する遺伝子変異（体細胞遺伝子変異；がんなど）がある．

4.3　遺伝子検査法

4.3.1　PCR 法

この方法は，遺伝子解析において欠くことのできない技術であり，その最大の特徴は，微量しか存在しない，ある特定の遺伝子を短時間に効率よく増やすことができることである．

PCR（polymerase chain reaction）法は DNA と RNA に適用できるが，ここでは DNA を対象にして説明する（図 4.4）．

PCR 法には増やしたい領域を挟み込む 20 塩基ほどの長さよりなるプライマーと呼ばれる相補的な合成 DNA を準備する．DNA は二本鎖の安定な構造をしているが，90 ℃以上の熱を加えると塩基同士の水素結合が切れて，一本鎖になる（熱変性）．次に 50〜65 ℃くらいに温度を下げていくと，加えたプライマーが一本鎖に結合する（アニーリング）．次に，温度を 72 ℃にすると，DNA ポリメラーゼという酵素の働きにより，反応溶液中の塩基を取り込み，プライマーを起点として DNA 合成が開始さる（伸長）．合成された 2 組の二本鎖 DNA は次のサイクルの鋳型となる．つまり，1 サイクルで 2 倍に増幅したことになる．熱変性 → アニーリング → 伸長 → 熱変性 → アニーリング → 伸長と繰り返すことで，微量の DNA を短時間で増やすことができる．

実際には，鋳型となる試料 DNA（テンプレート），伸長反応のきっかけをつくる短い DNA（プ

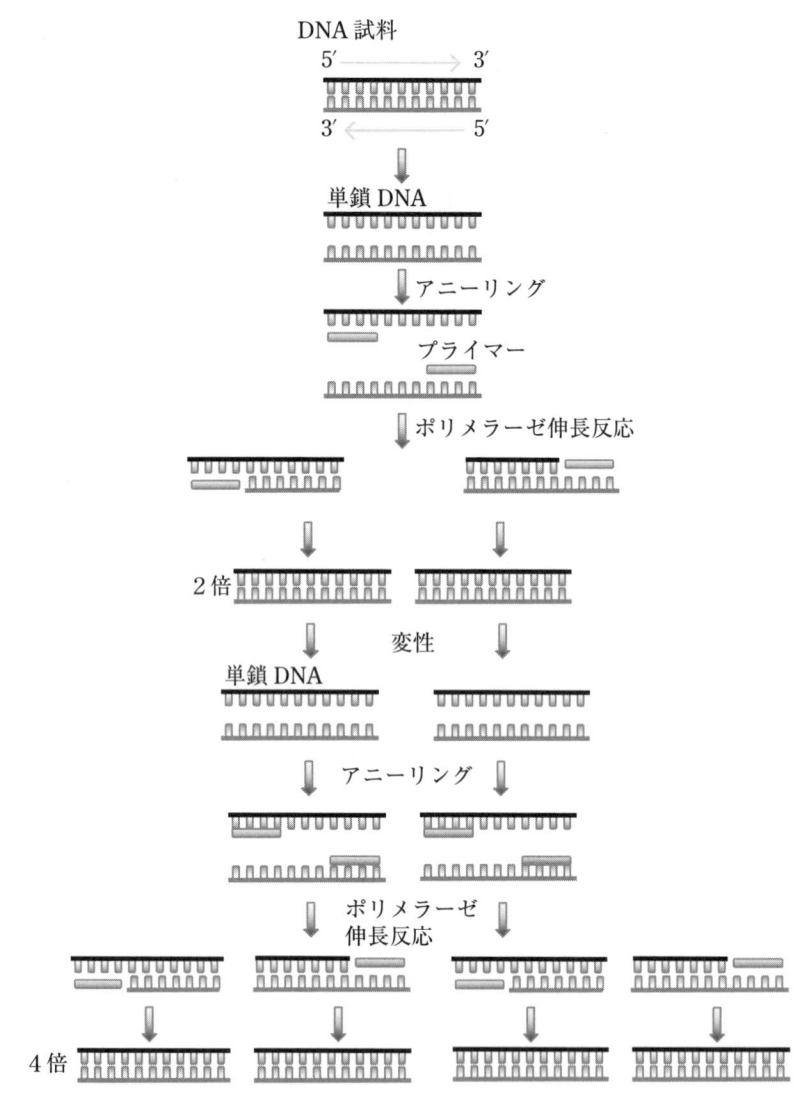

図 4.4　PCR 法の原理

ライマー），PCR 合成を行う酵素（DNA ポリメラーゼ），酵素反応に必要な金属（Mg^{2+}），DNA 合成の基質（dNTP：dATP，dTTP，dCTP，dGTP の総称）を小さな容器に入れ，専用の反応装置にセットすれば，あとは自動的に行ってくれる．

4.3.2　FISH 法（染色体の中にある特定遺伝子の検出法）

　FISH（fluorescence *in situ* hybridization）法は簡単な手法だが，解析度は良く，高い信頼度のある結果が得られる．この方法は研究分野で常用されるばかりでなく，実際の遺伝子診断にも有効な方法であり，臨床検査で使用されている便利な方法である．FISH 法では，DNA 断片が染色体上のどの位置にあるのかと，そのコピー数を調べることができる．
　原理的には医学・生物学で一般的な手法である ISH（*in situ* hybridization）を応用した方法で

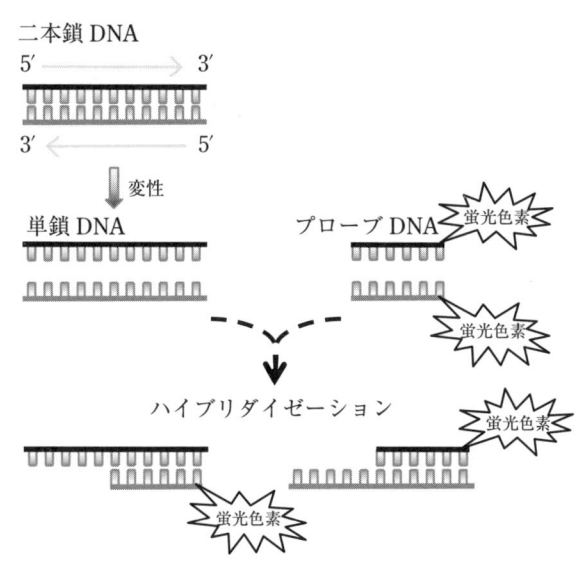

図4.5　FISH法の原理

あり，二本鎖DNAを変性させ，一本鎖とした後，蛍光色素で標識した相補的DNA（プローブDNA）とハイブリダイゼーションを行う（図4.5）．蛍光色素を検出することで，目的のDNA部位を同定する．

実際には，染色体DNAをスライドガラス上に固定化した後，蛍光性の試薬で標識したプローブDNAと反応させ，二本鎖を形成したハイブリッドを蛍光顕微鏡で観察して，位置とコピー数を決定する．異なったDNAプローブを異なった蛍光色素で標識して使用することにより，複数の染色体や遺伝子を同時に検出することもできる（multicolor FISH）．

FISH法では，どのようなDNAプローブを使用するかが大切である．よく用いられるプローブを列記する．

(1) セントロメアプローブ chromosome enumeration probe（CEP）

先天性異常や腫瘍細胞にみられるモノソミーやトリソミーなどの異数性の検索や，異性間の骨髄（造血幹細胞）移植後の生着指標に用いられる．染色体の動原体付近に存在する高度反復配列（heterochromatin）と特異的に反応するプローブで，Spectrum OrangeやSpectrum Greenで標識されたプローブが用いられている．

(2) 染色体全域プローブ whole chromosome painting probe（WCP）

転座などの異常や由来不明のマーカー染色体の構造異常の同定に用いられる．特定染色体の全腕と反応するプローブで，Spectrum OrangeやSpectrum Greenで標識されたプローブが市販されている．

(3) 領域特異的プローブ locus specific identifier（LSI）

微細欠失症候群などの診断，二重標識による重複，相互転座などの構造異常，がん遺伝子など

の数的異常の解析に使用される．特定の塩基配列のみに反応するプローブで，特定の遺伝子を確認できる．例えば，CMLにおけるPh染色体の相互転座（BCR-ABL）の構造異常検査では，ABLをSpectrum Orange，BCRをSpectrum Greenで標識したプローブが市販されている．

(4) テロメアプローブ telomere probe

テロメアの解析に使用される．染色体の末端部分に存在する数百から数千回の繰り返し塩基配列（TTAGGG）よりなるプローブで，FITCやCy3で標識されている．

4.3.3 DNAシークエンス法

DNAの塩基配列決定法には化学的切断法（マクサム・ギルバート法）と，ジデオキシ法（サンガー法）という全く原理の異なる方法があるが，現在はジデオキシ法が用いられている．

ジデオキシ法はPCRの反応液にdNTT（デオキシヌクレオチド）とddNTP（ジデオキシヌクレオチド）を加えて反応を開始すると，[^{32}P]dCTPが取り込まれる位置で部分的にddCTPが取り込まれる．dCTP（3′-OH）の代わりにddCTP（3′-H）が取り込まれると，合成が止まり，

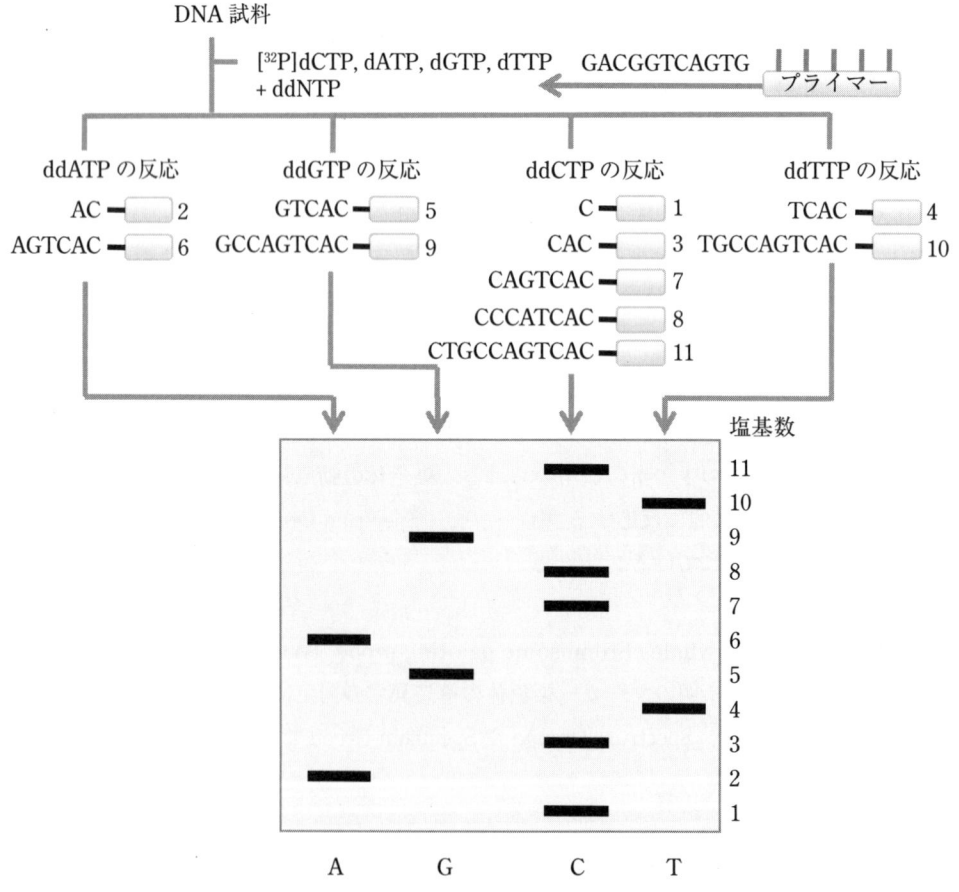

図4.6 DNAシークエンス法の原理（ジデオキシヌクレオチド法）

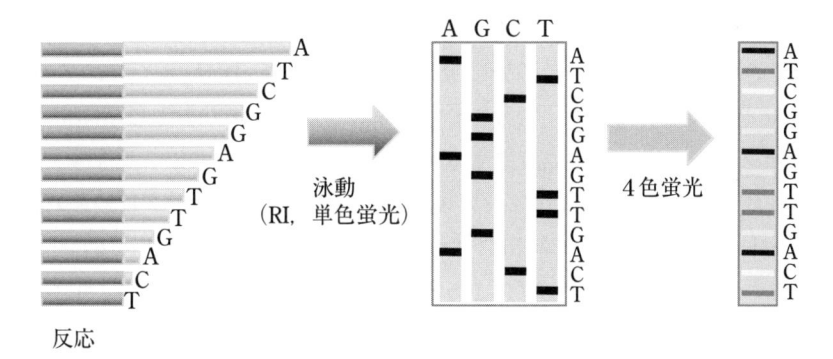

図4.7　PCR法の検出原理

DNA鎖の伸長が起こらなくなる．この反応液のポリアクリルアミド電気泳動を行い，オートラジオグラムを解析するとCの位置で反応が停止した反応物が解析できる．同様にして，ddATP, ddGTP, ddTTPを加えて，別々に反応を行うことにより，A, G, Tの位置決定を行うことができる．4つの反応液を解析することで塩基配列が決定できる．この反応では放射能標識するのは[^{32}P]dCTPの1種類のみでよい．放射能標識の代わりに蛍光物質で標識してキャピラリー電気泳動を行い，コンピュータでデータ処理をすることにより短時間に高感度で解析することが可能となった（図4.7）．蛍光標識を使用する場合，4種のddNTPを異なった蛍光色素で標識することで，1つのチューブで反応を行うことができ，操作がより簡単となった（図4.7）．ヒトのゲノム解析には何台もの自動シークエンサーが使用されたが，現在，超高速，高感度で一度に多くの塩基配列が決定できる次世代の自動DNAシークエンサーの開発が行われており，研究分野のみならず遺伝子診断への適用が期待できる．

4.3.4　DNAチップ

DNAチップはDNAマイクロアレイと同義語として使われることもある．DNAマイクロアレ

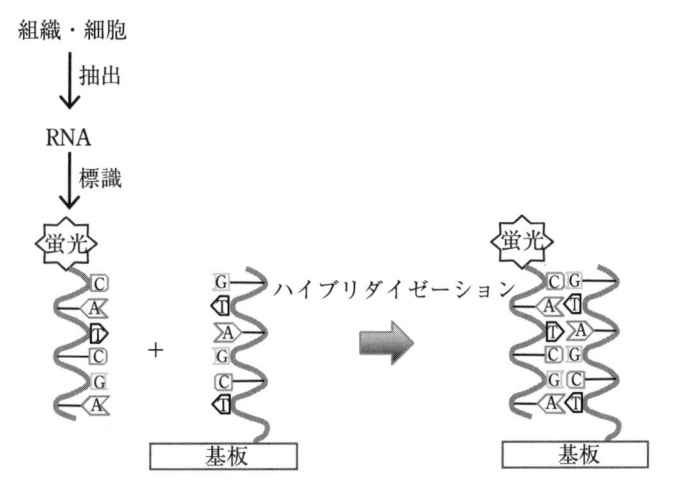

図4.8　DNAチップの原理

イには大きく2種類がある．1つは，基盤となる顕微鏡用のスライドガラスなどの上に数千種類のDNAを規則正しく固定化するもので，DNAの種類によりcDNAマイクロアレイ，オリゴDNAマイクロアレイ，などがある．もう1つは，シリコンなどの基盤上に超高密度に多種類のオリゴヌクレオチドを直接合成して製造するオリゴDNAマイクロアレイであり，これをDNAチップという．代表的なDNAチップに，アメリカのアフィメトリックス社製のGeneChipがある．これはフォトリソグラフィーを利用して，基板上に1塩基ずつ積み上げることでDNAプローブを合成していき，1 cm^2 角のチップに1万種類以上のDNAプローブが固定化されている．

　GeneChipは高感度蛍光検出を行うので，レーザーを使用した大型の蛍光検出器（数千万円）が必要であるとともに，チップ自体も高価なため（10万円以上する），費用がかさむ．最近では安価なDNAチップの開発や，安価な電気化学的遺伝子検出法の開発も行われており，DNAチップは個人の薬剤感受性，疾患のかかりやすさなどテーラーメイド医療に必要不可欠な簡便な検査機器として期待されている．

4.4 実際の遺伝子検査

　ここでは，感染症，遺伝病，がんの遺伝子検査と遺伝子多型解析について簡単に説明する．

4.4.1 感染症

　遺伝子検査の中で最も繁用されているのが感染症の遺伝子検査である．感染症はからだのさまざまな部位で発症し，それぞれ特徴的な症状を示すが，急激に症状が悪化することもあり，また，病原体により治療法が異なるため病原体を迅速・正確に同定することが求められる．

　感染症の臨床症状，病原体，遺伝子検査に用いる検体を表4.1にまとめた．

　実際に感染症の遺伝子検査を行う場合は，表4.1の検体の中の微量DNAを，発色基を結合させることができるプライマーを用いて，PCRにより増幅させる．増幅したDNAを，磁気を帯びた小さな粒子と混合・結合させた後，プライマーに結合する発色物を混合・結合させる．この操

表4.1 主な感染症

臨床症状	病原体	主な検体
呼吸器感染症	結核菌，クラミジア，マイコプラズマ，トキソプラズマ，カリニ，メチシリン耐性黄色ブドウ球菌，CMV	喀痰，気管支洗浄液
性感染症	クラジミア，パピローマウイルス，緑膿菌，メチシリン耐性黄色ブドウ球菌	尿，尿道分泌液，頸管腔分泌液
消化管感染症	O-157，赤痢，サルモネラ，メチシリン耐性黄色ブドウ球菌	糞便
血液感染症	HTLV-I，HIV-I，マラリア，CMV	血液
肝炎ウイルス	HCV，HBV，HGV	血清，肝組織

作をハイブリダイゼーションという．磁気を利用して，結核菌 DNA のみを回収・洗浄して，紫外線を照射することで検出する．この吸光度がある一定以上の高い値を示した場合は，結核菌に感染していると判定する．この操作は迅速・高感度の検出が可能でき，簡単な操作で原因病原体を同定することができる．

4.4.2　遺伝病

親から子へ形質が遺伝する遺伝病とされている疾患は，現在約 5000 種ほどだと考えられているが，責任遺伝子と呼ばれる原因となる遺伝子が判明しているのは，そのうち 500 種ほどである．責任遺伝子が同定できていなければ，遺伝子検査を行うことはできず，責任遺伝子の解析が精力的に行われている．代表的な遺伝病の遺伝子検査には，α-，β-サラセミア（ヘモグロビン異常），家族性アミロイド性ニューロパチー，筋ジストロフィー，ミトコンドリア脳筋症などがある．

4.4.3　がん（悪性腫瘍）

がん（悪性腫瘍）には，白血球や骨髄腫などの造血臓器から発生する悪性腫瘍と乳がんや大腸がんなどの上皮性の悪性腫瘍，骨肉腫などの非上皮性の悪性腫瘍をまとめた固形腫瘍がある．

造血臓器の悪性腫瘍では白血病やリンパ腫がある．これらの腫瘍では病型の確定は治療方針の決定に重要であり，また，治療効果をモニタリングするためにも遺伝子検査は欠かせない．固形がんにおいても，腫瘍組織の病型と進展度の診断は重要である．また，遺伝性腫瘍の保因者診断，発症前・出生前診断や体液中の腫瘍由来細胞の同定・定量，悪性度の推定などに遺伝子検査が使用される．

造血器のがんは，白血病が有名である．慢性骨髄白血病や急性骨髄白血病では，異なった遺伝子がそれぞれ異なった部位に結合することがわかっている．例えば，慢性骨髄白血病の 95％ 以上で，9 番目染色体の一部が 22 番目染色体に，22 番目の染色体の一部が 9 番目染色体に結合している．このように異なった染色体の一部がお互いに入れ替わることを転座（相互転座）という．急性骨髄白血病でも転座が起きている．遺伝子検査で転座を判定することで，白血病の病型と悪性度などが診断でき，病型に応じた治療方法を選択することができる．

白血病の遺伝子検査には FISH 法とシークエンス法の 2 種類がある．FISH 法では被験者の造血臓器の一部を採取し，固定化，パラフィン包埋などの処理をした後，ガラス上に貼り付ける．ガラス上で，病変細胞の核中にある染色体（遺伝子）に蛍光物質を結合（ハイブリダイゼーションの原理）させ，蛍光顕微鏡で観察する．正常ならば染色体上の同じ位置で発色し，一方，転座を起こしている白血病では離れた位置で発色する．

シークエンス法を用いる場合は，造血臓器組織に加え，血液も検査試料とすることができる．検査試料から RNA を抽出し，転座の起こる部分の結合部分をプライマーとして PCR 法により特定遺伝子を増幅した後，シークエンサーを用いて塩基配列を調べる．

固形がんでは，がん化を促進するがん遺伝子とがん化を防ぐがん抑制遺伝子のどちらかを調べる．がん遺伝子とがん抑制遺伝子の種類と疾患を表 4.2 にまとめた．

表 4.2　遺伝子検査が適用されるがん関連遺伝子

遺伝子		疾　患
がん遺伝子	*erbB2*	乳がん・胃がん
	N-myc	神経芽細胞腫・肺小細胞がん
	c-myc	子宮頸がん
	H-ras	大腸がん・乳がん・膀胱がん
がん抑制遺伝子	*p53*	多種類のがん
	WT1	Wilms 腫瘍
	APC	胃がん・膵がん
	DCC，MCC	大腸がん
	MEN1	多発性内分泌腺腫瘍
	Rb	網膜芽細胞腫

　分子標的薬剤トラスツズマブ（商品名：ハーセプチン）は *HER2* 遺伝子を狙い撃ちする薬剤で，HER2 に異常がある乳がんには有効であるといわれている．そこで，乳がんが見つかったら，FISH 法により *HER2* 遺伝子の異常があるかどうかを検査する．乳腺のしこりの一部を取り出し，顕微鏡を使った病理検査で調べる．次に，HER2 タンパク質に特異的に結合する抗体を使用して免疫染色を行い，HER2 タンパク質の発現を確認する．着色した場合は HER2 タンパク質が発現していることが疑われるので，FISH 法で検査する．着色する遺伝子が多い場合は *HER2* 遺伝子由来の乳がんなので，治療薬としてハーセプチンを選択することができる．

　胃がんには粘膜から発生する一般的な胃がんの他に，粘膜の下の間質から発生する消化管間質腫瘍がある．消化管間質腫瘍は鑑別が困難な上に，悪性度の判定も難しいことがある．消化管間質腫瘍の遺伝子診断は，良性か悪性かの判断と薬剤の有効性を調べるために行う．消化管間質腫瘍の一部を内視鏡下搾取し，遺伝子（DNA）を抽出する．次に PCR で消化管間質腫瘍の関連遺伝子を増幅した後，シークエンサーで塩基配列を調べる．正常な塩基配列と比較して，異常が見つかった場合は悪性の可能性がある．関連遺伝子のある特定の部位に変異がある場合は悪性度が高く，分子標的薬剤であるイマチニブ（商品名：グリベック）が有効であるといわれている．

4.4.4　遺伝子多型解析

　ヒトの DNA（遺伝子）の塩基配列には，一人ひとり異なった点変異や欠損，重複，反復配列などがあり，厳密には個人個人で塩基配列が違っていることになる．この違いを検査することで，個人の識別が可能である．映画やテレビドラマにも出てくる親子鑑定や犯人の特定など，法医学の分野でも遺伝子検査が個人識別の方法として使用される．

　先述したように，遺伝子検査では個人の特定な体質を調べることができる．例えば，アルコールに強くて酒に酔いにくいか，弱くてすぐ酔ってしまうのかも，遺伝子検査で判定することができる．アルコールに強いか弱いかは，身体の中にアルコールを分解する酵素（アルコール分解酵素）を合成する遺伝子があるかないかを遺伝子検査を使用して調べる．血液から DNA（遺伝子）

を抽出し，アルコール分解酵素の遺伝子の特定領域をPCR法で増幅する．増幅したDNAにこの遺伝子と特定の塩基配列を切断する酵素（制限酵素）を加え，反応させた後，アガロースゲル電気泳動法によりPCR産物が切断されているかどうかを調べる．アルコールに強い人のDNAは切断され，アルコールに弱い人のDNAは切断されない．

その他に，よく知られている例としては血液型の判定がある．一般に血液型といえばABO分類（AB, AA, AO, BB, BO, OO）である．輸血や骨髄移植などの臓器移植時の適合性検査には，この分類による適合性を検討する．さらに，詳しく調べる場合は，HLA（ヒト白血球抗原）タイピングを行う．骨髄や腎臓などの臓器移植時などに起こる拒否反応を調べるためには，この検査は欠かせない．また，最近では，肥満遺伝子を調べて個人に適したダイエット法を提示する試みもされている．

今後，最も期待されることに，いわゆる生活習慣病への適用がある．生活習慣病は少し前までは成人病と呼ばれていて，現在でも成人病センターという名前のついた医療施設がある．成人病の予防や治療効果を挙げるためには生活を改善する，つまり，生活習慣を変えることが重要であることが明らかとなり，生活習慣病といわれるようになった．生活習慣病には，心疾患，高血圧，糖尿病，骨粗鬆症，神経変性疾患，老年期認知症など疾患の重篤度に加え，社会的問題となる疾患が多い．このような生活習慣病はその人の持っている遺伝子と生活習慣によって引き起こされることがわかってきた．生活習慣病の発症に関連しているさまざまな遺伝子が判明されるにつれ，遺伝子検査により，どの生活習慣病になりやすい体質なのかがある程度推測でき，生活習慣の改善に適切な指導が行えるようになった．今後，さまざまな疾患遺伝子が同定されると生活習慣病の治療法が進歩することが期待できる．

4.5 遺伝子診断の課題

これまで記述してきたように，遺伝子検査は感染症，悪性腫瘍，遺伝性疾患の確定診断に直結していて，今後，ますます適用が拡大されていくことが容易に想像できる．そのためには，より迅速で簡便にすることはもとより，高い精度，正確性が要求される．また，どの医療機関，どの施設で検査しても同じ結果が得られる普遍性がないと診断を誤る可能性がある．これらを満たすためには，
1) 測定試薬のキット化
2) 標準物質の開発
3) 測定法の標準化
4) 操作の自動化

などを行うことが必要である．しかしながら，上記の条件を満たすためには多額な費用がかかり，大学病院や規模の大きな病院，検査センターなどでしか行われていないのが実状である．

次に考えなければならないことは，インフォームドコンセント（被験者本人が医療措置について必要かつ十分な説明を受け，十分に理解したうえで，同意・拒否を自由に行う）である．遺伝

子検査は，親から子に遺伝する生殖細胞系遺伝子変異と，遺伝しない外来病原遺伝子（感染症）・体細胞遺伝子変異（悪性腫瘍）の2つに大別することができる．生殖細胞系遺伝子変異の遺伝子検査には，インフォームドコンセントが必要なことは疑いのないことである．一方，感染症や悪性腫瘍に関しては，他の検査法のようにインフォームドコンセントが十分に行われていないこともあるように思う．遺伝子検査は被験者にとってなじみのある検査ではなく，また，なんとなく深刻な病気のような印象を与えることになるので，感染症や悪性腫瘍においてもインフォームドコンセントを行うことが求められる．

遺伝子診断は個人的・社会的な問題を伴うこともあり，現在以下のような指針・ガイドラインに添って行われている．

1) ヒトゲノム・遺伝子解析研究に関する倫理指針

これは，ヒトの遺伝子研究の全てに対する指針で，いわゆる3省指針と呼ばれ，最も重要な指針である．文部科学省，厚生労働省，および経済産業省の3省により平成13年3月に制定された．

2) ヒト遺伝子検査受託に関する倫理指針

臨床検査会社で行う受託遺伝子検査に対する指針で，社団法人日本衛生検査所協会により，平成13年4月に制定された．

3) 遺伝学的検査に関するガイドライン

病院等で行う遺伝子検査に関するガイドラインで，遺伝医学関連学会により，平成15年8月に制定された．

遺伝子診断・検査法の適用範囲は今後ますます広がっていくことは明らかで，法的整備にも十分留意する必要がある．

4.6 遺伝子治療

ここまで，遺伝子診断・遺伝子検査の概要について解説してきた．遺伝子診断が正確にできるようになれば当然のことながら，遺伝子治療ができるようになれば，多くの難病に対する治療法が開発できるのではないかと期待がかかる．ここでは，遺伝子治療の可能性と問題点について簡単に解説する．

1990年にはアデノシンデアミナーゼ（ADA）欠損症を対象として，アメリカで遺伝子治療が開始された．その後，遺伝子治療に対するガイドラインの整備が進み，厳格な審査を経て，今日まで様々な遺伝子治療が計画・研究されている．しかしながら，安全かつ有効な遺伝子治療法の確立には至っていない．そのため，遺伝子治療の対象となる疾患には，遺伝子の性質・遺伝子導入方法・疾患の性質などに関係する，次のような条件が満たされていることが前提となる．

遺伝子の性質：
1. 遺伝性疾患で，単一遺伝子の異常が原因のもの

2. 後天的疾患で，治療効果が期待できる遺伝子が特定されているもの
3. 遺伝子の発現レベルが低くても効果があらわれるもの
4. 遺伝子の過剰発現があっても問題のある症状がでないこと
5. 正常遺伝子の導入された細胞が，生存もしくは増殖優位性を持つこと

遺伝子導入方法：
1. 遺伝子発現の制御が不要なこと
2. 遺伝子を導入する標的細胞の取扱いが容易なこと

疾患の性質：
1. 病変が特定の臓器に局限されていること
2. 重大な不可逆的病変を伴わないこと
3. 重篤な疾患で有効な治療法が存在しないこと

　最近の分子生物学の進歩は目覚ましく，再生医療とともに遺伝子治療の実現化が待たれる．遺伝子治療の発想は，遺伝子工学の技術を用いて遺伝性疾患を根本的に治そうということであった．理想的には，正常な遺伝子に影響を与えず，欠陥のある異常遺伝子だけを修復すること（遺伝子相同組換え法）で，いい換えれば遺伝子の治療をすることになるが，現在の遺伝子組換え技術では困難である．臨床応用が可能な遺伝子治療の戦略としては遺伝子による治療が現実的であり，1）遺伝子の異常を有する細胞の修復，2）細胞の特定機能増強，3）細胞への新しい機能の賦与，が考えられる．遺伝子の異常を有する細胞の修復には，比較的簡単な異常遺伝子はそのままにして正常遺伝子を導入する方法と技術的に難しい異常遺伝子の発現を抑制する遺伝子を導入する方法がある．
　異常遺伝子により本来の機能が失われる場合は，正常遺伝子を導入する方法が使用でき，異常遺伝子の産物により病態が引き起こされる場合は，異常遺伝子の発現を抑制する遺伝子を導入する方法を適用する．細胞の特定機能の増強の例としては，Tリンパ球のがん細胞に対する傷害活性を遺伝子操作により増強する方法がある．この方法では，標的細胞には遺伝子異常があるわけではなく，Tリンパ球の本来の機能を強化するということである．細胞への新しい機能の賦与とは，ある細胞に，遺伝子操作により本来もっていない全く新しい機能を付け加える治療戦略である．
　分子生物学の進歩により，ヒトゲノムの全塩基配列が決定され，また，病気の原因遺伝子が同定されるにつれ，遺伝子治療の対象疾患は拡大している．致死的でまれな遺伝子疾患ばかりでなく，がんやエイズなど難治性の疾患も対象となっている．さらに，動脈硬化，高血圧，糖尿病など，いわゆる生活習慣病と呼ばれる，より日常的な疾患の遺伝子治療も研究されている．
　遺伝子導入法は，標的細胞を体外に取り出し，培養してから行う *ex vivo*（体外）法と，体内で遺伝子導入を行う *in vivo*（体内）法に分けられる．体外法では，詳細に調べることにより，標的細胞を絞り込むことができ，また，体内に戻す前に遺伝子導入効率や安全性などさまざまな点を確認することができるので，臨床研究の初期の段階では必須である．

表 4.3 遺伝子治療に用いられるベクター

ベクターの種類	長　所	短　所
レトロウイルスベクター	安全性が確認，遺伝子挿入による長期遺伝子発現可能	血液中で不安定，非分裂細胞への導入困難，遺伝子挿入がランダム，挿入遺伝子の発現抑制
アデノウイルスベクター	高い発現効率，非分裂細胞へも導入可能	一過性の遺伝子発現，抗原性・細胞障害性が高い，安全性に疑問
アデノ随伴ウイルスベクター	長期遺伝子発現	発現効率が低い，導入 DNA サイズ小，大量生産困難，ヒトが抗体を有する，染色体特定領域への遺伝子挿入について不明
リボソーム/DNA 複合体	抗原性が低い，導入 DNA サイズ大	非分裂細胞での発現が低い，一過性の遺伝子発現
Naked DNA	調製容易，局所での安全性確認	炎症惹起，非分裂細胞での発現が低い，一過性の遺伝子発現

　遺伝子治療に関する最も需要な技術は，遺伝子導入法である．遺伝子導入の方法には，大きく分けてウイルスベクターを用いる方法と用いない方法に分類できる．それぞれの長所・短所を表 4.3 にまとめた．

　これらの問題点を解決するために，複数のベクターを組み合わせてそれぞれの欠点を補い合うハイブリッドベクターの開発も行われている．今後，遺伝子治療の有効性と安全性が確認され，臨床応用が広がっていくことが期待される．

参考資料

1) 染色・バイオイメージング実験ハンドブック，実験医学別冊，羊土社（2007）
2) 新遺伝子工学ハンドブック，実験医学別冊，羊土社（1999）
3) 小澤敬也 編集（1997）遺伝子治療，羊土社
4) 野島　博 著（2002）ゲノム工学の基礎，東京化学同人
5) 誰でもわかる遺伝子検査辞典，http://dna.kokoronogohan.com/010isse/post_3.html
6) アプライドバイオシステムズ，http://www.appliedbiosystems.jp

第5章 MS

質量分析装置は化合物の構造解析の機器として開発され，有機化学や天然物化学における化合物の構造決定・同定に，また，ガスクロマトグラフィー（GC）の検出器として環境中の有害物質の同定に使用されてきた．最近になって，タンパク質のような高分子に適用できるようになり，さらに HPLC に接続して溶液中に存在する可溶性化合物の分析が可能となり，臨床現場での有用性が拡大した．生体試料を用いる大学病院の検査部においては，LC/MS はなくてはならない分析機器となっている．

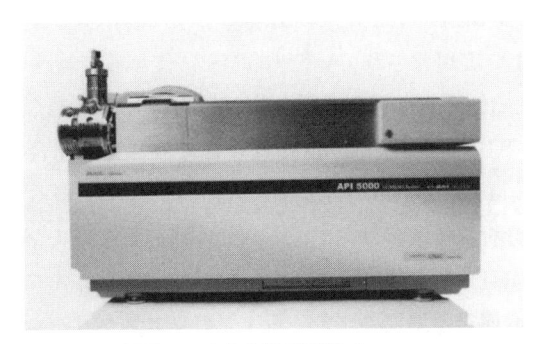

API 5000 LC/MS/MS System

質量分析はタンパク質の一アミノ酸の変異も見出すことが可能で，その変異と病気との相関を解析するためには極めて有効である．また，病気に関連した特徴的な化合物（診断マーカー）の検索や同定においても威力を発揮する．薬物治療を行うにあたり，薬物やその代謝物の血中濃度を定量することは薬効の確認や副作用を防ぐためにも大切なことであり，HPLC では得られない情報を得ることができる．薬物のような低分子からタンパク質のような高分子まで，質量分析に関する情報はデータベース化されており，その情報の蓄積とともに，今後ますます威力を発揮していく分析機器である．

本章では，質量分析の原理，薬物・代謝物の分析，さらに病気の原因となる異常タンパク質の同定について，摂南大学薬学部の小西元美先生に解説していただいた．

はじめに

　質量分析 mass spectrometry（MS）とは，試料分子をイオン化し，真空中で飛行あるいは運動させ，電場や磁場などを用いてそのイオンを質量/電荷（m/z）に従って分離し，検出する方法である．質量分析法は，ごく微量の試料（fmol レベル）からその分子量や分子構造が推定できる高感度な検出器であることから，有機化学の分野で主に低分子化合物を対象に繁用されてきた．
　医学や薬学の分野では，高分解能を有するキャピラリーカラムを用いたガスクロマトグラフィー（GC）と MS とを接続させた GC/MS の開発により，血液や尿などの生体試料中の有機酸，糖，アミン，プロスタグランジン，ステロイドおよび胆汁酸などの成分の一斉分析法が確立された．GC/MS は，1 滴の被検者の血液や尿からでも多くの成分を一斉分析できる分析法であり，成分やその濃度を比較することで多くの先天性有機酸代謝異常症が発見されるなど，臨床診断機器として診断にも用いられるようになった．2002 年にノーベル化学賞を受賞した Johon B. Fenn 氏が開発したエレクトロスプレーイオン化法 electrospray ionization（ESI）や田中耕一氏らが開発したマトリックス支援レーザー脱離イオン化法 matrix-assisted laser desorption/ionization（MALDI）の出現により，タンパク質や DNA 等の生体高分子化合物を測定することができるようになった．
　大気圧化学イオン化法（APCI）や ESI 法の出現により，液体クロマトグラフィーと MS を連結させた LC/MS がこれまで実用化されていた GC/MS に代わって使用されるようになった．一般的に，GC/MS は低極性で低沸点の低分子化合物が対象になりやすく，生体成分のほとんどが誘導体化を必要とすることに対して，LC/MS は高極性で難揮発性化合物でも測定することができるので，最近では，LC/MS を用いた一斉分析系の開発が進んでいる．またタンデムマスの測定が可能となるなど質量分析法の進歩は，ポストゲノム研究としてのプロテオームやメタボローム研究に大きく寄与し，質量分析を用いた包括的，網羅的解析が盛んに行われている．臨床分野では，質量分析法は薬物の同定と濃度の測定，新生児のマススクリーニング，変異型タンパク質の同定，糖化タンパク質の解析およびバイオマーカーの検索などに使用されている．臨床検査対象が最も多いタンパク質の検査方法も EIA などの従来法から LC-MS/MS などに代わりつつある．疾患プロテオーム解析が精力的に行われ，特定の疾患を標的とした診断マーカーの開発，また，薬物血中濃度の解析により薬物治療モニタリング（TDM）が可能となり，安定同位体標識体を用いることで定量もできるようになった．
　質量分析計にはさまざまな種類があるが，基本的に，試料導入部，イオン化部，質量分離部，イオン検出部およびデータ処理部から構成されており，これらは 1 台のコンピュータで制御されている（図 5.1）．

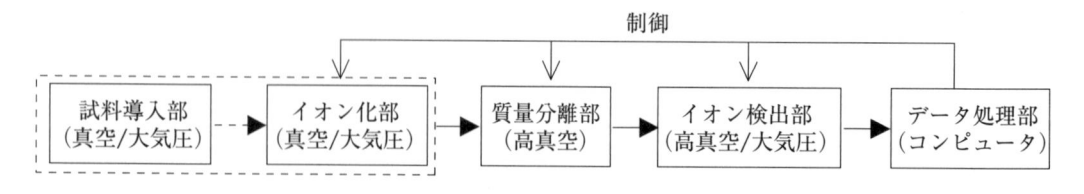

図 5.1　質量分析計の構成

イオン化部で，試料はイオン化することで電場や磁場の影響を受けるようになる．イオン源から高真空中に置くものには，電子イオン化法 electron ionization (EI)，化学イオン化法 chemical ionization (CI)，高速原子衝撃法 fast atom bombardment (FAB) およびマトリックス支援レーザー脱離イオン化法などがある．イオン源を大気圧中に置くものに，エレクトロスプレーイオン化法や大気圧化学イオン化法 atmospheric pressure chemical ionization (APCI)，大気圧光イオン化法 atmospheric pressure photoionization (APPI) などがある．また，イオン化の方法によっても大きく2種類に分類される．EI，APCI および APPI などはハードイオン化法と呼ばれ，CI，FAB，ESI および MALDI などはソフトイオン化法と呼ばれている．図5.2に，試料に適したイオン化法を選ぶ目安を示す．

質量分離部は，イオン化されて生じた分子関連イオン（分子量情報の獲得に直接役立つイオン；M^+：分子イオン，M^{n+}：多価分子イオン，$[M+H]^+$：プロトン化分子，$[M-H]^-$：脱プロトン化分子，$[M+Na]^+$：ナトリウムイオン付加分子など）あるいはフラグメントイオン（分子構造により開裂してできるイオン）を電磁気的相互作用によって m/z に従って分離するところであり，イオンが他の気体分子とぶつからないように，通常，高真空にしている．磁場型，四重極型 (Q)，イオントラップ型 (IT)，飛行時間型 (TOF)，フーリエ変換型の質量分析装置がある．さらに，これらを直列に組み合わせて分子関連イオンやフラグメントイオンをさらに強制的に分解させ，生成したプロダクトイオンから分子の構造情報を得ることができるタンデム質量分析法 (MS/MS) もある．連結型の質量分析計には QqQ，QqIT，QqTOF，TOF/TOF，QIT/TOF などがある．

また，多くの質量分析計はクロマトグラフと連結させて使用されている．ガスクロマトグラフと連結させたガスクロマトグラフィー質量分析法（GC-MS），液体クロマトグラフと連結させた液体クロマトグラフィー質量分析法（LC-MS），キャピラリー電気泳動と連結させたキャピラリー電気泳動質量分析法（EC-MS）などがある．GC-MS は高分解能，高感度な微量分析が可能で最も古くからさまざまな分野で用いられていたが，揮発性の化合物以外は誘導体化が必要であるといった煩雑さもあった．近年 ESI や APCI が開発され，LC-MS がそれに代わって繁用されるようになってきた．特にタンパク質を対象としたプロテオーム解析には欠かせない分析法になっている．また最近，EC-MS を用いたメタボローム測定法が開発され，イオン性代謝産物の一斉

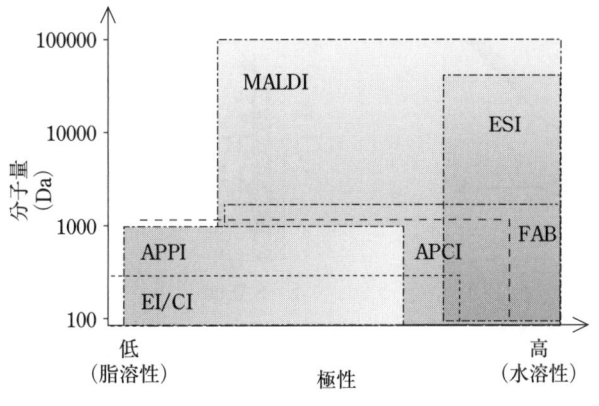

図5.2 各イオン化法の目安

分析が行われている．

本章では，臨床によく使用されているものについて概説する．

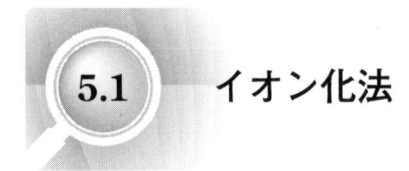

5.1 イオン化法

5.1.1 マトリックス支援レーザー脱離イオン化法（MALDI）

分子量が数百の低分子の試料から数十万程度のタンパク質やDNAなどの高分子量の試料まで測定が可能である．MALDIは，試料にマトリックスを加え結晶化し，その表面に紫外線レーザー（窒素レーザー，337 nm）を照射する（図5.3a）．その際，まずマトリックスがレーザー光を吸収し励起状態に達し，熱エネルギーに変換すると同時に試料分子も昇華する．それだけではうまく昇華しない試料分子も結果的に間接的にイオン化される．したがって，マトリックスとの組合せや結晶状態がスペクトルの善し悪しを決めることとなる．マトリックスとして，試料がペプチドの時は α-シアノ-4-ヒドロキシケイ皮酸（CHCA），タンパク質ではシナピン酸（SA）や2,5-ジヒドロキシ安息香酸（DHB），糖ペプチドや糖タンパク質にはDHB，核酸には3-ヒドロキシピコリン酸（3HPA）がよく使用される．マトリックスと試料分子間でプロトンの授受が起こるため，主に試料のプロトン化分子 $[M + H]^+$，脱プロトン化分子 $[M - H]^-$，およびナトリウム付加分子 $[M + Na]^+$ などの分子量関連イオンが検出される．MALDIの試料調製では，上述のように有機マトリックスを用いるため m/z 1000以下の低分子領域にマトリックス由来のピークが出現したり，マトリックスと試料との混合状態により再現性や定量性に問題が出てくる．そこで，最近では，有機マトリックスを使用する代わりに試料プレートにポーラスシリコン板やグラファイトなどでナノ構造表面をもつ基板あるいは金や白金などのナノ粒子を用いた表面支援レーザー脱イオン化法 surface-assisted laser desorption/ionization（SALDI）が開発され，低分子化合物も感度よく検出することが可能となっている（図5.3b）．また，チップの表面に固定化さ

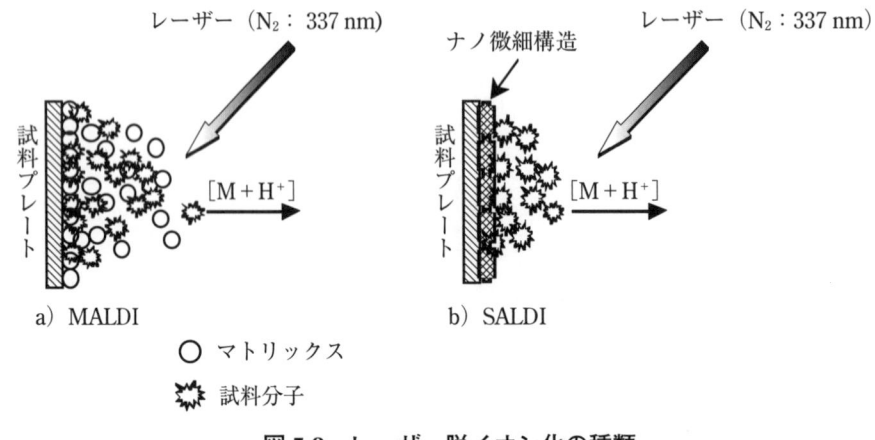

図5.3 レーザー脱イオン化の種類

れた化学官能基や抗体などの分子との親和性を利用したプロテインチップを使用し，目的タンパク質を分離・捕獲後，MALDI のマトリックスと同じようにエネルギー吸収分子を塗布し，レーザーを照射する MALDI を発展させた表面エンハンス型レーザー脱離イオン化法 surface-enhanced laser desorption/ionization（SELDI）が生体試料中の特定物質の同定に用いられている．

5.1.2 エレクトロスプレーイオン化法（ESI）

十万程度までの分子量の測定が可能であり，EI や CI や FAB では苦手である極性分子や高分子のタンパク質や糖質の分析が可能である．ESI は，試料溶液を数千ボルトの高電圧に印加された細管の先端から噴霧することで帯電した微細な霧状の液滴となり，さらに加熱した窒素ガスなどにより気化され小さくなる（図5.4）．電気的反発力が表面張力を越えると，液滴は爆発的に細分化されイオン化された粒子分子1個を含むイオン粒子が生成し，質量分析部に導かれる．したがって，試料は溶液にする必要があり，溶解できたとしても溶媒が ESI に適していないといけない．試料の導入には，マイクロシリンジを用いてシリンジポンプで送液したり，液体クロマトグラフィー（LC）やキャピラリー電気泳動（CE）と接続することで LC/MS や CE/MS として使用されている．ESI の特徴として正イオンモードならば，試料分子に n 個のプロトンが付加した $[M + nH]^{n+}$ の多価イオンが，負イオンモードならば，試料分子から n 個のプロトンが脱離した $[M - nH]^{n-}$ の多価イオンが生成する．マススペクトルは，縦軸にイオン強度，横軸に質量/電荷数（m/z）を示すので，正イオンモードならば，$m/z = (M + n)/n$ に，負イオンモードならば，$m/z = (M - n)/n$ に多価イオンが観測されるので，高分子量分子でも質量分析計の分析可能質量領域に測定できる（図5.5）．

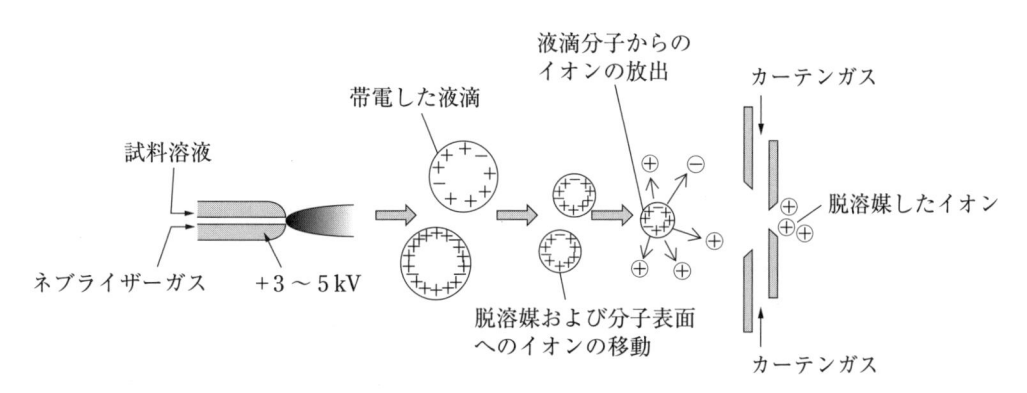

図5.4 エレクトロスプレーイオン化法
高電圧に印加したキャピラリーから試料溶液を噴霧することで帯電した液滴を生成する．液滴は加熱ガスなどによる気化により，電荷が臨界状態に達し，次いで化合物がイオン化され気相に飛び出す．多価（複数の電荷をもつ）イオンが生じやすい．

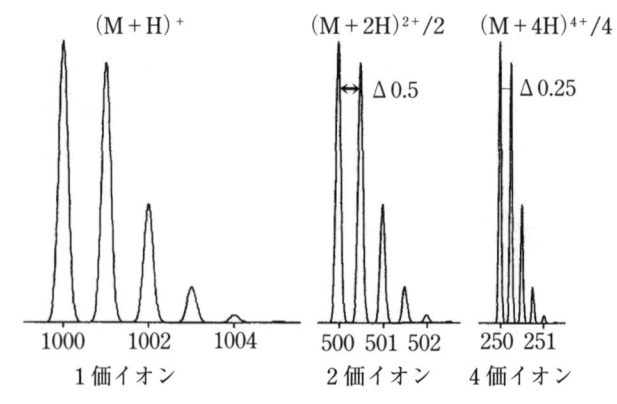

A) 質量1000の化合物の多価イオンの現れ方

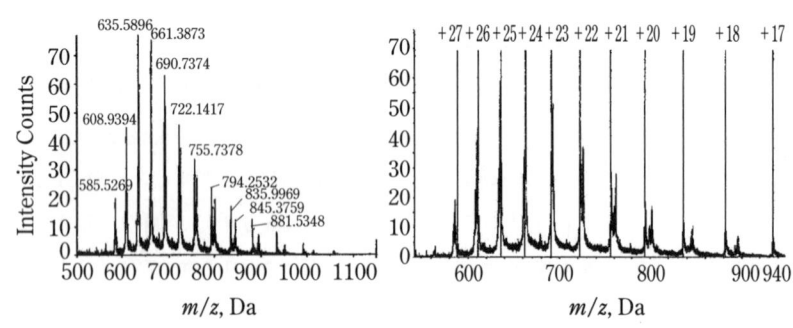

B) Apromyoglobio 500 fmol ESI-TOF-MS

得られた多価イオンピーク群をデコンボリューション法（質量分析計に付属しているソフト）で計算し，相対分子量が算出される．

図 5.5　多価イオンピーク群

5.1.3　大気圧化学イオン化法（APCI）

　数千以下の低分子量で比較的幅広い極性の化合物が測定可能であるが，気化しにくい高極性化合物には不向きである．ESI 同様に大気圧下でイオン化させるが，送液管を数百℃に加熱して試料溶液を気化するので分解されるものもある．針電極に数 kV の電圧を印加してコロナ放電を起こし，溶媒をイオン化する（図 5.6）．それがさらに試料分子をイオン化することで，正電圧をかけた場合は $[M＋H]^+$ を，負電圧をかけた場合は $[M－H]^-$ を生成する．ESI は，大気圧下液相状態でイオン化するのに対して，APCI では大気圧下気相状態でイオン化する．

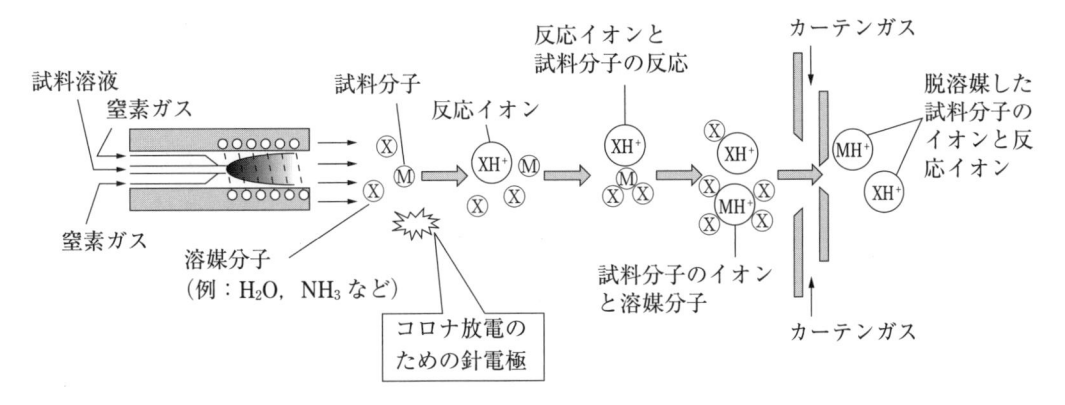

図 5.6　大気圧化学イオン化法

キャピラリーから噴霧された試料溶液の液滴を熱で気化し，コロナ放電で生成されたイオン種（反応イオン）と反応させてイオン化する．ESIよりも低極性分子のイオン化に適する．

5.2　質量分離装置

5.2.1　四重極質量分析計 quadrupole mass spectrometer（QMS）

4本の円柱状電極を平行に束ね，向かい合う電極に同じ電位を，隣り合う電極に正負逆電位を与え，直流と高周波を重ね合わせた電圧をかけて電場をつくる（図5.7）．四重極に入ったイオンは，高周波磁場中を振動しながら進み，ある一定のm/zのイオンのみが振幅が大きくならずに通過することができる．それ以外のイオンは振動が大きくなり，電極にぶつかって電荷を失ったり，外に弾かれてしまう．よって，ある特定のイオンを取り出すことができるので，四重極質量分析計はマスフィルターとも呼ばれる．また，四重極を三組直列につないだタンデム四重極型質量分析計（QqQ）では，真ん中の四重極はMS/MS（エムエスエムエス）測定の際，イオンの衝突室として用いられる．

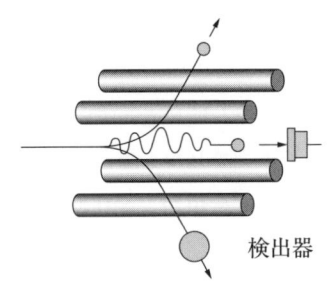

図 5.7　四重極質量分析計

平行した4本の電極（四重極）に直流と高周波交流を重ね合わせた電圧を加え，その電場を通過するイオンをm/zに応じて分離する質量分析計．Qマスともいう．

5.2.2 イオントラップ質量分析計 ion trap mass spectrometer (ITMS)

ドーナツ状のリング電極と皿状の1対のエンドキャップ電極にはさまれた構造をしており，四重極型の特徴と似ている（図5.8）．リング電極に低い交流電圧をかけると，四重極型では特定の m/z のイオンのみが安定な振動をして検出器に到達し検出されるが，イオントラップ型は安定な振動を示すイオンはすべてトラップされ，順次電圧を高くすると不安定になったイオンが電極から放出され検出器に到達する．トラップしたイオンはすべて検出することができるため高感度である．特定のイオンを電極間に封じ込め，ヘリウムなどのガスと衝突させて衝突解離 collision-induced dissociation（CID）を繰り返し起こすことができるため，1台で MS/MS を2回以上行う MS^n が可能である．これは，理論上何度でも可能で，多段階タンデム質量法（MS^n）と呼ばれている．ただし，検出はトラップの外で行うため，一度に多段階のスペクトルが得られるのではなく，再度プリカーサーイオンを取り込む必要がある．

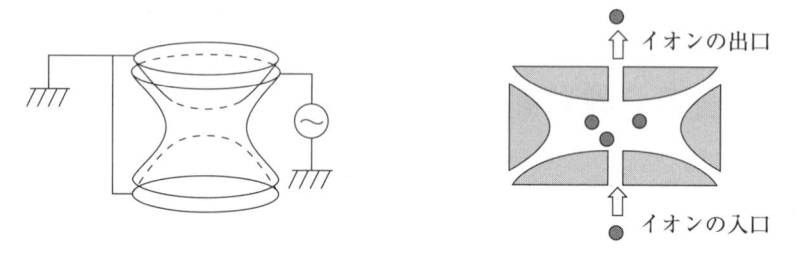

図 5.8　イオントラップ型質量分析計
1対のエンドキャップ電極と中央のリング電極からなるイオントラップ室で，リング電極に低い交流電圧を加えると安定な軌道を示すイオンすべてがトラップされる．そこで順次電圧を高くすると，軌道が不安定になり，一方のエンドキャップ電極の孔を通ってイオンがトラップ室から出る．これを m/z に従って分離検出する．

5.2.3 飛行時間型質量分析計 time-of-flight mass spectrometer (TOF-MS)

一定の電圧をかけてイオンを真空中一定距離飛行させると，m/z の違いによって検出器まで到達する時間の違いにより分離され，質量の小さいイオンから検出器に到達する（図5.9）．原理上いくらでも大きな質量のイオンを測定可能で，すべてのイオンを測定することができるため高感度であることが特徴としてあげられる．しかし，イオンを同時に飛ばす必要があるので，レーザーパルスを照射後，数十ナノ秒後に引き出し電圧を印加する方法（ディレイドエクストラクション）や，イオン源から引き出されたイオンをリフレクターにてイオン源方向に引きもどすように電圧を加える方法（リフレクトロン）などを用いて発生時のイオンの運動エネルギーの分布を小さくすることで高分解能にすることができる．

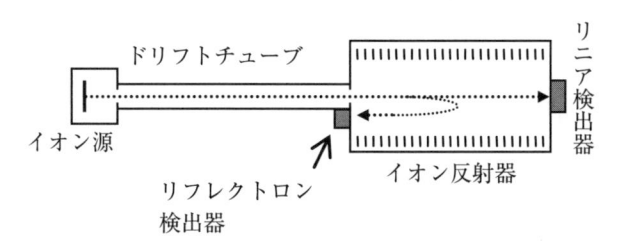

図 5.9　飛行時間型質量分析計

5.2.4　タンデム質量分析計 tandem mass spectrometer

2台あるいはそれ以上の質量分析装置を直列に連結させた装置で，三連四重極のように空間的に連結した空間的なタンデムや，イオントラップのように1台の質量分析装置に時間差を利用した時間的なタンデムを用いて多次元MS分析が可能である．MS/MSでは，1台目のMSでイオン化し，質量ごとに分け，さらに分離させた特定の質量数のイオン（プリカーサーイオン）を衝突室（コリジョンセル）内で不活性ガスに衝突させ，CIDにより生じるフラグメントイオン（プロダクトイオン）を2台目のMSで分析する（図5.10）．数V〜数十Vの低イオン加速電圧を使用する低エネルギーCIDができるQITやQqQ型と，数kV〜数十kVのイオン加速電圧を使用する高エネルギーCIDができるTOF/TOFや二重収束質量分析計を2台連結したEB/EB等がある．MS/MSスキャンの方法は，CIDによりプリカーサーイオンから生成したプロダクトイオンを検出するプロダクトイオンスキャン，CIDより生成したプロダクトイオンから元になるプリカーサーイオンを検出するプリカーサーイオンスキャン，および特定の中性フラグメントイオンを生成するプリカーサーイオンを検出するニュートラルロススキャンがある．ニュートラルロススキャンは，プリカーサーイオンとプロダクトイオンとの間に官能基などの特異的な部分構造のm/z値の差をもつペアーを検出できるので，リン酸化や糖鎖付加などのペプチド修飾部位の同定や特定の脂肪酸をもつリン脂質の検索などにも利用されている．しかし，高感度分析を必要とする場合には，特定のプリカーサーイオンから特定のプロダクトイオンを生成するプリカーサーイオンを検出するMRM分析（multiple reaction monitoring）が行われる．MRMを用いてリン酸化タンパク質のリン酸化部位の決定や糖タンパク質の糖分析および糖鎖配列決定などが可能となり，内部標準物質（IS）を使用することで定量も可能である．

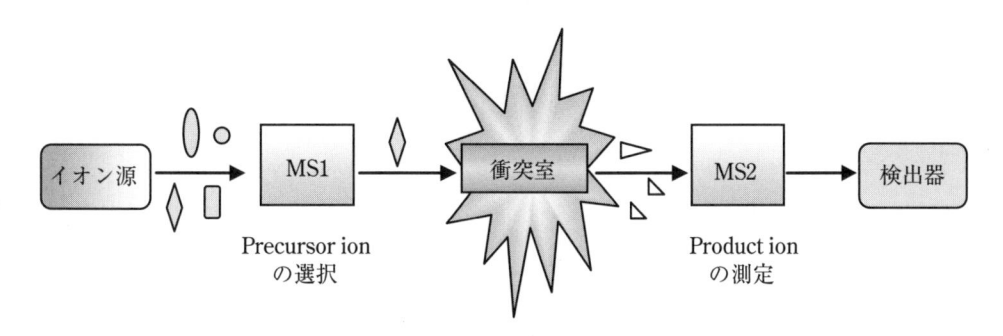

図 5.10　MS/MS の構成図

5.3 試料の前処理

臨床で扱う試料は，血液，尿，胃内容物および組織など多様で，物理的化学的性質が似ているものから全く違うものまで混在しているので，一度にすべてのものを測定することはどの測定法を用いても無理である．そこで，測定する化合物に対して適切な前処理法が必要となる．MS の測定に用いられる試料濃度は一般的に ng/mL～pg/mL と低濃度であるので，大量に夾雑物が存在すると微量の目的物質は不純物によるバックグラウンドにまぎれてしまったり，分解能が悪くなったりする．また，試料中に無機塩が多量に含まれると，特に ESI 法ではキャピラリー部分や MS の導入部分の細孔を詰まらせてしまう．MALDI 法においても ESI 法ほどではないが，イオン化されない場合もあるので前処理は必要不可欠である．当然，目的物質の性質により前処理法も変わるが，溶媒抽出法，固相抽出法，灰化法，除タンパク法などがある．生体試料中の薬毒物を分析する場合には，溶媒抽出法のなかでも水溶液の液性を変え有機溶媒で抽出する液液抽出法が用いられている．また，固相抽出法は，カラムやカートリッジに充填剤を詰めてこれに目的物質を吸着させた後，有機溶媒で溶出させる方法であり繁用されている．固相に HPLC 用のカラムの充填剤と同じもの，逆相（C_4, C_{18}），順相（シリカゲル），吸着（アルミナ，活性炭），およびイオン交換（DEAE, CM）などが使用されており，両端密閉型カートリッジタイプやシリンジタイプ，さらにピペットチップタイプのものなど前処理用プレパックドカラムとして市販されている．これらのカラムは，HPLC のカラムとして用いる場合と違い，高い分離能を求めるわけでなく，バッチ式で使用する．種類の違った複数のカラムを連結させて使用することもある．ソフトイオン化法で測定する場合に欠かせない脱塩は，C_{18} が充填された微量用のプレパックドカラムやピペットチップタイプの Zip Tip が用いられている（図 5.11）．生体試料中の低分子化合物を測定する場合には，除タンパクが必要となり，有機溶媒や酸を用いて変性させる方法と限外ろ過法やゲルろ過法のように変性を伴わない方法がある．C_{18} が充填されたカラムを用いた固相抽出で除タンパクを行うこともできるが，カラムが詰まってしまうことも多い．

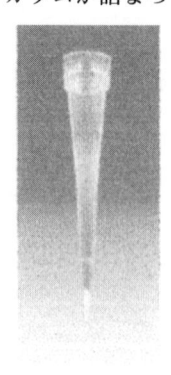

図 5.11　Zip Tip

5.4 定量法

定量法としては，濃度既知の分析対象物質または類似化合物の検量線を作成し，試料中の化合物量を測定する外部標準法，標準添加法，内部標準法などの検量線法がある．しかし，測定試料が生体試料のように夾雑物がたくさん含まれている場合は，化合物のイオン化効率が変わってしまうため，サプレッションを起こして定量性に欠ける．そこで，測定試料に一定量の分析対象分子の安定同位体（内部標準物質；IS）を加えて，分析対象分子中の天然と同位体比を求めることで定量する安定同位体希釈法が用いられている．IS には，化学的性質が同じ安定同位体標識体（$^{2}H, ^{13}C, ^{18}O, ^{15}N$）が用いられ，これをあらかじめ試料に添加することにより，前処理での回収率など操作上のばらつきやイオン化効率も補正することができる．高い同位体濃度の重水素を多く導入した多重標識体を IS に用いることで高感度に定量ができる．標識純度が高く，標識位置も決まっている測定対象物質の同位体物質もしくは類似構造をもつ物質であることが重要である．天然同位体存在比を考えると，標識体と非標識体の質量差が 3 以上であることが望ましい．しかしこれでも，それぞれが相互貢献してイオン量が多く認められることもある．

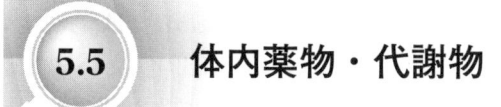

5.5 体内薬物・代謝物

ゲノム情報の最終産物であるタンパク質全体の発現を対象とした網羅的なプロテオーム解析は ESI や MALDI などのソフトイオン化法の開発により飛躍的に進み，プロテオームのデータベース化も進められている．その中で，各遺伝子の機能解明や疾患との関連性を解析するための新しい治療マーカーや治療標的が見出されている．臨床分野では，特定の疾患に結びついたタンパク質を標的とする疾患プロテオームといった分野ができ，病気のメカニズムの解明や病気の診断，薬効，毒性の評価，さらに創薬のターゲットを探すといった研究が盛んに行われている．また，近年急速に展開されているのが全代謝産物を網羅的に解析するメタボローム解析であり，糖，有機酸，アミノ酸などから薬物まで，さまざまな代謝産物を取り扱う．代謝産物の高精度な MS の測定結果は，Mass Bank にデータベース化され構築されている．臨床分野では，基礎代謝物の変化や病気の診断，治療効果をモニタリングおよび血中薬物濃度モニタリング（TDM）などに用いられている他，ドーピング検査や薬毒物の検査にも使用されている．早期診断，早期治療を目標にろ紙尿を用いた新生児マススクリーニングで，プロピオン酸血症，メチルマロン酸尿症および OTC 欠損症などの尿路回路異常症が，日本人に多いことが GC-MS で発見されている．

5.5.1 ドーピング検査

あらゆるスポーツにおけるドーピング（薬物使用）に反対する運動を推進するための国際監視機関として1999年に世界アンチ・ドーピング機関（WADA）が設立された．日本では2001年財団法人日本アンチ・ドーピング機構（JADA）が設立されて世界ドーピング防止規程に基づいてドーピング防止に関わる活動を行っている．日本でのドーピング検査は現在三菱化学メヂエンスが委託機関となっている．ドーピング薬物は2010年禁止表国際基準に示されており，常に禁止される物質や特定協議において禁止されている物質および禁止方法などが規定されている（表5.1）．詳しくは，WADAまたはJADAのホームページ http://www.anti-doping.or.jp からダウンロードできる．

ほとんどが尿試料であるが，血清を検体とするものもある．検体は薬物ごとに最適な分析条件で行われる必要性がある．酵素免疫法や等電点電気泳動法などの分析法も用いられているが，ドーピング検査だけでなく国際的な薬物鑑識規定では多くの場合，最終的な鑑定手段の1つとして質量分析が指定されている．目的物質の同定には，十分な強度で検出される目的物質の分子イオンまたはフラグメントイオンを一成分につき3つ以上測定し評価することが要求されている．これらは識別用イオンと呼ばれ，3つの識別用イオンが得られない場合には，別のイオン化法をまたは誘導体化法あるいは開裂方法などを用いて2つ以上の識別用イオンについて得られた結果を加味して評価される．一般的には，尿試料を固相抽出（Sep-Pak C_{18}）後，酸あるいは酵素加水分解（β-グルクロニダーゼ等）を行い，時にはエーテルなどの有機溶媒で抽出するといった前処理後，水酸基をトリメチルシリル（TMS）誘導体化してGC-MSを用いて測定されていた．最近では，利尿薬であるフロセミドやβ遮断薬であるプロプラノロール糖質コルチコイドであるプレドニゾロンなどはLC/MS/MSで分析されている．

5.5.2 新生児マススクリーニング検査

臨床検査においては，遺伝性疾患の診断や先天性代謝異常症のスクリーニングを目的とし，タンデムマスが使用されている．現在日本では，アミノ酸代謝異常症であるフェニルケトン尿症，メープルシロップ尿症およびホモシスチン尿症，糖質代謝異常であるガラクトース血症，内分泌疾患である先天性甲状腺機能低下症（クレチン症）や先天性副腎過形成症の6疾患が新生児マススクリーニングは対象となっており，以前は微生物の発育を指標としたガスリーテストやRIA，EIAで測定を行っていたが，タンデムマスで測定されるようになった．タンデムマスでの測定は，迅速である上に上記以外のアミノ酸代謝異常症も同時に発見でき，測定条件を変えることで有機酸代謝異常症や脂肪酸β酸化異常症などの疾患も発見できるようになった（表5.2）．

表5.1 2010年禁止表国際基準に記載されている分類

Ⅰ. 常に禁止される物質と方法
　S1. 蛋白同化薬
　　1. 蛋白同化男性化ステロイド薬（AAS）
　　　a. 外因性AAS（テストステロン，スタノゾロール等，例示46薬剤）
　　　b. 外因的に投与した場合の内因性AAS（テストステロン等，例示5薬剤）および代謝物と異性体（例示18薬剤）
　　2. その他蛋白同化薬（例示4薬剤）
　S2. ペプチドホルモン，成長因子および関連物質
　　1. 赤血球新生刺激物質（エリスロポエチン等，例示4薬剤）
　　2. 男性における絨毛性ゴナドトロピン（CG）および黄体形成ホルモン（LH）
　　3. インスリン類
　　4. コルチコトロピン類
　　5. 成長ホルモン（GH），インスリン様成長因子（IGF-1），機械的成長因子（MGFs）血小板由来成長因子（PDGF），線維芽細胞成長因子類（FGFs），血管内皮増殖因子（VEGF），肝細胞増殖因子（HGF）
　　6. 血小板由来製剤（血小板濃縮血漿，"血液スピニング"等）
　　　および類似の化学構造または類似の生物学的効果を有するもの
　S3. β_2作用薬
　S4. ホルモン拮抗薬と調節薬
　　1. アロマターゼ阻害薬（アミノグルテチミド等，例示9薬剤）
　　2. 選択的エストロゲン受容体調節薬（SERMs）（ラロキシフェン，タモキシフェン，トレミフェン）
　　3. その他の抗エストロゲン作用を有する薬物（クロミフェン，シクロフェニル，フルベストラント）
　　4. ミオスタチン機能を修飾する薬物（ミオスタチン阻害薬）
　S5. 利尿薬と他の隠蔽薬
　　利尿薬（フロセミド等，例示14薬剤）および類似の化学構造または類似の生物学的効果を有するもの，プロベネシド，血漿増量物質（ヒドロキシエチルデンプン等，例示5薬剤）および類似の生物学的効果を有するもの
　禁止方法
　M1. 酸素運搬能の強化
　　1. 血液ドーピング
　　2. 酸素摂取や酸素運搬，酸素供給を人為的に促進すること
　　　（過フルオロ化合物，エファプロキシラール，修飾ヘモグロビン製剤）
　M2. 化学的・物理的操作
　　1. ドーピング検査で採取された検体の改ざんまたは改ざんしようとすること
　　2. 医療機関の受診過程，または臨床検査以外の静脈内注入
　M3. 遺伝子ドーピング
　　1. 細胞または遺伝因子の移入
　　2. 遺伝子発現を変化させる薬理学的あるいは生物学的物質の使用
Ⅱ. 競技会（時）に禁止される物質と方法
　S6. 興奮薬　局所使用されるイミダゾール誘導体と2010年監視プログラムに含まれる薬物は除く
　　a：非特定物質（アンフェタミン，コカイン等，例示37薬剤）
　　b：特定物質（例示27）および類似の化学構造または類似の生物学的効果を有するもの
　S7. 麻薬（ブプレノルフィン，ヘロイン，モルヒネ等，例示11薬剤）
　S8. カンナビノイド；THC，THC様カンナビノイド（ハシシュ，マリファナ，HU-210等）
　S9. 糖質コルチコイド；糖質コルチコイドの経口使用，静脈内使用，筋肉内使用または経直腸使用を禁止
Ⅲ. 特定競技において禁止される物質
　P1. アルコール（血液中のエタノールの閾値0.10 g/l）9つの競技において競技会時
　P2. β遮断薬（例示20）20の競技種目において競技会時

表5.2 タンデムマス法で検査できる疾患

分類	疾患名	指標物質
アミノ酸代謝異常	フェニルケトン尿症	フェニルアラニン
	ホモシスチン尿症	メチオニン
	メープルシロップ尿症	ロイシン
有機酸代謝異常	プロピオン酸血症	プロピオニルカルニチン（アセチルカルニチンとの比）
	メチルマロン酸血症	プロピオニルカルニチン（アセチルカルニチンとの比）
	グルタル酸血症Ⅰ型	グルタリルカルニチン
	イソ吉草酸血症	イソバレリルカルニチン
	3-ヒドロキシ-3-メチルグルタル酸尿症	3-ヒドロキシイソバレリルカルニチン
	複合カルボキシラーゼ欠損症	3-ヒドロキシイソバレリルカルニチン
	3-メチルクロチニルグリシン尿症	3-ヒドロキシイソバレリルカルニチン
脂肪酸β酸化異常症	カルニチンパルミトイルトランスフェラーゼⅠ欠損症	遊離カルニチン（長鎖カルニチンとの比）
	カルニチンパルミトイルトランスフェラーゼⅡ欠損症	C-16 アシルカルニチン / C-18 アシルカルニチン
	カルニチンアシルカルニチントランスフェラーゼ欠損症	C-16 アシルカルニチン / C-18 アシルカルニチン
	極長鎖アシル CoA 脱水素酵素欠損症	C-14:1 アシルカルニチン
	中鎖アシル CoA 脱水素酵素欠損症	C-8 アシルカルニチン
	カルニチントランスポータ異常症	遊離カルニチンの低値
	グルタル酸尿症Ⅱ型	C-10 アシルカルニチン
尿素サイクル異常症	高アルギニン血症	アルギニン
	シトルリン血症Ⅰ型	シトルリン
	アルギニノコハク酸尿症	シトルリン，アルギニノコハク酸
その他	シトルリン欠損症	シトルリン

（札幌市衛生研究所）

5.6 異常タンパクの同定

　プロテオーム解析の方法は，組織や血清などからタンパク質混合物を抽出し，超遠心法や HPLC や電気泳動法などを用いて分画・分離する．分離したタンパク質をプロテアーゼで消化し，生成したペプチドを MS により分子量および配列情報を得る．MS データとゲノム・タンパク質データベースから検索ソフトによりタンパク質を同定する．プロテオーム解析の一般的な流れを図5.12に示した．

第5章 MS　　75

```
         二次元ゲル電気泳動
                ↓
         スポットの切り出し
         還元アルキル化
         酵素消化
                ↓
          ペプチド混合物
           ↙         ↘
  MALDI-TOF-MS        ナノLC
        ↓              ↓
ペプチドマスフィンガープリンティング   ナノLC/MS/MS
        ↓              ↓
                     ペプチド解析
        ↓              ↓
  検索ソフトによる配列およびタンパク質の同定
```

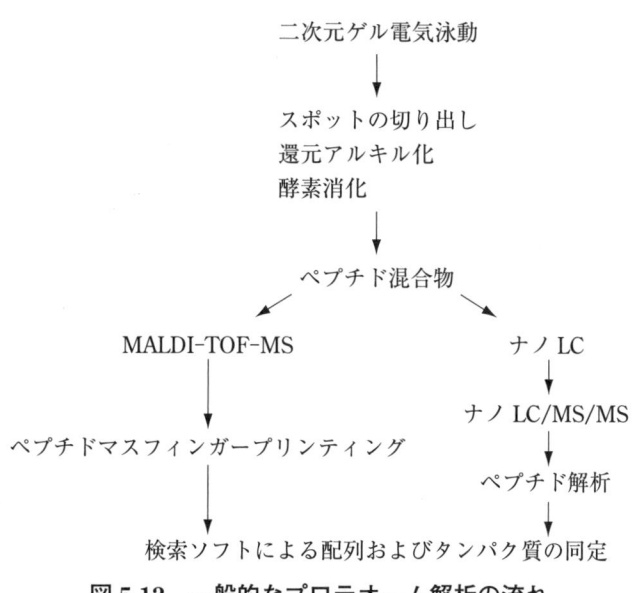

図 5.12　一般的なプロテオーム解析の流れ

　ペプチドマスフィンガープリンティング（PMF）法は，ゲノムデータベース上のタンパク質をトリプシン等の酵素で消化した場合に予想される理論上のマススペクトルと実際に測定したマススペクトルとを比較して，スコアリングしてタンパク質を同定する方法である．PMF法は，酵素により断片化したペプチドの質量のみで検索することになるので，一般的に感度，質量精度が高いMALDI-TOF-MSが使用される．ペプチドマス配列（PMS）法は，タンパク質をトリプシン等の酵素で消化したペプチド混合物を低流速（50～2000 nL/min）のHPLC（ナノLC）で分離，濃縮後オンラインでナノフローESIを行いMS/MSを行う．キャピラリーを用いて流速を下げることにより試料の拡散を減らし，超微細に帯電した噴霧が可能となり感度が向上する．したがって，ナノESI-QqQTOF-MSやESI-IT-MSなどのタンデム質量分析計が用いられる．MS/MSにおいて，ペプチドの主鎖のアミド結合が解離して，N末端からのa-，b-，c-イオンとC末端からのx-，y-，z-イオンが観測されるが，低エネルギーCIDでは，bシリーズとyシリーズのイオンが観測されやすい（図5.13）．プロダクトイオンは，MascotやSequestなどを用いたデータベース検索によってタンパク質を同定する．

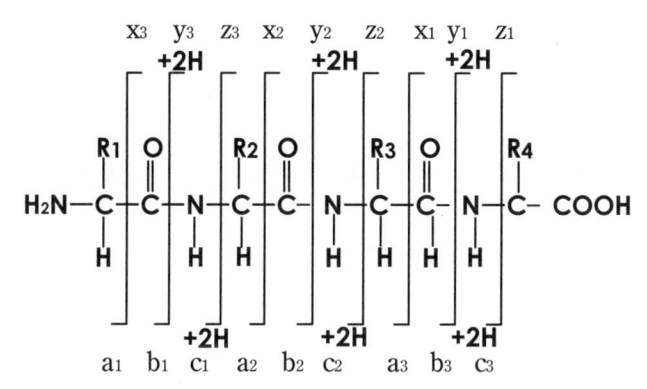

図 5.13　MS/MS で主に観測されるペプチドのプロダクトイオン

大阪医科大学 中西らのグループは，異常ヘモグロビン（Hb）の検出を ESI-MS を用いて行っている．変異ヘモグロビン症は，鎌状赤血球貧血を起こすものとして Hbs が有名であり，世界的にみると患者数も多いが，日本人の変異ヘモグロビン症は 1500 〜 3000 人に 1 人と推定され，重篤な症状は認められていない．糖尿病のスクリーニングの指標の一つになっているグリコヘモグロビン（HbA_{1c}）値の測定値異常から異常ヘモグロビン症と診断される場合もある．溶血液のグロビンからヘム鉄を沈殿させて精製したグロビン溶液を ESI-MS に導入し，質量数差からヘモグロビンの α，β 鎖に異常鎖があるかを検出する．さらに，トリプシンで消化後，ペプチド断片を LC/ESI-MS で解析し，正常検体から得た正常ペプチドのマスクロマトグラムと比較し，異常ペプチドを検索する．検出されたペプチドに対して MS/MS 分析を行い，解析することでアミノ酸の変異場所を同定している（正常ペプチドの MS/MS スペクトルと比較すると，より容易である）．

5.7 バイオマーカーの検索

血清，尿および組織などから生物学的変化を定量的に把握するための指標となる物質をバイオマーカーと呼ぶ．がんなどの早期発見や治療効果のモニタリングの指標となる疾患マーカー，新薬の開発および薬効の評価や個人差の評価などのテーラーメイド医療に役立つ薬効反応性のマーカー，さらに，安全性試験や品質管理の指標となる毒性マーカーなどがある．血清，尿，髄液，関節液および組織などの生体試料からバイオマーカーを検索するためには，二次元電気泳動法や各種クロマトグラフを組み合わせ精製する過程が必要だが，臨床現場で迅速，簡便に行えるものではない．金属表面にさまざまな化学修飾を施したプロテインチップを用いた SELDI 法は，化学的性質や分子間相互作用を利用してチップ上に捕捉した物質にエネルギー吸収分子 energy absorbing molecule（EAM）を加え，窒素レーザーを照射し物質を気化，イオン化させる（図 5.14）．

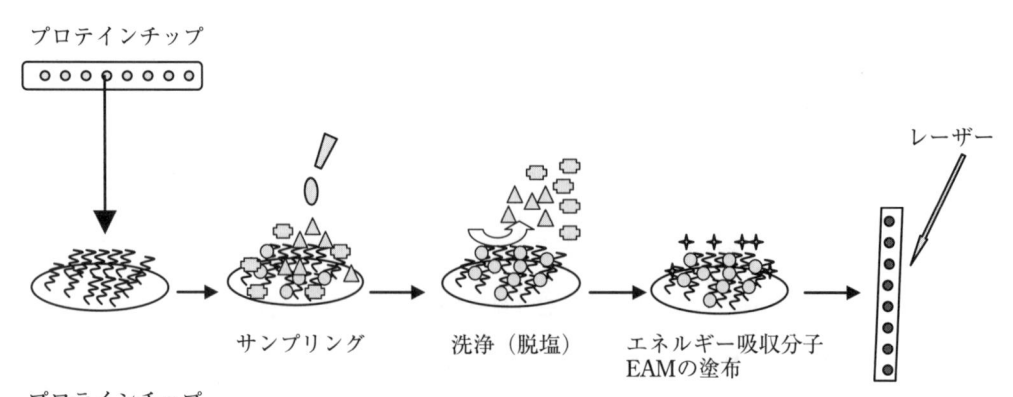

プロテインチップ
ケミカルチップ：逆相，陰イオン交換，陽イオン交換，金属修飾，順相
バイオロジカルチップ：活性化型，抗体-抗原，レセプター-リガンド，DNA-タンパク質

図 5.14　SELDI-TOF-MS による解析手順

プロテインチップには，逆相，イオン交換，順相およびCu^{2+}，Ni^{2+}などの金属が固定化された発現解析用のケミカルチップや，活性基，抗体およびレセプターなどを固定化し，分子間相互作用を利用して抗原やタンパク質を検出するバイオロジカルチップがある．多種多様の化合物が混在する生体試料から目的物質をチップ上に捕捉させた後洗浄することで，測定時にいつも問題となる脱塩も同時に行え，目的成分が簡便に検出できる．また，洗浄する溶媒の種類やその濃度を変化させたり異なった性質のチップを組み合わせて使用することで，さまざまな成分が簡便にプロファイルできる．また，二次元電気泳動法では分離が困難であった 10 kDa 以下の低分子のタンパク質にも有効な手段であり，SELDI と TOF を組み合わせた SELDI-TOF-MS がタンパク質発現解析に使用されている．この方法は操作が簡便であるため，迅速スクリーニング法としても注目されている．

　これら以外に生体試料を直接測定することで位置情報を保ったまま目的物質の分布を観察することを目的に，質量顕微鏡法 imaging mass spectrometry（IMS）が開発されている．主に MALDI-TOF-IMS が主流で，凍結組織切片などの試料にマトリックスを噴霧し，窒素レーザーを照射する．CCD カメラによる組織切片の画像と MS から得られた画像は座標軸で関連づけられているので，各部位のスペクトルが得られる．同じ分子量の化合物であっても MS/MS 解析ができるタンデムマスによるイメージングにより，特定分子の画像化が可能である．しかし，本法でもタンパク質を検出したい場合には，有機溶媒による脱脂操作を加える，結晶化させるためのマトリックスの使い方を工夫するなど試料の前処理が大変重要な要素となり，マトリックスの塗布装置なども開発されているが，煩雑な面も残されている．最近では，低分子化合物を検出するために LDI による方法も開発されている．また，ホルマリン固定組織切片からタンパク質を同定する方法も開発されている．組織標本を顕微鏡下，形態的に特徴ある領域をレーザーマイクロダイセクションによって分取し，タンパク質を抽出，可溶化後，酵素消化して LC-MS/MS による網羅的解析を行うことにより，診断マーカータンパク質を検索している．

　質量分析技術は格段に進歩し，これまで測定できなかったものが見えてきた．しかし，救急領域では被検者に適切な治療処置をするための簡便，迅速，正確な分析法としては十分とはいえず，前処理法を含めてタンデムマスの改良や開発がなされており，日々進歩している．高額な機器ではあるが，他の分析機器に比べ高感度でハイスループット，一度に得られる情報量は膨大であり，ますますさまざまな分野で繁用されることが予想される．

参考文献

1）丹波利充監修（2007）プロテオミクス・メタボロミクス，秀潤社
2）臨床化学 35（1）（2006）特集 疾患プロテローム，日本臨床化学会
3）丹波利充編（2003）ポストゲノム・マススペクトロメトリー，化学同人
4）志田保夫，他著（2001）これならわかるマススペクトロメトリー，化学同人

第6章
臨床検査における標準物質と標準化

　第1部の機器分析において，特にHPLCや質量分析では以下のような点が大切である．
　1）信頼性・再現性のある分析方法であること
　2）誰が操作しても同じ分析結果が得られること
　3）施設内および施設間での分析結果が同じであること
　4）分析機器の違いにより，分析結果に違いがないこと
などが挙げられる．

　これらの問題点があると，診断結果が信頼できなくなるとともに，誤った診断を下すことになり，結果的に被検者に大きな迷惑をかけることとなる．このような問題点を回避するためには，日本国内ばかりでなく世界共通の標準品（標準物質）が必要である．また，検査方法も共通の検査方法に統一することも求められる．

　本章では標準品と標準化について昭和大学薬学部の袴田秀樹・小谷明の両先生に解説していただいた．

はじめに

臨床検査に用いられる分析法の校正や分析法バリデーションは，標準物質の測定によって行われることが望ましい．国際標準化機構 International Organization for Standardization（ISO）によるISO Guide 30：1992（JIS Q シリーズに和訳あり）では，標準物質 reference material（RM）は，「測定装置の校正，測定方法の評価又は材料に値を付与することに用いるために一つ以上の特性値が十分に均一で，適切に確定されている材料又は物質」と定義されている．さらに，認証標準物質 certified reference material（CRM）については，「認証書の付いた標準物質で，一つ以上の特性値がその特性値を示す単位を正確に現示するためにトレーサビリティを確立する手段によって認証され，各認証値にはある記述された信頼水準での不確かさが付いているもの」と定義されている．

長さや重さといった物理量は，キログラム原器やメートル原器（現在は光を利用）を基準として，世界中どこで測っても同じになるように国際整合性がとれているのに対し，化学量の計測には基準がはっきりしていなかった．標準物質は，その基準となり，世界共通の物差しの役割を果たす目的のために設けられた．

6.1 臨床検査のための標準物質

臨床検査のうち，臨床化学検査領域で用いられる標準物質は，1次標準物質 primary reference material と2次標準物質 secondary reference material に分けて考えることができる．1次標準物質は，特性値が（絶対）基準法 definitive method によって決定された標準物質をいい，基本的に純物質である．基準法は，測定原理的に誤差が最低の水準に抑えられる方法で，理論的にも実験的にも証明されている方法のことである．具体的には，重量分析法，滴定法，同位体希釈質量分析法 isotope dilution mass spectrometry（IDMS）などであり，臨床化学領域では IDMS の採用が多い．一方，2次標準物質は，測定値が実用基準法 reference method によって決定された標準物質をいい，生体試料に由来するものが多い．実用基準法は，測定体系上基準法に次ぐ測定法であり，十分に研究され，必要条件ならびに手順が明確に記述され，目的と用途に応じた正確さと精密さをもった値が得られる測定法のことである．よって，測定法は分析対象ごとに異なり，さまざまな測定法が用いられる．

臨床検査に関わる標準物質の供給は，その公共性から公的機関が行っている．米国では，NIST（National Institute of Standards and Technology），欧州では，IRMM（Institute for Reference Materials and Measurements）がその役割を担っている．日本では，一般社団法人 HECTEF（Health Care Technology Foundation）（旧福祉・医療技術振興会）が標準物質の頒布機関である．表 6.1 に NIST，表 6.2 に IRMM，表 6.3 に HECTEF の標準物質を例示した．

表 6.1　NIST の標準物質の例 [1]

名　称	成分名	基　材	濃　度	認証値の試験方法 (実用基準分析法)
NIST SRM 909b	Na K, Cl, Ca, Mg, Li	ヒト血清	2濃度 レベル	Na：イオン交換分離重量法 K, Cl, Ca, Mg, Li：同位体希釈質量分析法
NIST SRM 909b	尿酸，クレアチニン，尿素，グルコース，コレステロール，トリグリセリド	ヒト血清	2濃度 レベル	同位体希釈質量分析法

表 6.2　IRMM の標準物質の例 [1]

名　称	成分名	基　材	濃　度	認証値の試験方法 (実用基準分析法)
IRMM 常用標準物質 CRM 194, 195	Pb, Cd	ウシ血清	3濃度 レベル	IRMM レファレンスラボラトリーによる共同測定結果による認証値
IRMM 常用標準物質 CRM 303, 304	Ca, Mg, Li	ウシ血清	2濃度 レベル	〃
IRMM 常用標準物質 CRM 573, 574, 575	クレアチニン	ヒト血清	3濃度 レベル	〃
IRMM 血漿タンパク 国際標準品 CRM 470	トランスサイレチン，アルブミン，α_1-アンチトリプシン，セルロプラスミン，α_2-マクログロブリン，ハプトグロビン，トランスフェリン，補体(C_3, C_4)，CRP, IgG, IgA, IgM	精製タンパク質，精製血清タンパク質		IRMM レファレンスラボラトリーによる共同測定結果
IRMM リポタンパク CRM 393	アポ AI	ヒト血清		〃
IRMM リポタンパク CRM 393	アポ AII	ヒト血清		IRMM レファレンスラボラトリーによる共同測定結果による認証値
IRMM CRM 299	CK	ヒト胎盤		〃
IRMM CRM 319	GGT	ブタ腎臓		〃
IRMM CRM 371	ALP	ブタ腎臓		〃
IRMM CRM 404	LD	ヒト赤血球		〃
IRMM CRM 410	ACP	ヒト前立腺		〃
IRMM CRM 426	ALT	ブタ心臓		〃
IRMM CRM 476	AMY	ヒト膵臓		〃

表 6.3 HECTEF の標準物質の例 [2,3]

名　称 / 種別記号 / HECTEF 略称	成分名	基材	製品タイプ	濃　度	認証値の試験方法	妥当性確認等
HbA$_{1c}$ 測定用実試料標準物質（一次キャリブレータ） JDS HbA$_{1c}$ Lot.2 <A1C-5>	HbA$_{1c}$	ヒトHb	冷凍品	5濃度レベル	KO500-HPLC 法（JSCC 標準法案） 認証：日本糖尿病学会（JDS）	HbA$_{1c}$ JDS Lot.1 国内レファレンスラボ共同測定
HbA$_{1c}$ 測定用常用標準物質 JCCRM 423 <GHB>/<CGHB> （2 製品）	HbA$_{1c}$	ヒトHb	凍結乾燥品	GHB：2濃度レベル CGHB：1濃度レベル	KO500-HPLC 法（JSCC 標準法案）	HbA$_{1c}$ JDS Lot.2
コレステロール一次実試料標準物質 JCCRM 211 <P-CHO>	TC	ヒト血清	冷凍品	2濃度レベル	同位体希釈質量分析法（基準法）	NIST SRM 1952a
脂質測定用標準血清 JCCRM 223 <CHT>	TC	ヒト血清	冷凍品	3濃度レベル	アベール・ケンダール法（CDC 法）	JCCRM 211
	TG			2濃度レベル	除タンパク後・酵素法（JSCC 勧告法）	NIST SRM 909b
	HDL-C			2濃度レベル	デキストラン硫酸-Mg 沈殿・アベール・ケンダール法（米国 NCEP DCM 法）	
電解質標準血清 JCCRM 321 <CA-6>	Na	ヒト血清	冷凍品	2濃度レベル	フレーム光度法（実用基準法）	JCCRM 111
	K				フレーム光度法（実用基準法）	JCCRM 111
	Cl				電量滴定法（実用基準法）	NIST SRM 909b
	総 Ca				原子吸光法（実用基準法）	NIST SRM 909b
	総 Mg				原子吸光法（実用基準法）	NIST SRM 909b
イオン電極用一次標準血清 JCCRM 111 <IP3-3>	Na	ヒト血清	冷凍品	3濃度レベル	イオン交換分離重量分析法（基準法）	NIST SRM 909b
	K				同位体希釈質量分析法（基準法）	NIST SRM 909b
	Cl				電量滴定法・イオンクロマトグラフィー	NIST SRM 909b
イオン電極用常用標準血清 JCCRM 121 <IF3-30>	Na	ウマ血清	冷凍品	3濃度レベル	フレーム光度法（実用基準法）	JCCRM 111
	K				フレーム光度法（実用基準法）	JCCRM 111
	Cl				電量滴定法（実用基準法）	JCCRM 111
	グルコース				除タンパク後・酵素法（JSCC 勧告法）	NIST SRM 965
イオン電極用常用標準血清 JCCRM 122 (1) <IC3-30> (2) <IC3-9> (3) <ICM-20> (4) <LM-30>	Na	ウマ血清	冷蔵品（液状）	3濃度レベル （4 製品）	フレーム光度法（実用基準法）	JCCRM 111
	K				フレーム光度法（実用基準法）	JCCRM 111
	Cl				電量滴定法（実用基準法）	JCCRM 111
血清鉄測定用標準血清 JCCRM 322 <FE>	Fe	ヒト血清	冷凍品	2濃度レベル	標準添加法による除タンパク後・比色法（国際標準法）	
血液ガス測定用代用標準物質 JCCRM 621 <BG3-6>	pH	ウシHb	冷凍品	3濃度レベル	標準セルによるガラス電極法（IFCC 勧告法）	トノメトリー新鮮全血
	pCO$_2$				標準トノメトリー法（IFCC 勧告法）	
	pO$_2$				標準トノメトリー法（IFCC 勧告法）	
含窒素・グルコース標準血清 JCCRM 521 <GN3-6>	クレアチニン	ヒト血清	冷凍品	3濃度レベル	除タンパク後・HPLC 法（JSCC 勧告法）	NIST SRM 909b
	尿酸				除タンパク後・HPLC 法（JSCC 勧告法）	JCCLS 021
	尿素窒素				除タンパク後・酵素法（AACC 勧告法）	NIST SRM 909b
	グルコース				除タンパク後・酵素法（JSCC 勧告法）	NIST SRM 965

6.2 標準化における正確さの伝達とトレーサビリティ

　臨床化学検査の中でも検体中の物質の定量を行う場合，より信頼性の高い測定値を得るためには，測定法の標準化が重要である．標準化とは標準物質を用いて測定値の正確さを基準法から日常一般法まで伝達し，測定値の正確さの保証を確保することである．これと同時に，日常一般法から基準法へ正確さを遡行すること（トレーサビリティ traceability）で，日常一般法によって得られた測定値の信頼性を確保するも可能となる（図 6.1）．

　実際には，基準法によって値付けした標準物質（1次標準物質）を用いて実用基準法の測定条件を設定する．次に，実用基準法によって値付けした標準物質（2次標準物質）を用いて日常一般法 field method の測定条件を設定する．日常一般法は，検査施設での普段の検体検査に使われる．こうすることで，上位の基準法から日常一般法へ正確さが伝達される（transferability）とともに，下位の日常一般法の正確さはより上位の測定法へ遡行することが可能となる．

　しかし，臨床化学検査の中には，日常一般法から基準法までのトレーサビリティを確保できない測定項目もある．AST や ALT などの酵素活性を測定する場合や，ミオグロビンや CRP などのタンパク質（高分子物質）を免疫学的に測定する場合である．これらの測定では，図 6.1 に示したトレーサビリティ確保のためのどこかのステップを行うことができない．まず，酵素活性測定の場合では，活性を重量分析することは原理上無理なため，基準法を設定できない．よって，トレーサビリティ確保のために，専門家集団が実用基準法あるいは勧告法 recommended method を設定し，これを用いて標準物質（酵素）の値付けを行う（図 6.2）．これを専門家集団が認証し，認証標準物質によって日常一般法の測定条件を設定する．こうすることによって，検査室ごとの酵素活性の検査結果は，実用基準法または勧告法までのトレーサビリティを確保できる．わが国では，日本臨床化学会（JSCC）が世界に先駆けてリコンビナントの酵素を用いた日本常用酵素標準物質 Japanese enzyme reference materials（J-ERM）を開発し（表 6.4），日本臨床検査標準協

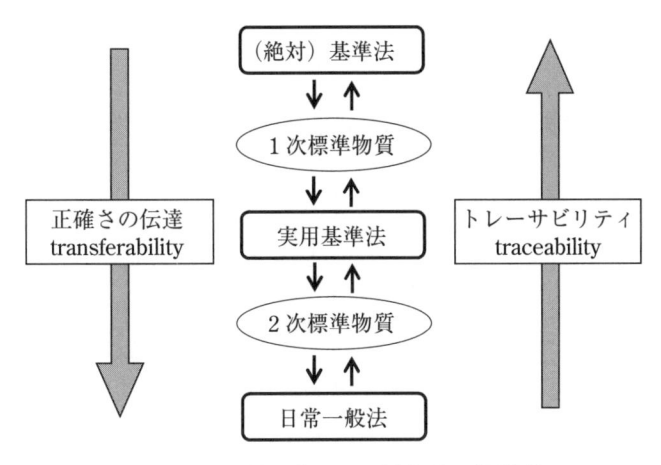

図 6.1　標準物質による測定法の標準化

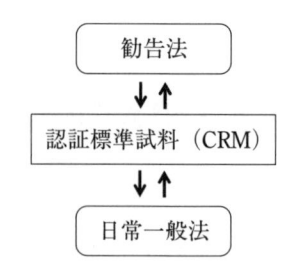

```
          ┌──────────┐
          │  勧告法  │
          └──────────┘
               ↓↑
       ┌──────────────────┐
       │ 認証標準試料（CRM）│
       └──────────────────┘
               ↓↑
          ┌──────────┐
          │ 日常一般法│
          └──────────┘
```

図 6.2　基準法が設定できない場合の標準化

議会 Japanese Committee for Clinical Laboratory Standards（JCCLS）にて認証し，いくつかの公的機関から頒布している．このような努力によって，酵素活性測定の標準化が進んでいる．次に，免疫学的測定の場合には，抗原抗体反応を重量分析することは無理なため，こちらも基準法の設定は困難である．さらに，酵素活性測定に比べて難しいのは，同じ抗原に対する抗体でも，異なる種類の抗体を用いれば分析結果の解釈も異なってくるため，実用基準法すら設定が難しい点である．免疫学的測定の場合と同様に，各種の抗体価やワクチン価，さらには生理活性物質の活性測定（力価測定）も，実用基準法の設定が難しい．抗体価や力価測定の測定値を標準化するためには，測定法の共通化と標準物質が重要である．公的機関が認証済みの標準物質を設定し，それを用いて日常一般法の測定条件を設定し，認証標準物質までトレーサブルとする．血漿タンパク質の標準物質として，JCCLS では，IRMM の CRM470 を認証した（表 6.5）．

表 6.4　日本常用酵素標準物質（JCCLS 認証）

酵素名	略号	起源	アイソザイム
アスパラギン酸アミノ基転移酵素	AST	ヒト組換え体（肝型遺伝子）	S 型
アラニンアミノ基転移酵素	ALT	ヒト組換え体（肝型遺伝子）	S 型
クレアチニンキナーゼ	CK	ヒト組換え体（骨格筋型遺伝子）	MM 型
アルカリホスファターゼ	ALP	ヒト組換え体（肝型遺伝子）	肝型
乳酸脱水素酵素	LD	ヒト赤血球	I, II, III 型
γ-グルタミルトランスフェラーゼ	γ-GT	ヒト組換え体（肝型遺伝子）	II 型
アミラーゼ	AMY	ヒト組換え体（肝型遺伝子）およびヒト唾液	P 型, S 型混合品

表 6.5　血漿タンパク国際標準品（IRMM CRM470，JCCLS 認証）

成分名	略称	成分名	略称
トランスサイレチン（プレアルブミン）	TTR	ハプトグロブリン	HPT
		トランスフェリン	TF
アルブミン	ALB	補体 C_3	C_3
α_1-酸性糖タンパク質	α_1AG	補体 C_4	C_4
α_1-アンチトリプシン	α_1AT	C-反応性タンパク質	CRP
セルロプラスミン	CER	免疫グロブリン G	IgG
α_1-アンチキモトリプシン	ACT	免疫グロブリン A	IgA
α_2-マクログロブリン	α_2M	免疫グロブリン M	IgM

6.3 標準物質と標準化に関するホームページのリンク集（2010年1月31日現在）

機 関	URL
米国食品医薬品局　FDA 　　The US Food and Drug Administration	http://www.fda.gov/
日本臨床検査標準協議会　JCCLS 　　Japanese Committee for Clinical Laboratory Standards	http://www.jccls.org/
国立標準技術研究所（米国）　NIST 　　National Institute of Standards and Technology	http://www.nist.gov/
HECTEF　旧福祉・医療技術振興会 　　Health Care Technology Foundation	http://www.hectef.jp/
国際標準化機構　ISO 　　International Organization for Standardization	http://www.iso.org/
標準物質・測定研究所（ヨーロッパコミッション）　IRMM 　　Institute for Reference Materials and Measurement	http://irmm.jrc.ec.europa.eu/
トレーサビリティ合同委員会　JCTLM 　　Joint Committee on Traceability in Laboratory Medicine	http://www.bipm.org/jctlm/
産業技術総合研究所　AIST 　　National Institute of Advanced Industrial Science and Technology	http://www.aist.go.jp/

参考文献

1) 日本分析化学会 編（2001）改訂5版　分析化学便覧, p.616, 丸善
2) 医療・福祉技術振興会のホームページ（http://www.hectef.jp）：HECTEF 標準物質の内容
3) 医療・福祉技術振興会のホームページ（http://www.hectef.jp）：製品案内・HECTEF の新標準物質

第2部
臨床機器分析

第7章 エコー（超音波診断法）

　エコー（超音波検査）は人には聞こえない高い周波数の音波を使用した検査法である．音波の特性として，1）組織により音速が異なること（表），2）組織中で散乱，吸収，反射などで減衰する，3）ドプラ効果を有するなどがある．これらの音の性質を利用して，安全かつ小型の移動可能な診断機器が超音波診断装置である．そのため，胎児の状態観察には汎用され，また，大型検査機器による大掛かりな診断の前に使用されることも多い．

伝搬物質と音速

伝搬物質	音速（m/sec）
空気	340（15℃）
水	1480（20℃）
肝臓	1550
血液	1570
骨	4080

　ヒトの診断に使用される超音波の周波数は，1～20 MHz（1 MHz=1,000,000 Hz）程度で，検査部位や体表から診断部位までの距離により適切な周波数が選択される．音波は気体中での伝搬が弱いので，肺や消化管などの空洞部では明瞭な画像が得られない．液体や実質臓器では明瞭な画像が得られやすく，骨や石灰化の表面では反射し，後方に伝わらなくなる．この性質は，胆石や腎結石において判断の決めてとなる．

はじめに

　超音波診断法では，超音波（周波数20 kHz以上の音波）を体内に当てて，対象物からの反響を画像化する検査法である．超音波診断装置は，写真Aで示すように，プローブ，ディスプレイ装置，プリンタ，コンピュータで構成され，全体が台車に収納されている．したがって，移動が容易であるため診察室で使うだけでなく，病室・手術室などに運ぶこともできる．

　腹部の検査では，超音波を発射する機械（プローブ）を検査部位に近い腹部へ密着させて臓器の形状や動きを観察する．プローブから発射された超音波は，音を伝える性質（音響インピーダンス）が異なる境界で反射し，プローブに戻ってくる．この反射した超音波を反射波（エコー）と呼び，音響インピーダンスの差が大きい箇所ほど強いエコーが生じる．例えば，胆嚢中の胆石，羊水中の胎児，心臓など液体を貯めた臓器からの反射は大きい．エコーが返ってくるまでの時間から音響インピーダンスが異なる界面までの距離がわかるので，ディスプレイ画面の対応する位置にエコーの強度に応じた明暗を画像として記録する．一旦，エコーを受信した後，再度，測定対象につき扇状に少しずらして超音波を入射してエコーを受信する．この時，画面表示も扇状に少しずつずらして表示される．これを繰り返すことで，断層像を得ることができ，写真Bに例示するような画像がリアルタイムに表示される．

　超音波検査は，X線，CTのような放射線被曝がなく，非侵襲的検査である．さらに，検査も短時間で費用も安価であることから，広い範囲の診療科において利用されている．主に妊娠中の胎児の成長の様子を観察する産婦人科，心臓，胆嚢，肝臓，膵臓などの腹部臓器の診断のために内科や外科などで多用されている．また，超音波検査で，悪性腫瘍（がん）を発見できた例もある．

　超音波を心臓に使うと，心筋や弁の動きを観察できる．また，ドプラ効果を使って血管内の血液（血球）の流れる速度の測定や血流の方向を観察することもできる．さらに頸動脈に使い，頸

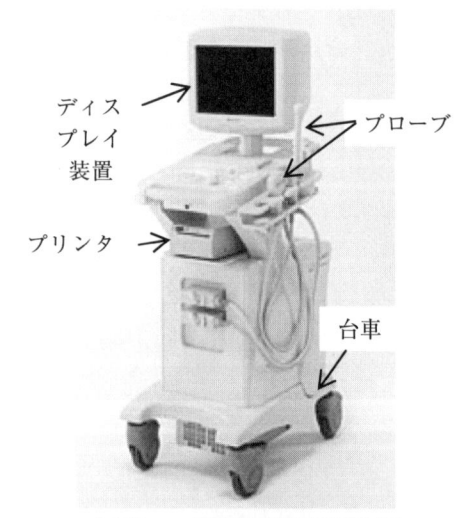

写真A　超音波画像診断装置
（小薮一弥，*Medical Now*, **61**, 36-37, Fig.2 より引用）

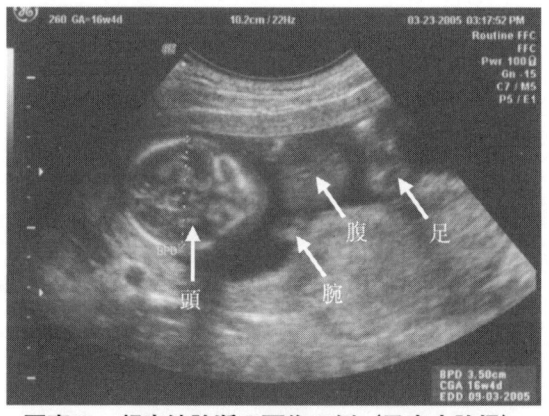

写真B　超音波診断の画像の例（子宮内胎児）

動脈内膜中膜複合体厚（IMT）を計測することで，動脈硬化の程度を知ることができ，脳梗塞や心筋梗塞などの危険度を事前に予想することもできる．

以上のように，超音波診断法は広く使われ，装置も診察室で使えるよう手軽であることから，医療機関に広く普及している．

7.1 診断に用いられる超音波とそのエコーの性質

人間の耳で聞き取ることができる音域（可聴域）は約 20〜20,000 Hz とされており，これより高い周波数の音（20,000 Hz（= 20 kHz）以上）を超音波という．生物界における例として，イルカの場合，鼻のあたりから超音波を発し，ものに当たってはねかえってきた超音波を下顎のあたりで受信する．こうすることでイルカは位置を測り，暗闇の中でも自由に泳いだり，仲間とのコミュニケーションを取ることができる．一般的な医療用超音波診断装置では，約 2〜15 MHz 程度の超音波が生体内に入射され，超音波は光に似た性質をもって直進する．

しかし，超音波は音響インピーダンスが異なる物質（媒質）の境界面で反射する．生体は組織によって音響インピーダンスが異なり（表7.1），組織や臓器の境界における音響インピーダンスの差が大きい程，強い反射波（エコー）が得られる．さらに，超音波は生体中において約 1530 m/s の速度で伝播するので，超音波を生体内へ入射してそのエコーを受信するまでの時間を測定し，伝播速度との積を求めれば，これから生体組織内の距離が推定できる．以上のように，超音波診断法では，生体内組織や臓器から反射してくるエコーの時間とその強度を測定して（図7.1），臓器の形態や組織の音響的性質を断層画像として表示している．

表 7.1　人体組織の音響インピーダンス

物　質	音　速 c (m/s)	音響インピーダンス ρc ($\times 10^6$ kg/m²·s)
空気（0℃，1気圧で）	331	0.0004
血液	1570	1.61
脳	1541	1.58
脂肪	1450	1.38
腎臓	1561	1.62
肝臓	1549	1.65
筋肉	1585	1.70
ヒト軟部組織	1540	1.63
頭蓋骨	4080	7.80
水	1480	1.48

音響インピーダンスは媒質の密度 ρ と音速 c の積で与えられるが，音速 c は密度 ρ と弾性率 K（硬さ）の平方根に逆比例するので（$c = \sqrt{K/\rho}$），音響インピーダンスは密度と硬さから決まると考えてよい．
（松田正樹（1985）腹部超音波診断，医学書院より引用）

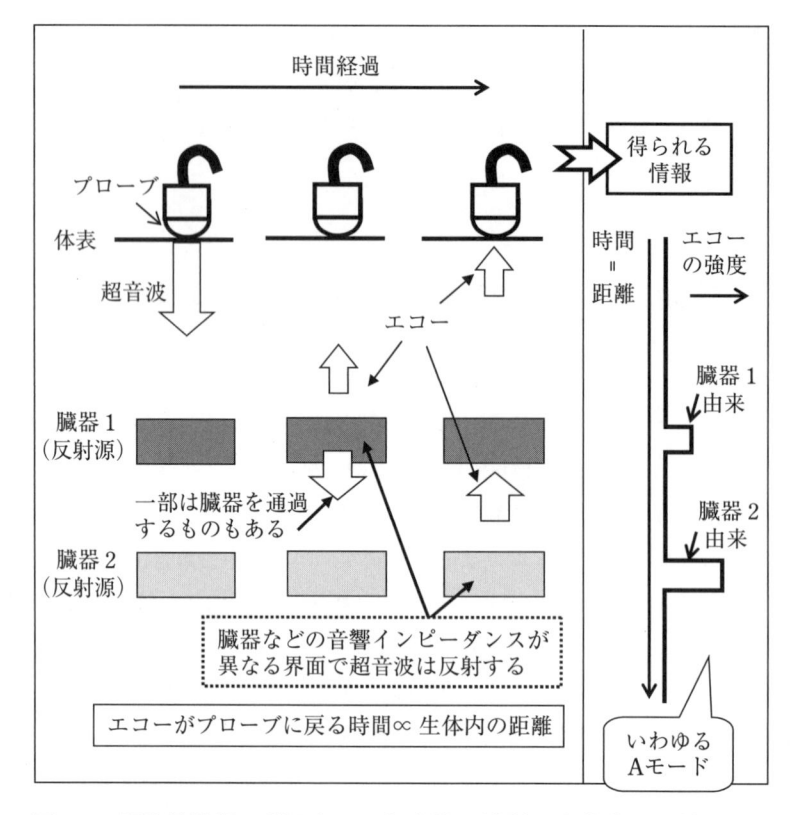

図 7.1 超音波診断に利用される超音波の性質，生体内へ入射後の超音波のイメージおよび超音波から得られる情報

7.2 超音波診断装置

7.2.1 装置の構成

　超音波診断装置は写真（p.90，写真 A）に示すように，プローブ，ディスプレイ装置，プリンタ，コンピュータなどがコンパクトにまとめられている．また，全体が台車に収納されていることから，診察室で使うだけでなく，必要に応じて病室・手術室などに運ぶことができる．最近では，持ち運びができるノートパソコン型の超音波診断装置（図 7.2）も販売されている．したがって，装置が大型で，特別の検査室が必要である X 線，CT，MRI，核医学診断装置に比べ，超音波診断装置は小型で移動が容易である．さらに機器の価格，検査料とも CT，MRI と比較して安価である．

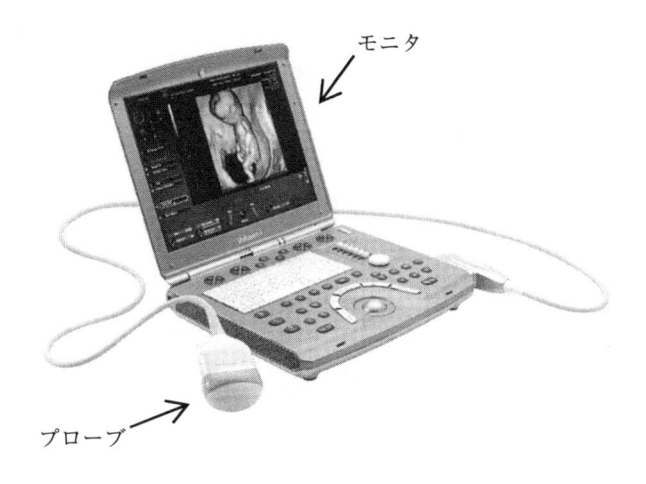

図 7.2　超音波画像診断装置　ノートパソコン型
((株)メディケアーより提供)

7.2.2　プローブの構造

　図 7.3 は超音波の送受信に用いるプローブ（探触子）の断面図を示す．プローブ内には圧電効果を利用した振動子（圧電素子）があり，これはセラミック材であるジルコン酸チタン酸鉛（PZT）や高分子圧電膜材料であるポリフッ化ビニリデン（PVDF）などを板状に加工して作られる．およそ100個の圧電素子がプローブ内で一列に並んで配置され，電子スイッチによって超音波を発射する圧電素子を切り替えることができる．これは後述する走査（スキャン）に利用されている．圧電素子は，その両側にある電極より電圧を加えることによって超音波を発生すると共に，反射してきた超音波（エコー）を受信すると電位が発生する性質があるため，同じ圧電素子をエコーの測定に用いることができる．超音波プローブにおいて，パッキング材は後方への超音波を吸収して余分な振動を抑える役割があり，整合層は圧電素子と生体間での音響インピーダンスの違いによる反射を最小限におさえ，超音波を効率よく生体へ通過させる役割がある．検査前には，超音波ゼリー ultrasound gelly が体表に塗られる．これは，体表面とプローブの間に空気層が生じるのを防ぎ，超音波が生体内へ伝わりやすくする役割がある．

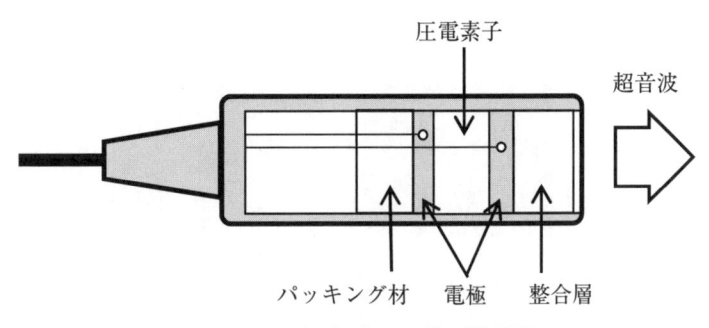

図 7.3　超音波プローブの断面図

7.2.3 プローブの発信周波数と走査法

超音波検査の実施には，まず検査部位に応じた適切な発信周波数と走査法（スキャン法）を有するプローブの選択が必要である．一般に超音波検査では，約 2～15 MHz の超音波が用いられる．発信周波数が高周波の場合，表在組織の微細な構造が表現できるが，超音波の減衰が大きくなるために深い部分の観察ができない短所がある．これに対して低周波の場合，超音波の減衰は小さく，深部組織の観察に有用となる．

プローブ内には圧電素子が一列に並んで配置され，電子スイッチの切り替えによってプローブを動かさなくても超音波を少しずつずらして送受信ができる．これを走査（スキャン）という．代表的なプローブとしてリニア，コンベックス，セクタがあり，それぞれによる走査形状を図 7.4 に示した．コンベックス，リニアは超音波の周波数を高くでき，超音波の指向性もよいが，高速スキャンが困難である．セクタは高速スキャンができるので，心臓の弁の動きなどを見るのに優れている．また可動部がないため，取り扱いやすく信頼性も高い．上述した理由から，超音波検査には発信周波数とスキャン法の異なるさまざまなプローブが用いられている．

	リニア	コンベックス	セクタ
プローブの種類	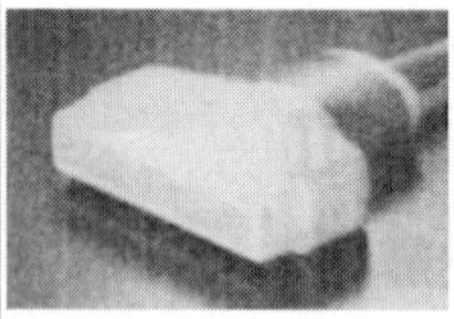	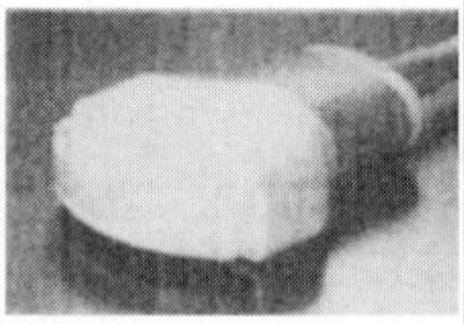	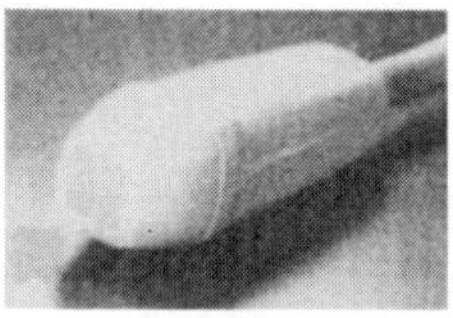
市販のプローブの周波数帯域（MHz）	5.0～10 8.0～15	2.5～5.0	1.5～3.5 3.5～7.0
走査形状 電子スイッチの切替 → 超音波の発射方向 ┈┈→	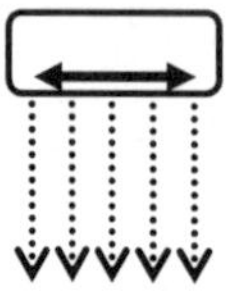	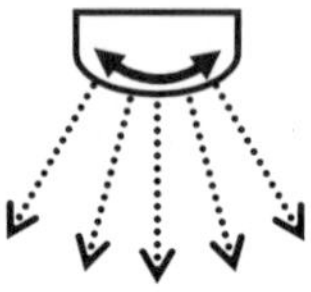	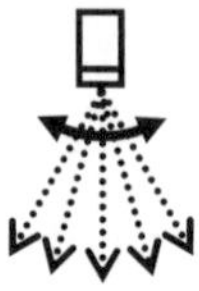
用途	頸部，腹部，乳腺，甲状腺，泌尿器	腹部，下腿	心臓，目，胸部
得られる超音波画像	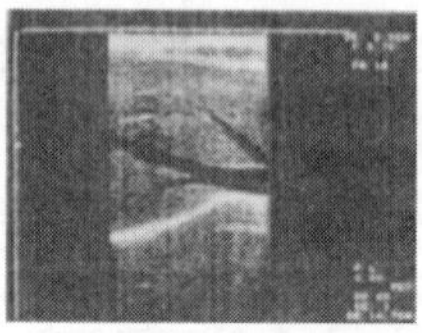	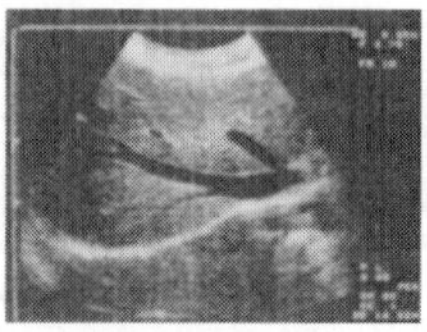	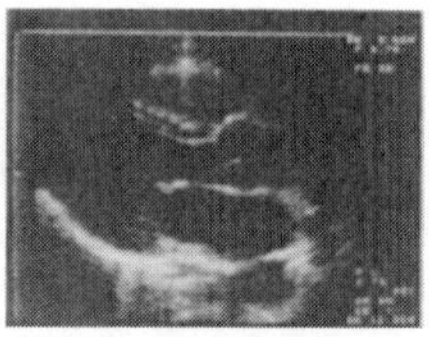

図 7.4 代表的なスキャン法

（写真：菅野剛史，松田信義 編（1998）臨床検査技術学 ② 検査機器総論／検査管理総論，p.86，図 2.35，医学書院より引用）

7.3 超音波画像の種類と診断画像の例

7.3.1 超音波画像の特徴

　超音波診断装置による検査時間は比較的短く，他の画像診断法に比べ容易に生体の断層像を作成でき，体内臓器の運動状態をリアルタイムに観察できる利点を有している．さらに，軟部組織の描写が優れ，超音波ドプラ（Doppler）法によって血流情報も得ることができる．しかし，超音波画像は視野が狭い，特有のアーチファクト（虚像）が現れる，術者の技術により，画質，情報量，診断能に差が生じ，検査と読影に熟練度が必要になるなどの欠点がある．

　超音波診断法は大きく分類すると，パルス反射法とドプラ法に分けられる．パルス反射法は，超音波が対象物により反射されたエコーを捕捉してディスプレイ画面に表示させてその位置，形状，性質などから診断する方法であり，表示方法として，Aモード，Bモード，Mモードがある．一方ドプラ法は，ドプラ効果を用いて生体の動いている部分の計測を行う方法で，心臓の弁運動，血流，胎児の心拍の観察・測定などに用いられ，連続波ドプラ法，パルス波ドプラ法，カラードプラ法がある．観察する部位・目的に応じて適切な表示方法を選択する必要がある．

7.3.2 Aモード

　A（Amplitude 振幅）モードは，横軸に距離（生体深度）を，縦軸にエコーの強さを表示する方法である．生体内に入射された超音波は，時間差のあるたくさんのエコーとなって戻ってくる（図7.1）．エコーの戻ってくる時間から換算した距離とエコーの強度をモニターしたものがAモード表示となる（図7.5）．臨床にはほとんど用いられないが，研究においてエコーの強度そのものを観測したい場合に用いられる．

7.3.3 Bモード

　B（Brightness 輝度）モード表示は，エコーの強度を輝度変調する表示方法である．すなわち，Aモード表示の画像について，エコーの強さを明るさの強弱に変換し（輝度変調），画面に表示させたものであり，反射源の距離に応じた位置に輝点を表示する．この輝点はエコーの強度が高いほど明るく表示され，臓器の境界面を視覚的にとらえることができる．さらに，Bモードではエコーを受信した後，再度，超音波を扇状に少しずらして入射してエコーを受信する．この時，表示方向も扇状に少しずつずらして表示する．これを繰り返すことで，断層像として表示することが可能となり，図7.5に示すように画像はリアルタイムに表示される．このBモードが一般の超音波画像と呼ばれる．Bモードの例として子宮内胎児の超音波画像を図7.5に示した．Bモー

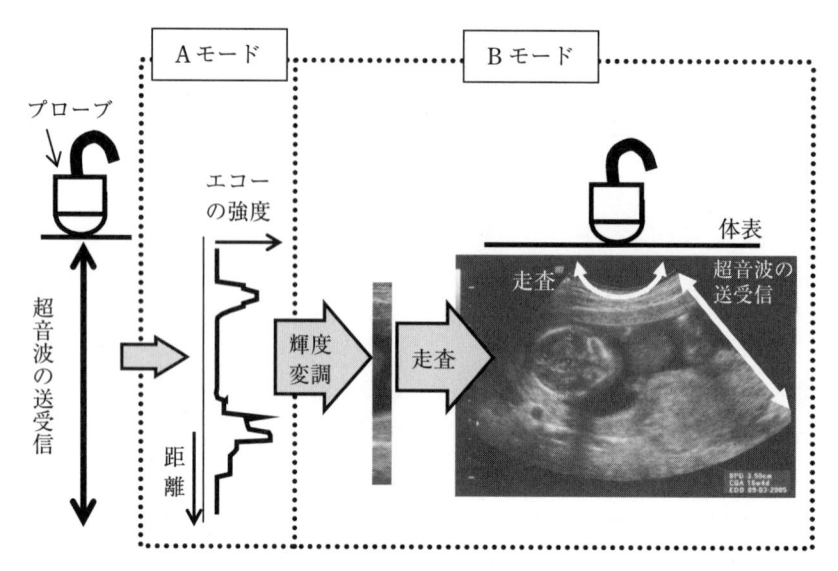

図 7.5　Aモード表示から輝度変調・走査により得るBモード表示へ取得の概略図

ド表示は，腹腔内腫瘍，特に卵巣，肝，腎，膵，脾などの腫瘍，胆嚢疾患，特に胆石あるいは腎結石，子宮内胎児計測などに極めて大きな威力を発揮する．

　近年，コンピュータの演算処理速度の著しい向上により，3次元（3D）イメージングも可能となった．3Dイメージは，図7.6Aのような3Dプローブを用いて，自動的に3D走査を行って得た多数のBモードイメージと3D空間情報を診断装置に取り込み，コンピュータ処理によってさまざまな画像を構築している．3Dイメージングは産婦人科領域では急速に普及しつつあり，図7.6Bのような子宮内の胎児の体表を容易に観察でき，胎児の形態異常の診断やその異常の重症度の把握に有用である．最近ではフレームレート（1秒間に作成できる画像の枚数）の性能がさらに進化し，「高フレームレートのリアルタイム3Dイメージ」いわゆる4Dイメージの取得も可能となり，胎児の動きを実動的にとらえることができる．

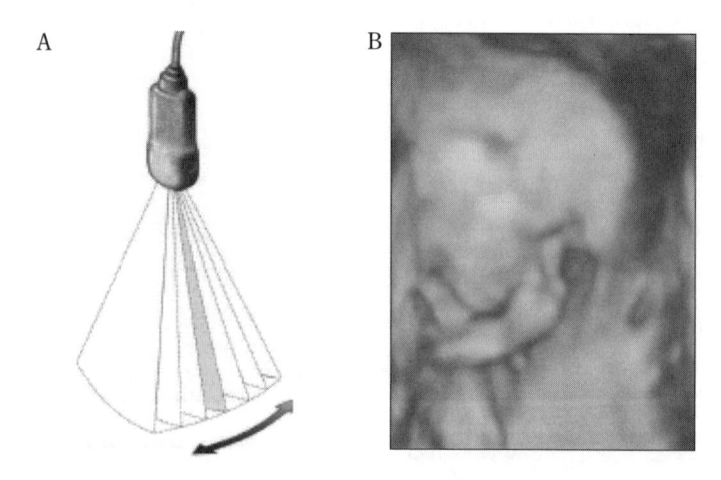

図 7.6　3D用プローブの走査方式（A）と子宮内胎児の3D超音波画像（B）
（A：馬場一憲（2004）日本臨床，62(4)，807-814，図3より引用）

7.3.4 M モード

M（Motion または Movement）モード表示は，横軸に時間を，縦軸に距離（生体深度）を表示して，反射源の時間的位置変化（経時的変化）を記録する表示方法である．すなわち，プローブは同じ位置で超音波の送受信を繰り返し，エコーの強弱を輝度変調する．得られた輝点（像）を表示する位置を時間経過に従って徐々にずらし，新しい輝点を表示していく．これにより動いている反射源からの信号は動きに応じた深さに表示され，その経時的変化を見ることができる．僧

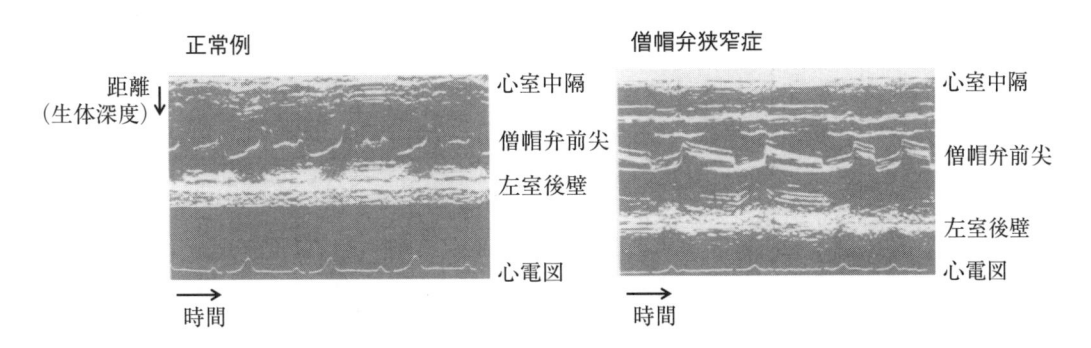

図 7.7 僧帽弁・速度計測の M モード表示の例
（写真：伊藤寛志 著（1984）医学生のための医用工学入門，p.125，図 6.7，菜根出版 より引用）

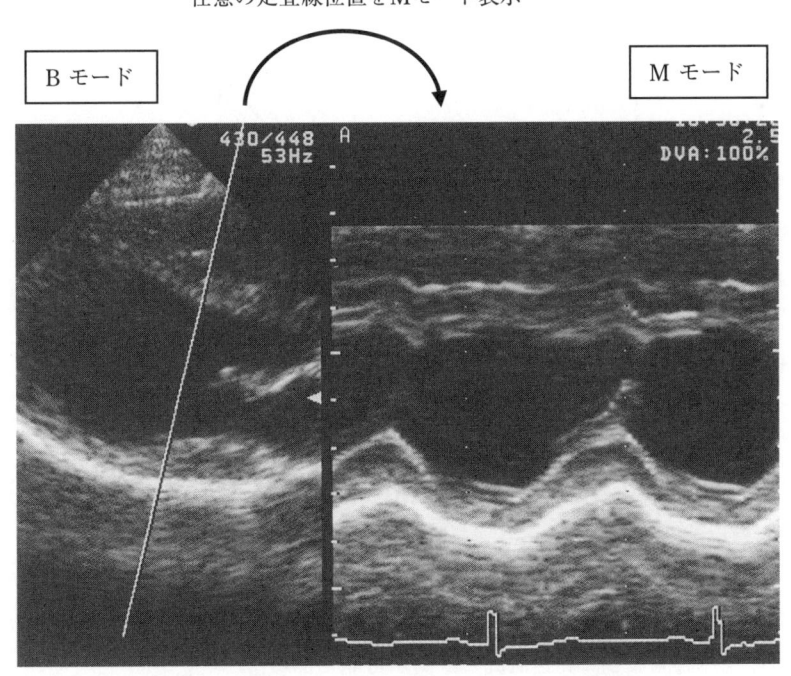

図 7.8 B/M モード表示の例（心エコー画像）
（写真：Medical Technology 編集委員会 編（2005）超音波エキスパート 3 心機能評価の考え方と進め方，p.26，図 5A，医歯薬出版 より引用）

帽弁のMモード表示を例に挙げ，正常時と僧帽弁狭窄症について図7.7で比較した．

また，Bモード（断層像）を観察しながら，任意の走査線位置のMモード表示を行うこともできる（図7.8）．Mモード表示は心臓弁の動き，心室壁の動きなどをわかりやすく表示できるので，心臓のエコー診断などでは必要不可欠な手法である．

7.3.5 超音波ドプラ法の原理

動く物体に超音波を送信すると，その超音波はドプラ効果を受け周波数が少し変化（ドプラシフト）する．その変化は物体の速さに比例するので，これを測定すれば物体の移動速度を求めることができる．これを生体で考えると，血管内の血液（血球）の流れる速度を求めることができる（図7.9）．

発信周波数（ドプラ検出周波数）をf_0（Hz）として，エコーのドプラシフトをf_d（Hz），血液の流速をv（m/s），生体内の音速をc（m/s），超音波と血流の角度（ドプラ入射角）をθとすると，式(1)の関係が成り立つ．

生体内での超音波の伝播速度(c)を1530 m/sとすると，f_0（使用するプローブ）とθは既知の値（超音波像より計測できる）であることより，vはf_dを計測することで求めることができる．ドプラ法は大きく分けて，連続波ドプラ法，パルス波ドプラ法，カラードプラ法があり，表7.2に示すような特徴がある．

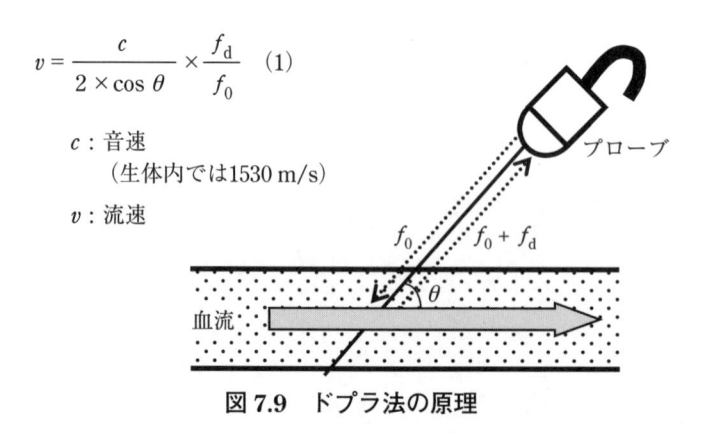

$$v = \frac{c}{2 \times \cos \theta} \times \frac{f_d}{f_0} \quad (1)$$

c：音速
　　（生体内では1530 m/s）
v：流速

図7.9 ドプラ法の原理

7.3.6 連続波ドプラ法　continuous wave doppler（CWD）

超音波を一方向に連続して送信し，異なる圧電素子でエコーの受信を行う．したがって，位置情報は持たないが，超音波の連続波線上のすべての血流情報を得ることができる．心臓弁の逆流や狭窄部位の血流速計測などの高速血流の計測が可能である．

表 7.2 ドプラ法の種類と特徴

種類	連続波ドプラ法	パルス波ドプラ法	カラードプラ法
送受信方法	一方向に連続波を送受信 送受信は別々の圧電素子で行う	一方向にパルス波を送受信 送受信は同一の圧電素子で行う	多方向にパルス波を送受信 送受信は同一の圧電素子で行う
位置情報	なし[1]	あり[2]	あり[2]
特徴	高速血流の計測が可能 連続波線上のすべての血流情報を得てしまう	低速血流の計測に有用 特定部位の血流計測が可能 Bモードと同時にリアルタイム表示が可能	異常血流の発見に有用 断面の血流情報が可視化できる Bモードと同時にリアルタイム表示が可能

1) 連続波は，切れ目なく連続的に超音波を送受信するため，位置情報が得られない．
2) パルス波は，パルスとパルスの間に間隔があるため，超音波が返ってくるまでの時間から反射源までの距離を得ることができる．

7.3.7　パルス波ドプラ法　pulsed wave doppler（PWD）

　パルス波ドプラ法では，超音波の送受信をBモード→ドプラ→Bモード→ドプラと交互に行い，断層像とドプラ情報を交互に取得している（時間分割スキャン）．パルス波ドプラ法の画面表示は，Bモード表示と身体の断層像上でサンプルボリューム（SV）を合わせた部位についてのFFT（高速フーリエ変換 fast Fourier transform）波形で構成される．血管などの部位にSVを合わせるとその部位の流速を観察できる．FFT波形は，横軸が時間，縦軸が流速であり，基線の上側に表示されるものがプローブに向かってくる流速，逆に下側に表示されるものがプローブから遠ざかる流速を示し，最大流速，最低流速，平均流速，拍動指数，抵抗指数などの計測を行うことができる．
　パルス波ドプラ法によって，総頸動脈の血流を観測した例を図7.10に示した．総頸動脈の血流は，流速が周期的に変化する拍動流（収縮期は血流が速く，拡張期は遅い）を示していることがわかる（図7.10, FFT波形）．パルス波ドプラ法では，断層像を見ながら自由に目的の部位の血流を観察することができる．

7.3.8　カラードプラ法　color doppler imaging（CDI），color flow mapping（CFM）

　パルス波ドプラ法ではSVを合わせた部位についてのドプラ情報を取得していたが，カラードプラ法では多方向に超音波を送受信し，ドプラ情報を取得する．カラードプラからは4つの情報〔方向・平均流速・分散（乱れ具合）・パワー（反射強度）〕が得られ，これらを組み合わせた速

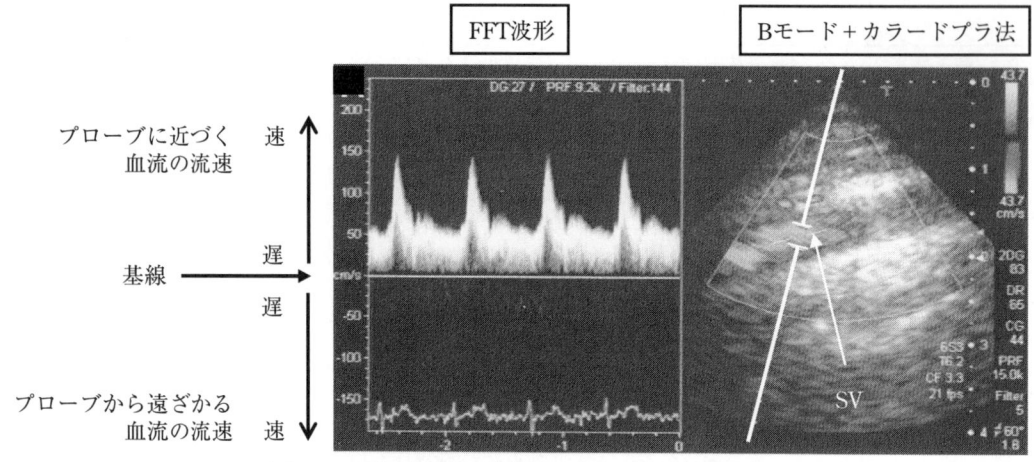

図7.10 総頸動脈の血流のパルス波ドプラ表示

SV：サンプリングボリューム
（写真：遠田栄一，佐藤 洋 編（2004）超音波エキスパート1 頸動脈・下肢動静脈超音波検査の進め方と評価法，p.26，図11A，医歯薬出版より引用）

度表示・分散表示・速度分散表示・パワー表示によって血流に応じたカラー表示を行う．このカラー表示をBモード断層像に重ねてリアルタイムの観察に用いることができる．カラードプラ法はさまざまな血流観測に利用できるので，異常血流の位置や範囲の把握，流速を測定する部位を決めるときに役立つ．

図7.11には右頸部縦断像を例にしてカラードプラの表示方法を比較した．

速度表示（図7.11A，巻頭にも掲示）では，血流方向を赤青（プローブに近づく血流を赤，遠ざかる血流を青）で色分けし，血流速度を色相あるいは明度の変化で表している．速度表示は，遅い血流を観察でき，乱れの情報を必要としない腹部や表皮の血流観測に用いられる．

速度分散表示（図7.11B，巻頭にも掲示）では，血流方向を赤青で，速度を彩度で表示する．流れの乱れ具合に応じて緑を加える．したがって，乱れが多い箇所では赤が黄色に，青が青緑で表示され，異常な血流が明るく見やすく表示される．弁狭窄や逆流では血流の乱れが大きく方向も入り混じっているため，黄色や青緑が混ざったモザイク像が観察される（図7.12，巻頭にも掲示）．心臓の弁狭窄や逆流・短絡流などの異常血流は高流速で乱れの大きいものが多いので，速

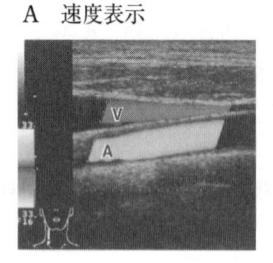

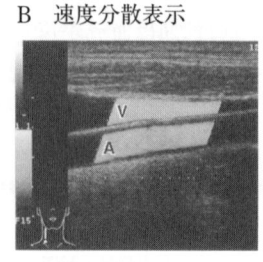

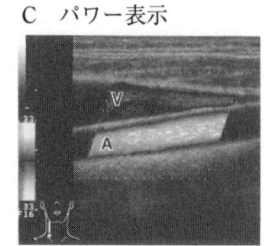

図7.11 右頸部縦断像のカラードプラ表示

A：頸動脈，V：頸静脈
（遠田栄一，佐藤 洋 編（2004）別冊超音波エキスパート1 頸動脈・下肢動静脈超音波検査の進め方と評価法 p.26，図12，医歯薬出版より引用）

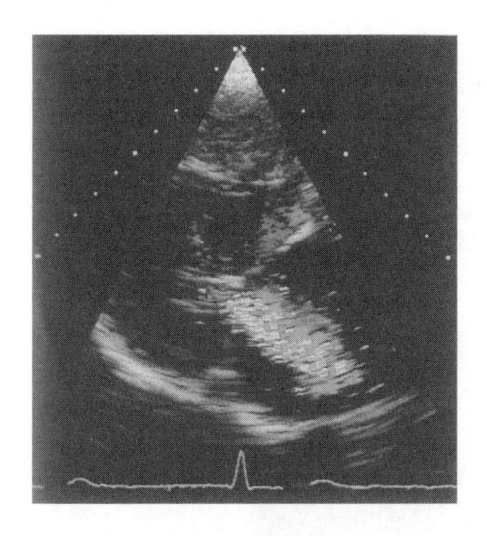

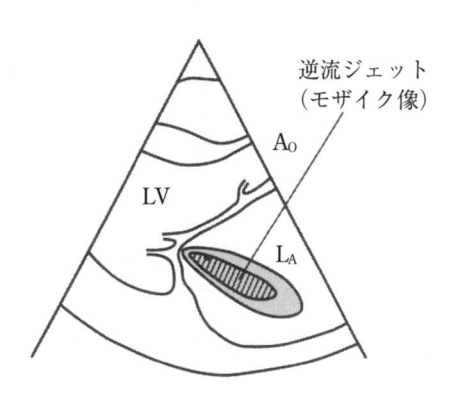

図 7.12　僧帽弁閉鎖不全症のカラードプラ法（左室長軸像，拡張期，速度分散表示）
心臓内の僧帽弁が完全に閉鎖できず，左心室に流入した血液が，左心房に逆流していることがわかる．L_A：左心房，LV：左心室，A_O：大動脈
（下条文武，齋藤　康　監修（2003）ダイナミック・メディシン 3, 図 11.D.6, 西村書店より引用）

度分散表示が用いられる．

　パワー表示（図 7.11C，巻頭にも掲示）は，ドプラシフトしたエコーの量（血管内の反射源である血球の量に依存）を基に血流を表示した画像であり，血管の太さや血流量でパワーが強いほど明るく表示される．パワー表示は速度表示に比べ血流検出感度が高く，血管の走行，細い血管の血流を調べるのに有利であるため，腹部，末梢血管の血流観測に用いられる．しかし，パワー表示では血流方向はわからない．

7.3.9　アーチファクト

　超音波の反射や屈折により，実際には存在しない像が表示されることをアーチファクト（虚像）といい，画像診断の妨げとなる場合がある．アーチファクトの成因としては，多重反射，サイドローブ，グレーティングローブ，鏡面現象，レンズ効果，スライス幅などがあるが，超音波の入射角，プローブの位置・角度・圧迫強度を変えてさまざまな断層を観察して対処することができる．しかし，これらの対処方法は検査をする医師，術者の技術や経験への依存が大きい．

　一方，アーチファクトの一種であるコメットサイン（図 7.13 矢印：強いエコーの後方に彗星のように尾を引くエコー）は胆嚢腺筋腫症に見られる特徴的な所見であり，アーチファクト自体が診断に役立つこともある．

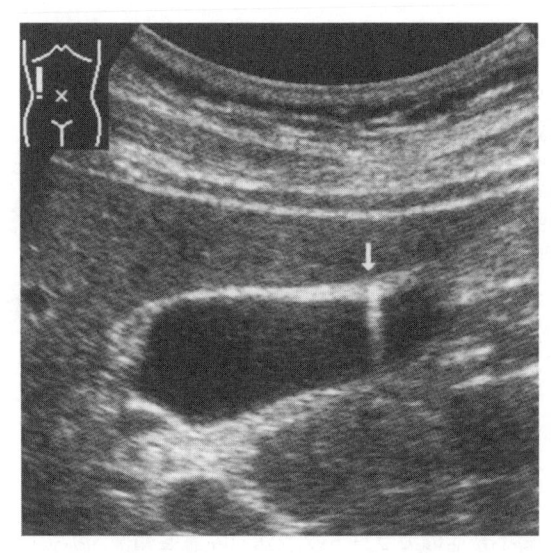

図 7.13　コメットサインの例
(遠田栄一, 谷内亮水 編 (2004) 超音波エキスパート 2 腹部超音波スクリーニング―見落としをしないコツ, p.63, 図 26, 医歯薬出版より引用)

7.4　超音波診断用造影剤

　臨床応用されている超音波診断用造影剤にはガラクトース・パルミチン酸混合物, 注射用ペルフルブタンがある. それぞれの有効本体（造影源）は, パルミチン酸で安定化された微小気泡（マイクロバブル）やペルフルブタンマイクロバブルである. 空気は血液や生体組織との音響インピーダンスの差が大きいため, 照射された超音波はマイクロバブルの表面で効率よく反射散乱し, 血管が造影できる. ガラクトース・パルミチン酸混合物は静脈内あるいは子宮腔内投与され（動脈内投与は行わない）, 心エコー図検査・ドプラ検査・子宮卵管エコー図検査における造影に用いられる. 注射用ペルフルブタンは肝腫瘍性病変の造影に用いられ, 静脈内投与されたマイクロバブルの一部は細網内皮系（肝臓ではクッパー細胞）に取り込まれる. 投与後 5〜10 分以降において, 細網内皮系を有さない腫瘍と正常組織のコントラストを増強すること, 腫瘍の存在診断を可能にする.

7.5　超音波の生体への影響

　超音波検査は非侵襲的検査であり, 人間にとって安全と考えられる範囲の弱い超音波を使用している. したがって, X線検査, CT, 核医学検査で問題となる放射線被曝がないといった利点

がある．しかし，強い超音波は結石破砕，超音波メス，白内障の治療などにも応用されるように，超音波の強さおよび照射時間で生体への影響は大きく異なる．超音波診断装置の超音波出力は，米国超音波医学会や日本超音波医学会の見解を基に，FDA（米国食品医薬品局）やJIS（日本工業規格）において厳しく規定されている．

　超音波の影響を表す指標として，MI（Mechanical Index）とTI（Thermal Index）がある．MIは超音波が生体に及ぼす機械的衝撃に対する指標であり，体液内に溶け込んでいる気体が超音波による圧力変化で気体になるなど，生体組織に悪影響を及ぼすキャビテーションcavitationの発生程度を表す．TIは超音波が生体に及ぼす発熱作用に対する指標であり，生体組織の温度が1℃上昇するのに必要な超音波に対する現在の超音波の比で表す．MI値とTI値は，超音波診断装置のモニター画面などに表示されるので，検査技師はこの値をみて超音波の強さを判断することができる．MI値やTI値は，それぞれ1.0以下が安全使用範囲とされている．

　FDAではALARA（As Low As Reasonably Achievable）の原則に従い，「検査が十分に行える必要最小限の超音波出力を使用し，できるだけ短時間で検査する」ように指導している．

パワースペクトルを利用したノイズ解析法と電気化学検出HPLCへの利用

　超音波診断法の章において周波数frequencyがでてきました．このコラムでは，著者の研究の一部に周波数を取り扱った内容がありましたので，紹介します．

　著者の専門分野である分析化学において，感度に優れた分析方法の開発は，関心事のひとつです．すなわち，どれだけ薄い濃度の測定対象物質を測定できるかが勝負になります．感度を上げるためには，当然，測定対象物質由来のシグナルを高くできれば達成できますが，測定時における装置や外部由来のノイズを低減することによっても可能です（図7.14）．

　そこで，ノイズの原因を特定できたり，ノイズの大きさを客観的に評価できる解析法は，ノイズの低減を行うために有用であると考えました．一般に機器ノイズは$1/f$揺らぎ（fは周波数）を示すことから，ノイズの解析法としてパワースペクトルを利用しました．パワースペクトルとは，ノイズの周波数とその周波数におけるノイズの振幅の二乗（パワースペクトル密度，PSD）の関係を表したグラフです．

　図7.15Aには電気化学検出HPLCから得たクロマトグラムのベースラインを示します．これより，ノイズの大小はおおまかに比較できますが，ノイズの規則性を見つけることは困

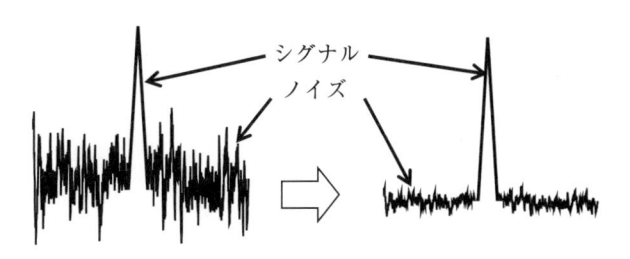

図7.14　ベースラインノイズの低減の模式図

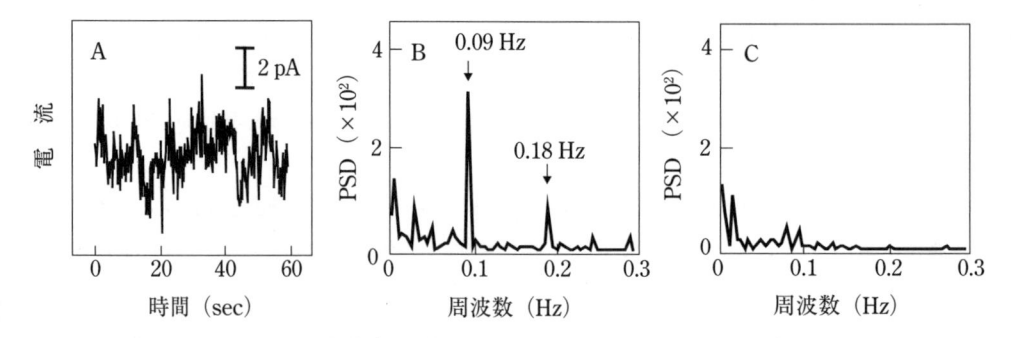

図 7.15　ベースラインノイズ（A），パワースペクトル（B），流路にダンパーを組み込んだ HPLC のベースラインのパワースペクトル（C）

難です．フーリエ変換によって得られるパワースペクトルによれば，ノイズの周波数依存性がわかる上に，PSD でその大きさを客観的に評価できました．図 7.15A のベースラインには，0.09 Hz と 0.18 Hz の周期的なノイズが含まれていることがわかりました（図 7.15B）．このノイズは，HPLC の送液ポンプのストローク量，移動相の流速から計算して求めた脈流ノイズの周波数と見事に一致しました．そこで，脈流除去装置であるダンパーを HPLC の流路に組み込んだところ，このノイズが著しく軽減することを確認できました（図 7.15C）．他にストローク量の小さいポンプの使用もノイズ低減に有効でした．

　以上のようにパワースペクトルを用いたノイズ解析法は，ノイズの小さい条件を容易に検討することができました．また，これを日常的にモニターすることで装置の日常管理にも有用であると考えられます．

第8章 内視鏡

　内視鏡は日本で発達した診断技術で，唯一直接に患部の観察が可能な画像診断法である．

　内視鏡検査は，胃や大腸などの消化器官を連想させるが，実際はさまざまな臓器に適用される（図）．そのため，各臓器あるいは検査目的に応じて多くの器具が開発されている．最近では，観察だけでなく，内視鏡下での治療（がんの摘出などの手術・止血・投薬・胆石の粉砕や除去）も盛んに行われており，検査機器というよりも治療機器として認識されている観さえある．

　本章では，内視鏡およびその周辺器具を紹介するとともに，各臓器による診断内容について簡単に解説した．

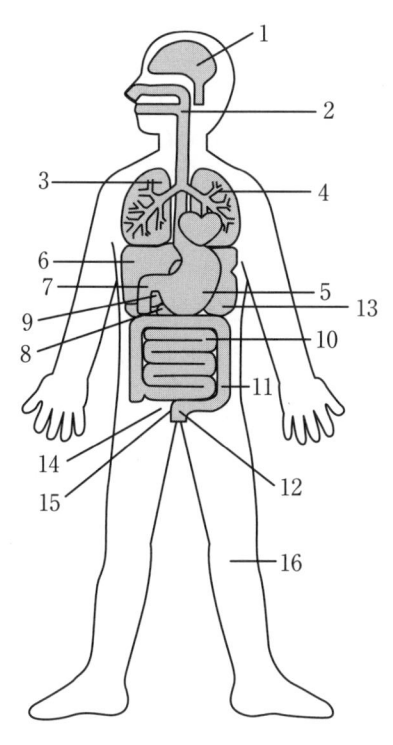

1. 脳内用スコープ
2. 耳鼻咽喉用スコープ
3. 胸腔鏡（ソラコスコープ）
4. 気管支用スコープ
5. 上部消化管汎用スコープ
6. 腹腔鏡（ラバロスコープ）
7. 十二指腸スコープ
8. 膵管鏡
9. 胆道鏡
10. 小腸内視鏡
11. 大腸用スコープ
12. 直腸鏡

＜泌尿器科用＞

13. 経皮的腎盂鏡（パークテイニアスネフロスコープ）
14. 膀胱尿道鏡・尿管（ウレテロレノスコープ）

　　前立腺切除鏡（レノゼクトスコープ）

＜産科・婦人科＞

15. 子宮鏡（ヒステロスコープ）

　　羊水鏡（アムニオスコープ）

　　骨盤腔鏡（クルドスコープ）

16. 関節鏡

はじめに

　日本の医学・工学が協力して作った世界に誇る画像診断法の1つが内視鏡診断である．内視鏡は，がんの早期発見や直接体内の患部を治療するのに欠かせない医療機器である．現在の内視鏡は，さまざまな臓器に適応できる機能をもっているが，その原型は，胃カメラと呼ばれ（現在でも使用している），胃がんの早期発見のための機器として，東京大学医学部附属病院分院の医師とオリンパス光学の共同研究により日本で開発されたことはあまり知られていないのかもしれない．胃カメラ開発に向けての目標は，1) 患者に苦痛を与えないこと，2) 超小型で性能の良いカメラを作製すること，3) 管が柔軟で円滑に人間の喉に挿入でき，危険がないこと，4) 短時間で鮮明で，診断に耐えうる画像を撮影できること，の4点であった．現在では，これらの4点に加え，染色機能・洗浄機能・患部の除去機能などが加えられるとともに，映像はコンピュータに取り込まれ，さまざまな画像処理ができるばかりでなく，インターネットを通じて離れた場所から診断や治療ができるようになっている．さらに，体内に導入して自動で動き回り撮影できる，まるで昔のSF映画であったようなことが行われようとしている．

　最近の内視鏡進歩は著しく，かつてのような肉体的苦痛は大幅に少なくなった．さらに，染色機能をもち患部のみを特異的に染色する薬剤を注入できるようになっているので，そのままでは判断が難しい病変を早期（患部が小さい時）に発見することができる．さらに，カメラだけでなく，その先端には電気メスを装備しており，検査と同時に患部の除去も行うことができる．大腸や胃の内視鏡検査では，被検者もテレビ画面を通じて患部の状態を自分で確認することも可能である．このことは，後の治療方針を決定する際，被検者の納得を得るのに極めて有効であると思われる．実際，手術を行う前に，ポリープなのかがんなのかを自ら目で確認できるということは医者のみならず患者にとっても有益なことである．

　ここでは，最新の内視鏡について，その機能と適応症状について簡単に説明する．テレビでもよく報道されるように内視鏡は日々進歩している．その機能を活かすためには医師に高度の技術が必要であり，内視鏡の検査・治療を受ける際には経験豊かな医療機関を選ぶことが大切である．

8.1　内視鏡の原理・構造

　現在，内視鏡検査・治療に使用されているものは原理的に，電子スコープとファイバースコープの2つに分類できる．これらは構造的（鉗子口，送気・送水など）にはほとんど同じで，画像の作り方が異なっている．電子スコープは映像を電気信号として取り入れるので，テレビモニタで観察することができる．そのため，次のような利点・効果がある．

[利点]
・多人数で観察・診断できる
・作業内容をモニタできる
・画像を保存・再生できる
・画像管理や画像修正が容易である

[効果]
・スタッフの教育に適している
・スタッフ相互の協力・介助が可能
・患者に説明できる
・診断ミスを防ぐことができる

一方，ファイバースコープはカメラでの映像を1人で観察し，画像処理もできないが，電子スコープに比べ径を細くすることができ，以下の利点がある．

[利点]
・細い臓器の検査に適している（胆管，膵管，気管支など）
・システムが簡素で病棟やクリニックでの検査に適している

内視鏡スコープには検査部位に応じて，1) 上部消化管内視鏡，2) 下部消化管内視鏡，3) 十二指腸内視鏡，4) 胆道鏡，5) 気管支鏡などがある．
よく使用される上部消化管内視鏡と下部消化管内視鏡の選択のポイントを次にまとめる．

上部消化管内視鏡
a.　直視型　　　　通常観察に最適　　　　　　使い勝手がよく，挿入性良好
b.　側視型　　　　胃・十二指腸の精密検査　　　使いこなすのには経験が必要
c.　斜視型　　　　通常観察，精密検査　　　　万能型

下部消化管内視鏡
a.　標準型　　　　通常の検査
b.　細径型　　　　腹部手術後の患者，痩せた患者，小児，腸管狭窄のある患者
c.　硬度可変式　　標準型，細径型の長所を併せもつ万能型

8.1.1 電子スコープの構造

実際の電子スコープは図8.1の写真のようになっており，大きく操作部（医師が操作する部分）と挿入部（体内に挿入する部分）とに分かれている．操作部にはセミディスポーザブル鉗子栓とスコープコネクタが接続されている．挿入部の先端部は図8.2のような構造になっており，光源装置より送られた光はスコープコネクタを介して先端部に送られ患部を照らす．CCD (charge coupled device, 半導体映像素子) カメラはその反射光を電気信号に変換してビデオシステムに送る．取り込まれた映像はTVモニタに映されると同時に電子情報としてコンピュータに保存される．鉗子チャンネルには，目的に応じて鉗子口から挿入されたさまざまな処置具が出される．

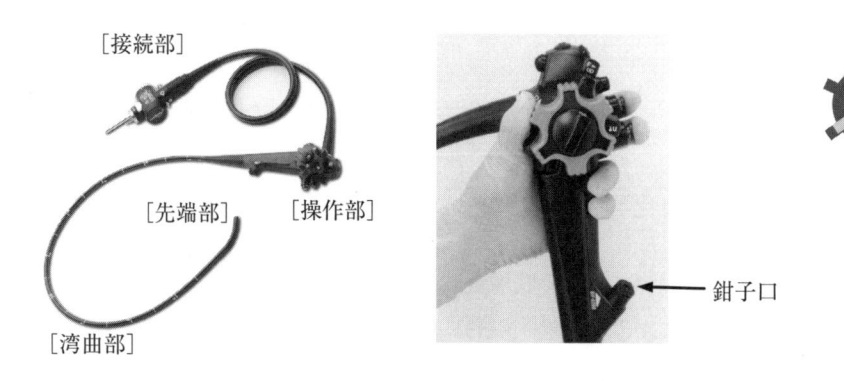

図 8.1　電子スコープの構造
（オリンパス提供）

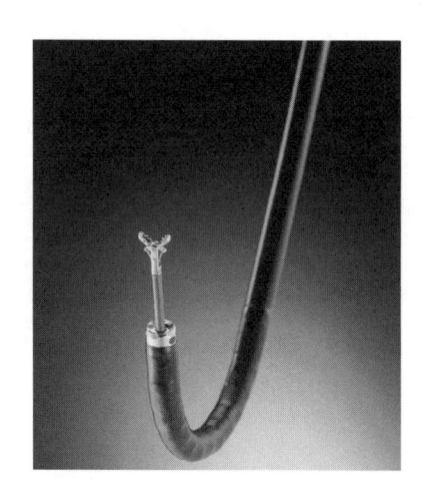

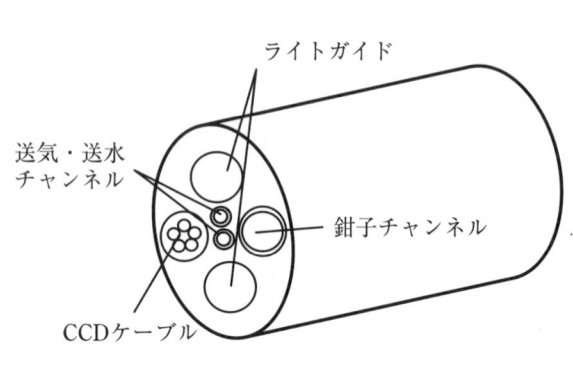

図 8.2　挿入部の先端部の構造
（オリンパス提供）

8.1.2　ファイバースコープの構造

　ファイバースコープの基本構造は電子スコープとほぼ同じで，大きな違いは接眼部を覗くような構造になっていることである．最近は，ファイバースコープで得た映像を電気信号に変えてモニタに映す機器も開発されているが，基本的に1人で観察する．ファイバースコープは電子スコープのCCDカメラの代わりに，8ミクロン（μm）程度の極めて細いグラスファイバーを数万本束ねたものを使用している．髪の毛が約80ミクロン（μm）であることを考えればどれくらい細い繊維であるかが想像できると思う．光源部からの光が患部を照らし，その反射光を1本のファイバーが捉え接眼部に送る．数万本のファイバーより送られた光の集合が，接眼部で画像として観察される．つまり，ファイバースコープの画像は極めて小さい画像の集合体であり，グラスファイバーが破損すると光が到達せず，黒い点となってしまう．使用期間が長くなると黒い点が増えてくるのがファイバースコープの欠点である．

8.1.3 湾曲部の構造

湾曲部はなるべく自由にさまざまな方向に曲がる必要がある．そのため，多数のリング上の部品が連結した構造になっており，その中にはアングルワイヤーが通っている．このワイヤーはアングルノブとスコープ先端に固定されていて，アングルノブを回すとワイヤーが引っ張られスコープが曲がる仕組みとなっている（図8.1）．アングル解除ノブはアングルを固定，あるいは，フリーにするために使用される．

8.1.4 鉗子口の構造

鉗子口はスコープ内部の鉗子チャンネルまでつながっており，治療や処置が必要なときは，ここから器具を挿入する（図8.1）．チャンネルは特殊な柔らかいチューブでできているので，変形した鉗子や鋭利な器具を通すと破損する．また，異物が詰まると修理費が高いので（時には数十万円）注意を要する．

8.1.5 鉗子台の構造（図8.3）

後に説明する斜視型スコープや側視型スコープは，鉗子チャンネルの先端に鉗子台が取り付けられている．操作部の鉗子起立ノブを操作することで鉗子台が動くようになっている．

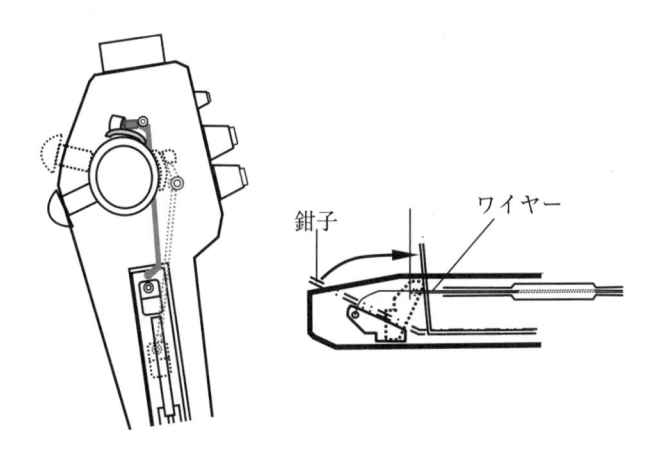

図 8.3　鉗子台の構造

8.1.6 吸引の方法

スコープコネクタには吸引口金があり，吸引チューブが接続できる．内視鏡検査時に，観察臓器にたまった水や空気などは，鉗子チャンネルを利用して取り除く．図8.4に示したように吸引

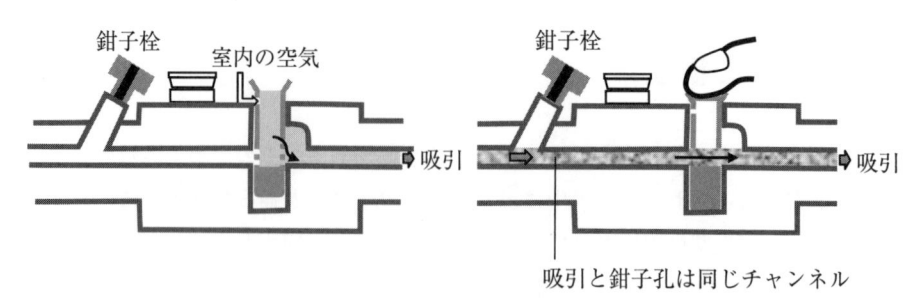

図 8.4　吸引の方法

ボタンを押し込むと，吸引チューブとチャンネルが接続され，管腔の内容物が吸引される．

8.1.7　送気・送水の方法（図8.5）

　スコープコネクタには送水口金があり，これは送水タンクに接続されている．スコープ操作部にある送気・送水ボタンを操作することで送気と送水の操作をすることができる．このボタンを指でふさぐとスコープ先端から空気が出て，臓器に空気を送り込むことができる（送気）．さらに，ボタンを押し込むと送気系の回路が閉じ，その結果，送気圧が送水タンクの圧力を上げ，タンク内の水が押し出されてスコープ内を通り，スコープ先端より水が出る．送水は主に対物レンズの汚れを洗浄するために行う．

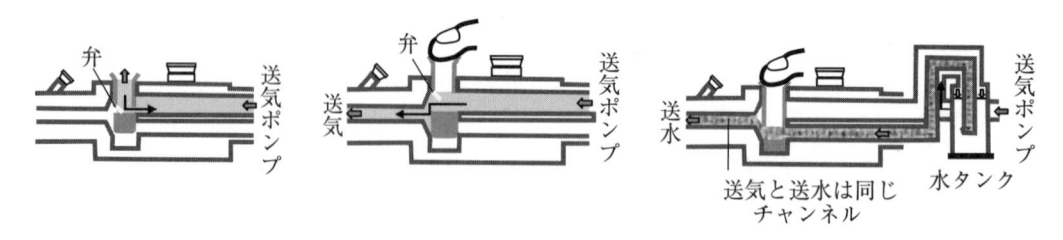

図 8.5　送水・送気の方法

8.2　内視鏡スコープの種類と選択

　内視鏡スコープは先端の形状によって，直視型スコープ，側視型スコープ，斜視型スコープの3種類が，また，スコープの大きさにより標準型スコープと細径型スコープの2種類がある．さらに，スコープの固さを調整できる硬度可変式スコープがある．これらは，検査目的や病変部位，また，患者の状態によって適切な選択をする必要がある．ここでは，これらの内視鏡スコープの特徴について解説する．

8.2.1 上部消化管内視鏡

先端部分の形状の違いにより，1) 直視型スコープ，2) 側視型スコープ，3) 斜視型スコープの3種類が使用される．これらは上部消化管の検査に使用されるが，その視野は大きく異なるので目的に応じて選択することが大切である．

1) 直視型（前方視型）スコープ（図8.6 (a)）

スコープの先端に前向きにレンズが取り付けられていて，正面を観察するのに適している．挿入性がよく，非常に使いやすいので，食道・胃・十二指腸の通常観察では最も使用頻度が高い．しかし，精密検査の基本は病変を正面から捉えることであり，胃体部など，病変を正面から捉えることが困難な場合は，精密検査において他のスコープを用いることがある．スコープの太さは標準型（10 mm 程度）と細径型（7～9 mm）がある．

2) 側視型スコープ（図8.6 (b)）

スコープの側面にレンズがあり，スコープの側面方向にある病変を正面から捉えることができる．使い勝手や挿入性は直視型に劣り，使いこなすためには経験が必要である．胃や十二指腸は管状の構造をしており，直視型スコープより病変を正確に捉えることができるので，精密検査に限って使用することが多い．一方，食道はほとんど観察できない．

3) 斜視型スコープ（図8.6 (c)）

レンズが斜めを向いているので，前方も側方もある程度正面に捉えることができ，直視型と側視型の欠点を補う中間型といえる．側視型の不適な食道も観察することができ，通常観察と精密検査のどちらにも使用できる．

4) 2チャンネルスコープ

鉗子口が2個装着してあり，粘膜切除術などの処置に使用される．先端部の形状により直視型と斜視型がある．

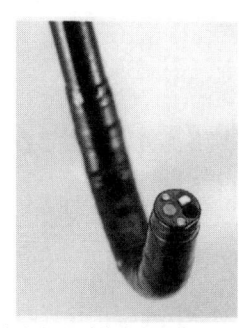

(a) 直視型(前方視型)スコープ　　(b) 側視型スコープ　　(c) 斜視型スコープ

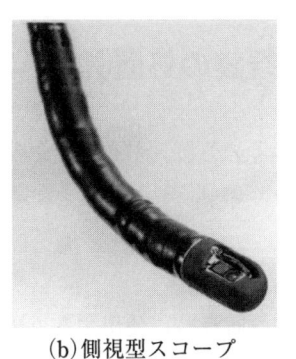

図8.6　上部消化管内視鏡
（オリンパス提供）

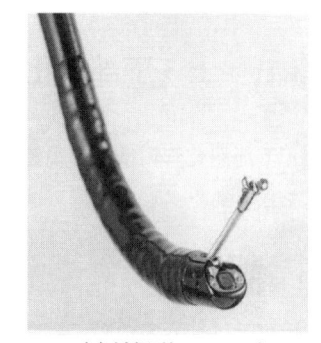

8.2.2 下部消化管内視鏡

下部消化管内視鏡は，先端部の形状は基本的に直視型であるが，スコープの径には標準型（約13 mm）と細径型（約11 mm）に加え，スコープの硬さを変えることができる硬度可変式スコープがある．一般に，内視鏡の径が細く柔らかいほど被検者の苦痛は軽くなるが，挿入に熟練が要求される．また，病変の表面を拡大して表面構造を詳細に観察できる拡大内視鏡も普及してきている．

8.2.3 その他

上部消化管の内視鏡検査では直視型スコープが使用されることが多いが，膵がんの診断や胆道系の治療のため，内視鏡的逆行性胆道膵管造影 endoscopic retrograde cholangio-pancreatography（ERCP）を行う場合では，十二指腸乳頭部を正面視する必要があり，主に側視型スコープを使用する．

胆道鏡は細径化が必要なので直視型ファイバースコープが使用され，経皮経肝的に胆石を除去する場合，術前・術後の診断や術中の処置などで適用される．

気管から気管支に至る呼吸器系の観察には気管支鏡が使用される．気管支鏡には胆道鏡同様，細径化が要求され，主にファイバースコープが使用されていたが，最近電子スコープも使用されている．気管支鏡は消化管内視鏡に比べ操作部の構造はシンプルで左右アングル，送気・送水機能などは備えていない．

8.3 内視鏡に必要な処置具

内視鏡検査・治療にはさまざまな処置具や周辺機器がある．ここでは上・下部消化管内視鏡および，胆・膵領域（ERCP）で必要な処置具について説明する．

8.3.1 上・下部消化管内視鏡の処置具

上・下部消化管領域の内視鏡には多くの処置具が必要である．以下に各処置に応じて必要な処置具をまとめた．ここでは，これら多くの処置具と用途を簡単に説明する．

1) 生検鉗子（図 8.7）

生検鉗子は検査のために組織の採取を行う時に使用する．種類としては，上部消化管内視鏡用，下部消化管内視鏡用，小腸用などがあり，通常，先端に針が付いていて組織を十分採取できるようになっている．ただし，被検者に出血傾向が認められる場合は，針のない鉗子を使用する．

第 8 章　内視鏡　*113*

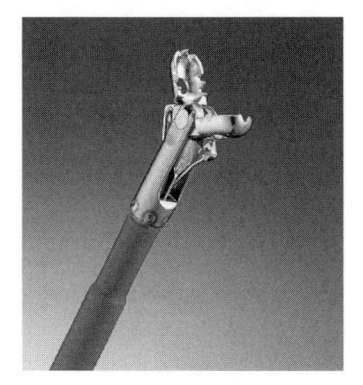

図 8.7　生検鉗子
（オリンパス提供）

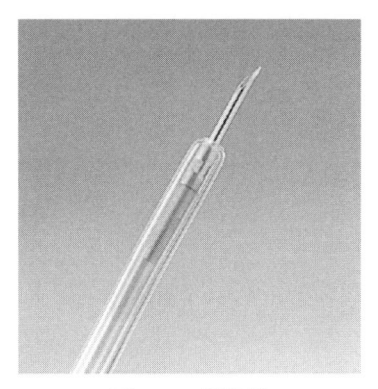

図 8.8　局注針
（オリンパス提供）

2) 散布チューブ

散布チューブは，管腔内に色素（インジゴカルミンやルゴールなど）や止血剤などの薬剤を散布する際に使用する．

3) 局注針（図 8.8）

止血針は消化管壁内に薬液を注入する際に使用する．止血処置の他，内視鏡的粘膜切除，食道静脈瘤に対する硬化療法などが該当する．写真の先端の針は手元において簡単に操作でき，外から針を出し入れすることができる．内視鏡の内部で針を出しっぱなしにすることは避ける．

4) クリップ・クリップ鉗子（図 8.9）

クリップをクリップ鉗子の先端に装着して使用する．クリップには止血用と病変の目印として使うマーキング用があり，それぞれ先端の形が少し異なっている．また，長さの違うロングクリップやショートクリップなどがあり，用途・状況に応じて使い分ける．

5) スネア（図 8.10）

輪になった部分を病変に引っ掛けて，高周波灼熱装置で病変を切除する．輪の形状はさまざまな種類があり，病変の大きさや部位に応じて使い分ける．ポリープ切除術（ポリペクトミー）や

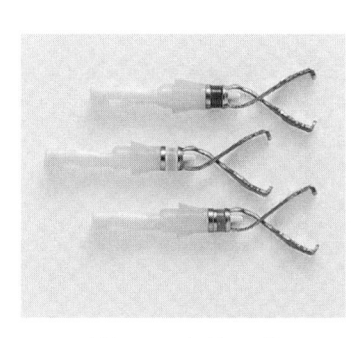

図 8.9　クリップ
（オリンパス提供）

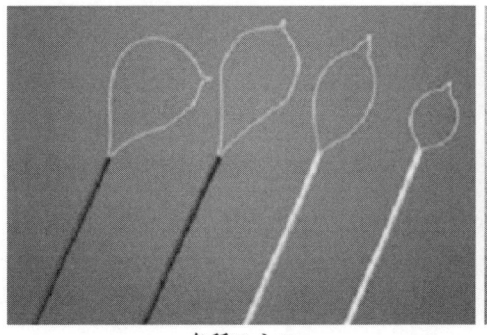

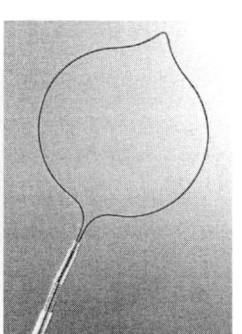

各種スネア　　　　　留置スネア
図 8.10　スネア・留置スネア
（オリンパス提供）

内視鏡的粘膜切除術（EMR）などの内視鏡的治療の際に使用する．

6）三脚
ポリペクトミーやEMRの際に切除した病変の回収に使用する．

7）把持鉗子
先端部分の長さの違うものがあり，使用目的により使い分ける．EMRや異物除去などに使用する．

8）バスケット鉗子（図8.11）
バスケットの中に回収物を取り込み，鉗子を閉めて保持・回収する．異物除去やポリペクトミー時の病変回収に使用する．

9）アスピレーションムコゼクター
内視鏡の先端に装着するフード部分とスネアを通すチューブ部分からなる．チューブ内にスネアを通し，フードに巻き付けるようにして使用する．主にEMRの際に使用する．

10）留置スネア
茎の太い有茎性ポリープを切除する際，その基部を絞るために使用する．そうすることで出血する危険が少なくなる．術後，体内に残った留置スネアは自然に脱落，便中に排泄される．

11）フード（図8.12）
使用目的や内視鏡の種類に応じてさまざまな大きさ・形状のものがあり，内視鏡先端に取り付けて使用する．上部消化管内視鏡ではEMRや鋭利な異物の除去の際に，また，下部消化管内視鏡では通常の検査時に装着することもある．

12）消化管拡張用バルーン
狭くなった消化管を広げるために使用する．鉗子口から直接挿入するタイプと，ガイドワイヤーを用いるタイプに分類できる．バルーンは種類ごとに最高耐圧が決まっている．そのため，圧

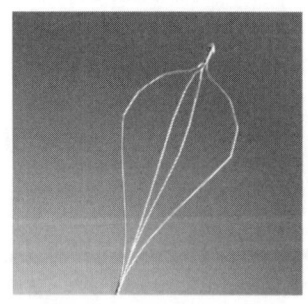

図8.11 バスケット鉗子
（オリンパス提供）

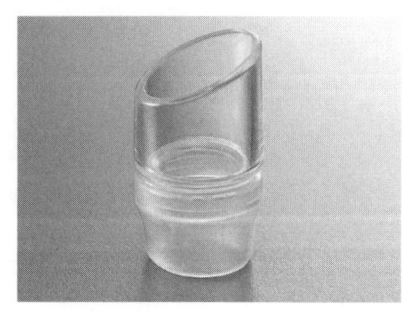

図8.12 フード
（オリンパス提供）

測定用のポンプもしくはシリンダーをバルーンの注入口に接続して圧を測定しながら使用する．

8.3.2 胆・膵領域（ERCP）の処置具

　先にも述べたように，内視鏡的逆行性胆道膵管造影（ERCP）では，主に側視型十二指腸スコープを使用して，十二指腸乳頭を正面視して処置を行う．造影検査のみの場合は造影カテーテルだけが必要だが，閉塞性黄疸や総胆管結石症などでの症例において内視鏡的胆道ドレナージや結石粉砕を行うケースではさまざまな処置具が必要である．胆・膵領域（ERCP）の処置具について簡単に解説する．

1) 造影カテーテル（図 8.13）
　胆管あるいは膵管の造影を行う際に使用する．カテーテルの先端の形状には，丸く鈍なもの，先細り状のもの，透視で容易に確認できるように金属を配したものなどさまざまな種類のものがある．

2) ガイドワイヤー
　挿入したカテーテルが抜けてしまうと，その後の再挿入は極めて困難になる．そこでいったんガイドワイヤーを留置し，そのガイドワイヤーに添わせてさまざまな用具を挿入する．例えば，造影に加え，内視鏡的乳頭括約筋切開 endoscopic sphincterotomy（EST）やステント挿入といった治療的 ERCP を行う場合は，カテーテル先端を胆管，あるいは膵管の中まできちんと挿入する必要があるのでガイドワイヤーを使用する．

3) バルーンカテーテル（図 8.14）
　精密検査で使用され，胆管用と膵管用がある．バルーンを膨らませることにより胆管あるいは膵管が密閉され，細部まで精密な写真を撮影することができる．また，バルーンを胆管内で膨らませて結石を取り出す胆管結石除去の際にも使用される．

4) パピロトミーナイフ（図 8.15）
　内視鏡的乳頭括約筋切開（EST）に用いる電気メスで，通常型とプレカット型がある．通常型

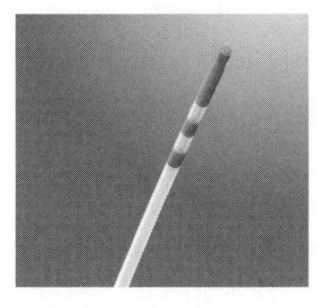

図 8.13 造影カテーテル
（オリンパス提供）

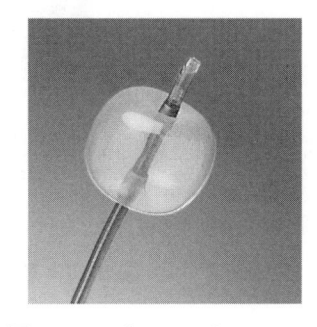

図 8.14 バルーンカテーテル
（オリンパス提供）

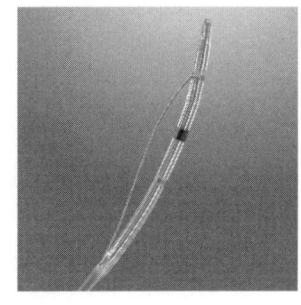

図 8.15 パピロトミーナイフ
（オリンパス提供）

はカテーテルの途中に通電ワイヤー部分が付いていて，ワイヤーに通電することで十二指腸乳頭の切開ができる．また，プレカット型は，胆管・膵管内へのカニュレーションが困難な場合，入り口部を一部切開してカニュレーションを容易にするために使用する．

5）チューブステント

ピッグテイル型（両端が豚の尾の形）とストレート型に大別される．ピッグテイル型の利点はステントが全部胆管または膵管内に入ってしまうこと（迷入）や十二指腸側に抜けてしまうこと（逸脱）の防止に有効である点である．ストレート型は挿入が容易である．悪性腫瘍や結石などが原因で，肝臓で作られた胆汁が腸管内に排出されなくなる閉塞性黄疸において，内視鏡的に内瘻化（胆汁が腸管内に流れるルートの確保）をする場合に使用する．

6）経鼻的ドレナージチューブ（図 8.16）

経鼻的胆道ドレナージ endoscopic naso-biliary drainage（ENBD）と経鼻的膵管ドレナージ endoscopic naso-pancreatic drainage（ENPD）がある．ENBDでは胆管内にチューブ先端部を留置し，胃・食道経由で鼻から体外にチューブを誘導する．長所は閉塞が疑われる場合は洗浄などを行うことができることである．しかし，被検者が腕に引っ掛けたりして抜けやすいことや，長期の留置は苦痛を生じることなどの欠点がある．結石などを原因とする化膿性胆管炎など治療上，排液の性状・量などを調べる必要がある場合には，内視鏡により体外に胆汁をドレナージするために使用する．

7）結石把持用バスケット鉗子（図 8.17）

内視鏡的に胆管内に結石を除去する際に使用する．バスケット鉗子で胆管内の結石を把持し，そのまま引き抜くことにより結石を取り出す．結石が大きく摘出が困難な場合は，機械的砕石具や緊急用砕石ハンドルを用いる．

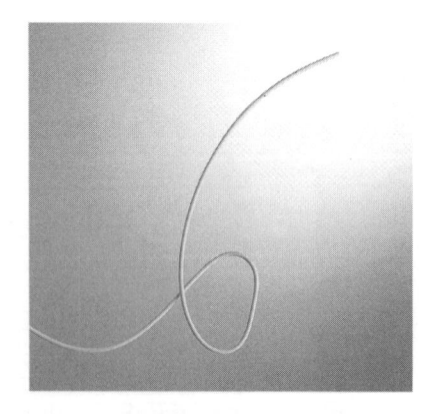

図 8.16　経鼻的ドレナージチューブ
（オリンパス提供）

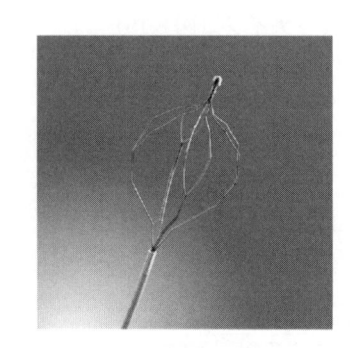

図 8.17　結石把持用バスケット鉗子
（オリンパス提供）

8.4 内視鏡の装置および周辺機器

　内視鏡は，胃カメラと呼ばれていたファイバースコープと接眼部のカメラによる撮影するものから，電子スコープと小型カメラを内蔵した電子内視鏡スコープに変わってきている．このことにより，従来の検査・診断だけでなく止血，腫瘍切除，結石除去など内視鏡的外科処理が行えるようになった．ここでは，電子内視鏡スコープ装置のシステムと周辺機器について解説する．

　電子内視鏡装置システムはモニタ装置，カメラ操作ユニット，光源装置，フィルムカメラ装置およびカラープリンタ装置により構成されている．その他に，データの保存・管理のための内視鏡画像ファイリング装置がある．

1) モニタ装置（図8.18）

　内視鏡では画像の質が重要なので高解像度のブラウン管モニタが使用されている．

　カメラ操作ユニット：電子内視鏡スコープの仕組みはデジタルビデオとよく似ている．先端にはCCDカメラが装着されている．CCD素子は赤，青，緑の光の三原色を電気信号に変換してカメラ操作ユニットに送る．そこで各色の信号を合成，映像化してモニタに映し出す．消化管の組織の色を正確に映し出すためにはホワイトバランスの調整が必要である．その他にも，色調調整や輪郭調整，スコープ操作部にある操作ボタンの動作設定などを行う．操作において注意する点は，スコープの脱着は電源オフの状態で行うことと，水滴などがかからないようにすることである．

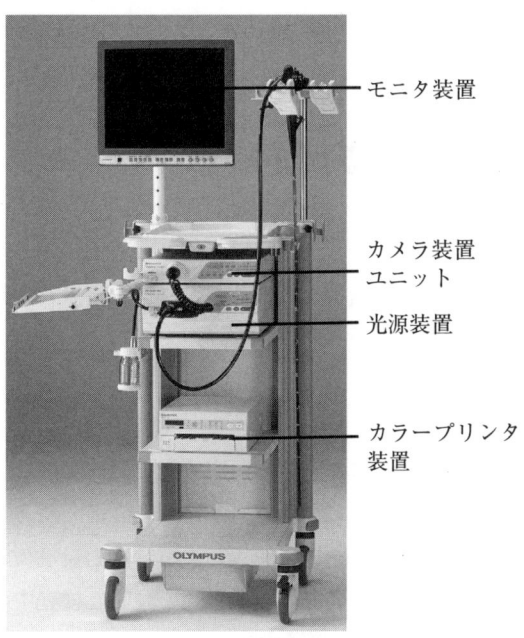

図 8.18　電子内視鏡装置システム
(オリンパス提供)

2）光源装置

　光源には明るく自然光に近いキセノンランプが用いられる．また，送気・送水のための空気ポンプも光源装置に内蔵されている．電子内視鏡では照度を自動で調整するための自動調光機構が付いている．光源装置では温度上昇を防ぐために冷却ファンが作動しているので空気取込み口が紙などでふさがれていないことを確認する．

3）フィルムカメラ装置

　モニタに表示された画面と同じ画像を写真に撮る装置で，フィルムは特殊な形状をした16 mmと一般カメラ用と同じ35 mmのものがある．内視鏡では16 mmのフィルムがよく使用される．カメラ自体は比較的簡単な作りになっているが，臨床の現場では破損や故障が起こることがあるので，予備を常備するようにする．

4）カラープリンタ装置

　フィルムの場合，現像から写真として仕上がるまでに数日を要するので，施行中の内視鏡画像をその場でプリントアウトするために使用する．被検者への説明やカルテ作成に非常に便利であり，必須の装置である．

5）内視鏡画像ファイリング装置

　ネットワークを構築して画像を保存・管理するシステムで，画像ファイリング端末と画像サーバ（画像管理装置）で構成する．このシステムは画像の保存だけでなく，患者IDや氏名などの患者基本情報，検査日，行った手技なども保存できる．さらに，保存している画像の閲覧や，他の記録媒体にコピーして持ち出すこともできる．そのため，高価な装置ではあるが，非常に有用性の高いシステムである．

8.5　各手技に用いる周辺機器

　電子内視鏡では検査・診断に加え，治療も行うことができ，治療目的に応じてさまざまな周辺機器がある．ここでは，周辺機器について解説する．

1）超音波内視鏡観測装置

　先端に超音波探触子を備えた内視鏡スコープを超音波内視鏡観測装置に接続して，超音波内視鏡検査（EUS）を行う．また，ミニチュアプローブという径の細い超音波探触子は，鉗子口から挿入することができ，通常の内視鏡スコープを使用して超音波内視鏡検査を行うことができる．超音波内視鏡検査は検査時間が長くなるので，被検者への説明と検査中の励ましなどに気を付けることが重要である．

2）高周波灼熱装置

　スネアから生体組織に高密度の電流を流すと，スネアの周辺が高熱となる．その熱を利用して，腫瘍組織やポリープを切除・凝固することができる．凝固・切開・混合の3種類のモードがあり，目的に応じて使い分ける．電流の流し方には流した電流を被検者の身体に貼付した対極板を通して回収するモノポーラスネアとスネアの一方から流した電流を反対側のスネアで回収する（対極板は不要）バイポーラスネアの2種類がある．高周波灼熱装置はスネアを接続してポリトミーや粘膜切除術を行ったり，パピロトミーナイフを接続して内視鏡的乳頭括約筋切開術の際に使用する．

3）アルゴンプラズマ凝固装置

　イオン化したアルゴンガスを利用して高周波電流を流し，組織を焼灼・凝固する．プローブを組織に接触させなくても組織の焼灼・凝固が可能である．また，プローブの正面と側面の組織に適用できることや浅く均一に凝固できることも利点である．そのため，止血処理や腫瘍性病変の焼灼・凝固に有効で，消化管内視鏡，気管支鏡，手術室などで幅広く使用されている．

4）ヒータープローブ

　ダイオードを内蔵したプローブを病変に押し当て，そこから発せられる高熱（最高250℃）で病変を焼灼する．これには送水機能を装備されており，病変部分を洗浄することもできる．熱量と送水量は調整することができ，目的に応じて使い分ける．

5）レーザー装置

　主に，早期がんの治療に使用されるが，高価な装置なので，設置されている機関が限られている．内視鏡で使用されるレーザーは生体組織に比較的深く入り，凝固・止血作用に優れている装置が用いられることが多い．レーザー装置は200ボルトの電源が必要であることや，大型になることが欠点であり，最近では100ボルトの電源が使用できる小型の半導体レーザーも使用されるようになった．レーザーは非常に高いエネルギーをもっているため，目の損傷を防ぐために介助者も含めて防護メガネを着用しなければならない．

6）バイタルサインモニタ

　内視鏡検査・治療では，ブスコパンなどの副交感神経遮断薬を前投与されることが多く，また最近では精神的な安定を保つため，セルシンなどの向精神薬を使用することも増えている．内視鏡を行っている間，被検者は会話ができないので，血圧や脈拍などバイタルサインを的確に把握する必要がある．心疾患に既往のある被検者の場合は心電計も必要になる．

7）透視装置

　気管支鏡や内視鏡的逆行性胆道膵管造影（ERCP）では，被検者の体位の変化などにより観察したい部分がずれるので，最適な画像を得るためにX線透視装置が必要になる．X線を照射しながら内視鏡の微妙な操作を行うケースも多く，医療従事者への長時間被曝に注意する必要があ

る．透視は必要最小限にとどめ，必要に応じてX線遮断板を使用する．

8.6 超音波内視鏡検査（EUS）

　通常の体外式超音波検査は簡単で安全，かつ極めて有効な臨床検査法であるが，消化管や肺などの空気を含む臓器や骨などには目的の部位まで超音波が届かないため診断が難しい．超音波内視鏡検査 endoscopic ultrasonography（EUS）は内視鏡スコープの先端に超音波探触子を設置し，内視鏡下で超音波検査を行う方法である．もともと，膵臓の超音波診断のために開発されたが，現在では臓器別専用機の開発や超音波ビデオ内視鏡，超音波ドプラ機能，超音波映像下穿刺機能，三次元表示機能などが備え付けられ，臨床用途が広くなっている．

　EUSは通常の内視鏡検査では直接観察できない消化管壁内の病変，腫瘍の深い部位，あるいは消化管外の情報を得ることができる．したがって，通常の内視鏡検査では，診断が困難な場合や，EUSの情報が治療方針の決定に有効と思われる疾患に用いられる．表8.1にEUS検査が適している疾患をまとめた．

表 8.1　EUS 検査が適用される主な疾患

消化管	粘膜下腫瘍，がん・悪性リンパ腫，食道動脈瘤，炎症性腸疾患
胆道・膵臓	がん，腫瘍性疾患，胆嚢炎，慢性膵臓炎，胆石，膵石，膵胆管合流異常

　EUS検査の際の前処置は上部消化管内視鏡検査と同じで，検査当日の絶食，消泡剤の内服，キシロカインによる咽頭麻酔，鎮痙剤の筋肉注射を行う．また，被検者の苦痛を軽減するため，セルシンやドルミカムなどの鎮静剤を静脈投与することも多い．鎮静剤の使用にあたっては，年齢や体格に応じた投与量の調節，検査中のモニタリング（SaO_2，血圧，脈拍），呼吸抑制の出現などの状態観察，検査終了後の安静などに留意する．

　EUSでは，病変の大きさや内部の性状，さらに周囲臓器との関連が評価できる．正常消化管壁は5層構造（20 MHzの細径プローブでは9層）になって観察される．これと病変部位の映像を比較して，どの層まで浸潤しているかが判断できる．粘膜下腫瘍のように病変が壁内に存在し，通常の内視鏡下生検で腫瘍組織の採取が困難なケースにおいて貴重な判断情報を得ることができる．EUSから発展した超音波内視鏡ガイド下穿刺法 EUS-guided fine needle aspiration biopsy は，超音波・CTガイド下の従来の体表面からの組織生検に比べ安全な上に，小さな病変や先の方法では到達できない縦隔病変の組織を採取することができる．精度の高い各種画像診断で確定診断がつかず，組織診断により治療方針が決定される病変が検査対象となり，消化管粘膜下腫瘍，縦隔や腹部の腫大リンパ節，膵やその周囲の腫瘍性・嚢胞性病変，少量の胸腹水などに使用される．

　水が貯留しやすい胃の検査では，内視鏡下で病変部位までスコープを進め，脱気水で満たす脱気水充満法を，また，水が貯留しにくい食道や十二指腸では，バルーン内に脱気水を注入し，病変部に密着させるバルーン密着法を用いる．一方，胆嚢・胆管および膵臓は通常の内視鏡では到

達できないので，胃あるいは十二指腸に脱気水を充満させて観察する．最近では胆管や膵管に直接細い径のプローブを挿入して行う超音波検査 intraductal ultrasonography (IDUS) も行われ，膵胆道系疾患への利用が期待されている．

8.7 色素法と生検法

　内視鏡診断では病変をそのまま観察する方法の他に，病変部を色素で染色して観察する色素法と内視鏡下，病変の一部を取り出し，組織レベルで観察する生検法がある．色素法と生検法は消化器内視鏡診断にとって欠かせない方法であり，これにより診断をより正確に行うことができる．
　色素法で使用する色素剤は部位や病変によりさまざまな色素を使い分ける．また，観察法にも使用する色素剤の性質に応じて，コントラスト法（色素剤：インジゴカルミン），染色法（色素剤：トルイジンブルー，メチレンブルー），反応法（色素剤：ルゴール，クリスタルバイオレット），蛍光法（色素剤：フルオレスチン，アクリジンオレンジ），血管内色素投与法（色素剤：インドシアニングリーン）がある．色素剤には毒性が報告されているものもあり，なるべく少量を使用し，検査終了後はすみやかに内視鏡で吸引除去する．
　生検法は内視鏡下，病変の一部を切除し，組織レベルで診断する方法で，腫瘍の良性・悪性の診断も生検の結果で判断するので，現在の内視鏡診断には欠かせない重要な検査法である．生検では多少とも出血を伴うので肝硬変，血液透析，血液疾患など出血傾向のある場合や，ヘパリン，ワーファリン，バファリンなど出血を助長する作用のある薬剤を使用している場合は注意を要する．生検に必要な器具としては，病変の部位や状態に応じた生検鉗子を使用し，採取した組織片は乾燥する前に固定液（通常は10％ホルマリン）の入った生検瓶に入れる．この際，採取部位や採取順番を間違えないように注意する．生検における偶発症のほとんどは出血であり，止血を確認してから検査を終了するようにするとともに，術後の血便や黒色便，あるいは立ちくらみやふらつきなどの貧血症状がないかを確認することが大切である．

8.8 内視鏡検査の手順

　内視鏡検査には準備が必要なため，事前予約が必要になる．予約時には内視鏡検査の受診の確認はもとより，どのような検査なのか，どのような準備が必要なのか，検査当日の手続きや来院時の注意点についてわかりやすい言葉で説明することが大切である．次に，検査開始前には，何の検査を受けるか確認し，検査の進め方と注意事項を説明する．また，前処理の方法と注意点や副作用と薬剤に対する問診などを行う．主な検査の準備と前処理の要点には次のようなことがある．検査台に案内した後，入れ歯を外す，衣服を緩める，体位を整えるなどの準備をしてもらう．また，検査中の注意点として，身体の力を抜きリラックスすること，自分勝手に動かないことな

122　第2部　臨床機器分析

どの注意に加え，上部消化管検査では検査中は声を出すことができなくなるので意思表示の方法を確認することが必要になる．

　検査終了時には，飲食，薬剤の副作用，色素の影響などを説明するとともに，検査結果の説明方法や事務手続き，自宅での急変時の連絡方法などを伝える．飲食に関しては，通常は検査が終われば可能となるが，上部消化管内視鏡検査では咽頭麻酔の影響が残るので時間を置くようにする．特に高齢者や体力の低下した被検者では誤嚥を生じる可能性があるので慎重を期すように促す．生検，粘膜切除術や止血など出血を伴う治療や処置を行った場合は，その程度により食事内容や時期が変わるので検査医の確認をする．抗コリン剤などの鎮痙剤を使用した場合，被検者に目の見え方を確認し，目の焦点が合っていないことを自覚して，その影響が残ることに注意を促す．特に，車の運転は回避するように指導する．色素剤としてインジゴカルミンを使用すると，一時的に青色の尿が出るので，驚かないように説明することが大切である．検査においてはできるだけ情報を提供することが大切であるが，被検者によっては詳しい説明がかえって不安を大きくすることもあり，その時々で個別に対応する柔軟性も要求される．

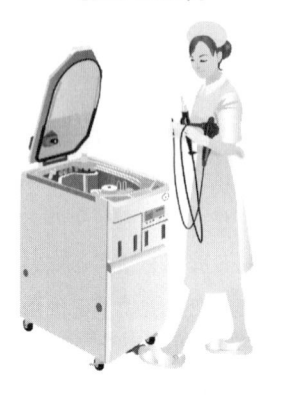

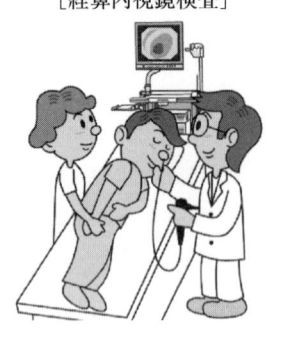

［洗浄と消毒］　　　　　　　　［経口上部内視鏡検査］

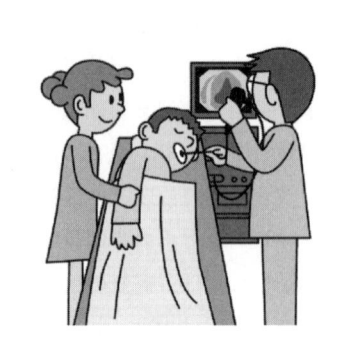

［経鼻内視鏡検査］　　　　　　［大腸内視鏡検査］

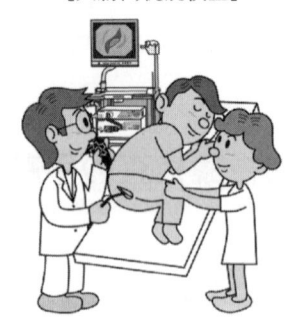

図 8.19　内視鏡検査
(オリンパス提供)

8.9 内視鏡診断と治療

8.9.1 食道の診断と治療

　食道の疾患として，食道炎，食道静脈瘤，食道がん，食道粘膜下腫瘍がある．食道炎には酸性の胃内容物が食道内に逆流して起こる逆行性食道炎の他，ウイルスやカンジダなどの感染，放射線照射や熱湯の嚥下など物理的刺激によるものや酸・アルカリや薬剤など化学的刺激によるものがある．内視鏡的治療法としては，異物摘出術，止血術，食道静脈瘤の破裂に対する予防的治療や食道がんには粘膜切除術（EMR）を行う（図8.20）．また食道狭窄に対しては，食道拡張術やステントの挿入を行う．

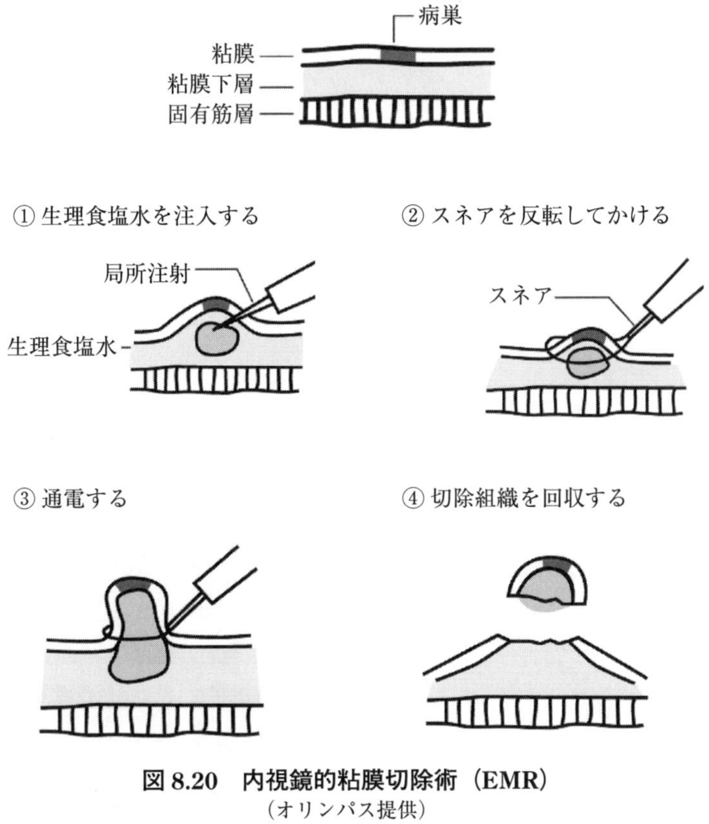

図 8.20　内視鏡的粘膜切除術（EMR）
（オリンパス提供）

8.9.2　胃の診断と治療

　胃の疾患には，胃炎，胃潰瘍，上皮性腫瘍，非上皮性腫瘍などがある．胃炎には急性胃炎，慢性胃炎の他，薬剤性や感染性，アレルギー性などのものもある．急性胃炎の止血処理が必要なこともある．胃潰瘍はよく見受けられる症状で，活動期，治癒期，瘢痕期がある．時として，消化管出血や穿孔などの合併症を併発していることがあるので注意する必要がある．上皮性疾患には，良性の過形成性ポリープ，胃底腺ポリープや腺腫が，また，悪性では胃がんがある．非上皮性腫瘍として，平滑筋腫，脂肪腫，リンパ管腫などの良性のものと，悪性の悪性リンパ腫，平滑筋肉腫，カルチノイド腫瘍などがある．胃炎と胃潰瘍の治療には，症状に応じた内服治療が主となるが止血処置の行うこともある．またポリープや腫瘍の場合は，内視鏡的切除を行う（図 8.21）．

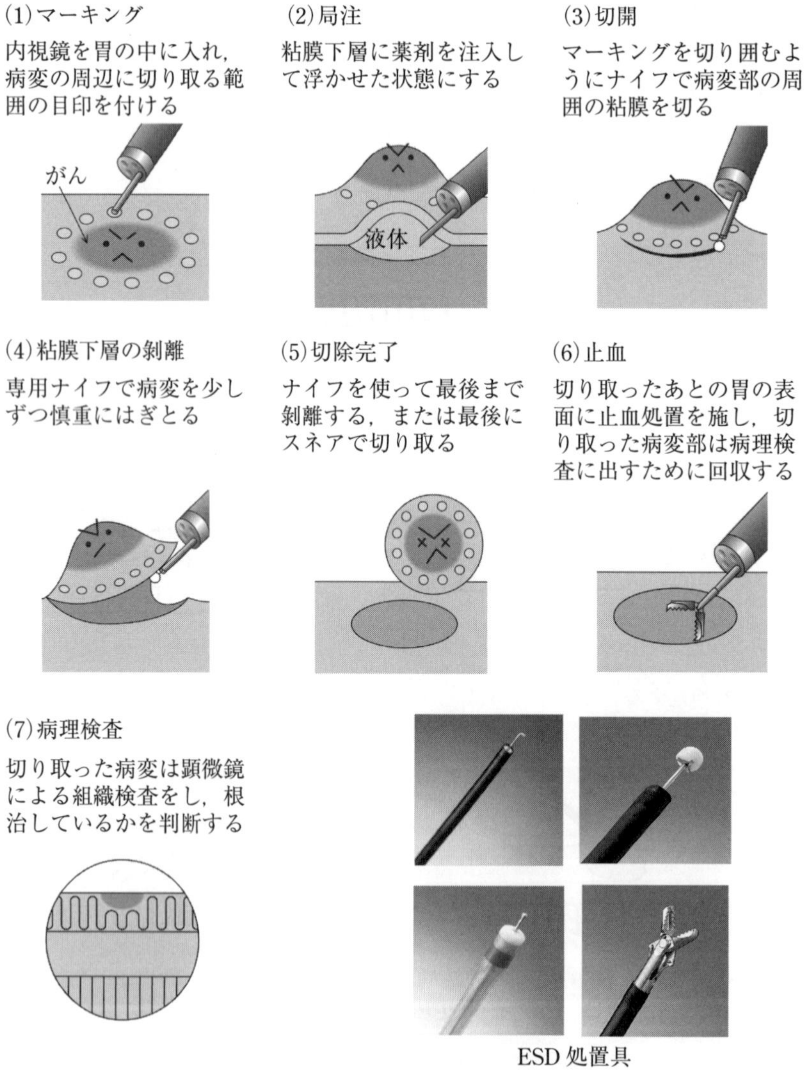

(1) マーキング
内視鏡を胃の中に入れ，病変の周辺に切り取る範囲の目印を付ける

(2) 局注
粘膜下層に薬剤を注入して浮かせた状態にする

(3) 切開
マーキングを切り囲むようにナイフで病変部の周囲の粘膜を切る

(4) 粘膜下層の剝離
専用ナイフで病変を少しずつ慎重にはぎとる

(5) 切除完了
ナイフを使って最後まで剝離する，または最後にスネアで切り取る

(6) 止血
切り取ったあとの胃の表面に止血処置を施し，切り取った病変部は病理検査に出すために回収する

(7) 病理検査
切り取った病変は顕微鏡による組織検査をし，根治しているかを判断する

ESD 処置具

図 8.21　内視鏡的粘膜下層剝離術（ESD）
（オリンパス提供）

8.9.3 小腸の診断と治療

小腸の疾患には腺がん，悪性リンパ腫，間葉系腫瘍（GIST）などの腫瘍疾患やクローン病，感染性腸炎，虚血性腸炎など，家族性大腸腺腫症，若年性ポリポーシス，Peutz-Jeghers症候群などの消化管ポリポーシスがある．その他，出血を伴うものとして消化管出血（血管異形成や静脈瘤）や消化管アミロイドーシスがある．小腸がんは大腸がんに比べ，検査が行われることが少なく，発見時には進行がんのことが多く，外科的治療が行われる．炎症性疾患の場合は薬物投与が主となるが，腸閉塞や穿孔，大量出血では外科的手術が，腸管狭窄では内視鏡的バルーン拡張術が行われる．

8.9.4 大腸の診断と治療

大腸は長さ170 cmにも及び，内視鏡診断の有効性が発揮される臓器である．大腸には数多くの疾患があるが，内視鏡で診断できるものは，大きく炎症性疾患と腫瘍性疾患に分類できる．

炎症性疾患では重症の場合，内視鏡検査の前処置等の刺激により重症化することがあるので注意を要する．治療法は薬物治療が主となり，副腎皮質ステロイド，アミノサリチル酸製剤などが使われる．腫瘍性疾患は粘膜上皮から発生する上皮性腫瘍と粘膜上皮以外の構成細胞（主として粘膜下層以下の深部）に発生する非上皮性腫瘍に大別できる．

大腸疾患の治療に内視鏡は威力を発揮し，腫瘍切除術（ポリープ切除術，粘膜切除術），止血術，狭窄拡張術（バルーン拡張術，経肛門的イレウスチューブ留置術），異物除去術などに適用される．

表8.2 大腸内視鏡検査で認められる主な疾患

炎症性疾患	潰瘍性大腸炎，クローン病，感染性腸炎，偽膜性大腸炎，薬剤起因性大腸炎，虚血性大腸炎，ベーチェット病，全身性エリテマトーデス
腫瘍性疾患	上皮性腫瘍（良性：腺腫，過形成性ポリープなど，悪性：がん，転移性大腸がん） 非上皮性腫瘍（良性：カルチノイド，脂肪腫，筋原性腫瘍など，悪性：MALTリンパ腫，など）

8.9.5 胆嚢・膵臓の診断と治療

胆嚢・胆管，膵臓，十二指腸の検査には内視鏡的逆行性胆道膵管造影（ERCP）を行い，主としてレントゲン写真の結果を使用して診断を行う．ERCPの手技には熟練を要するが，直接的撮影であるので，肝機能障害などの影響が少なく，鮮明な所見を得ることができる．最近では，侵襲性の少ない核磁気共鳴胆道膵管造影 magnetic resonance cholangio-pancreatography（MRCP）を使用する施設もある．ERCP検査を行う代表的な疾患を表8.3に示す．

表 8.3　ERCP 検査を適用する代表的疾患

胆嚢・胆管	胆石症，総胆管結石症，肝内結石症，胆嚢がん，胆管がん，先天性胆嚢拡張症
膵臓	膵がん，膵管内乳頭粘膜性腫瘍，膵石症，慢性膵炎
十二指腸	乳頭部がん，急性閉塞性化膿性胆管炎

ERCP 検査中は十分な鎮静を保つ必要があるので，鎮静剤や鎮痙剤など多くの薬剤を準備しておく必要がある．ERCP に必要な薬剤の例を表 8.4 に示す．

表 8.4　ERCP に準備する薬剤

薬剤の種類（作用）	商品名
鎮静剤	ドルミカム，セルシン，ペンタジン
鎮痙剤	ブスコパン，グルカゴン
呼吸促進剤	アネキセート
止血剤	トロンビン
膵検査用薬剤	セクレパン

表 8.3 に記載したような胆嚢・膵臓に関する治療には，ERCP が使用されるが，膵仮性嚢胞では EUS ガイド下穿刺ドレナージが施術される．ERCP による治療を表 8.5 に示す．

表 8.5　ERCP を用いた治療

十二指腸乳頭部の切開と拡張 総胆管結石の摘出	EST（乳頭括約筋切開術），EPBD（乳頭拡張術）
胆管狭窄に対するドレナージ	ERBD（胆道ドレナージ術），ENBD（経鼻胆道ドレナージ術）
その他	ERPD（膵管ドレナージ術），ENPD（経鼻膵管ドレナージ術）

消化器内視鏡の中でも，ERCP は高い技術が要求されるばかりでなく，介助スタッフの協力が不可欠の術式である．加えて，偶発性の合併症が起こることが多いので知識とともに，技術の向上に努めることが大切である．

8.9.6　呼吸器の診断と治療

呼吸器系の内視鏡検査には気管支鏡検査 fiberoptic bronchoscopy / bronchofiberscope (FOB/BFs)，胸腔鏡検査，および縦隔鏡検査がある．これらに使用する気管支鏡には 2 種類あり，局所麻酔下で施術できる軟性内視鏡は，硬性内視鏡に比べ侵襲性が低く，呼吸器疾患の診断・治療に有用である．局所麻酔には，一般的にキシロカインが使用されるが，急性中毒に注意することが大切である．気管支鏡検査では，蛍光気管支鏡や超音波内視鏡を使用して病変の有無を観察することに加え，検体採取や細胞採取（細胞診），気管支肺胞洗浄などを行う．気管支鏡で起こり得る合併症には，前処置時のキシロカイン中毒の他に，出血，気胸，呼吸不全，不整脈，気管支痙攣，発熱，血痰や器具の洗浄・消毒の不備による院内感染などがある．

気管支鏡が適用される代表的な疾患を表 8.6 に示す．

表 8.6　気管支鏡が適用される代表的疾患

原　因	疾　患
悪性腫瘍	転移性肺がん，がん性リンパ管症，肺病変を伴う悪性リンパ腫
びまん性肺疾患	間質性肺炎，サルコイドーシス，好酸球性肺炎，過敏性肺臓炎
感染症	肺真菌症，気管・気管支結核，カリニ肺炎，サイトメガロウイルス肺炎
その他	肺胞タンパク症，塵肺，無気肺，気道異物，気道熱傷

　気管支鏡も使用した治療は，気道確保を目的としたものと，それ以外のものの2つに大別できる．気道確保を目的としたものには，喀痰の吸引，誤嚥された異物の除去，気管チューブ挿管のガイド，ステント挿入，気道出血の制御，レーザー照射，高周波スネア，薬物注入などがある．これら以外の目的としては，早期肺がんの治療，気管支肺胞洗浄，気胸・気管支胸膜瘻の加療などがある．早期がんの加療には，レーザーを照射する光線力学的治療（PDT）と気管支ファイバーを利用して放射線を照射する放射線療法（ブラキセラピー）がある．

参考文献

1) NHK プロジェクト X 制作班編：プロジェクト X 挑戦者たち (1)執念の逆転劇, NHK ライブラリー
2) 北村　諭：気管支ファイバースコピーの臨床（改訂第4版），南江堂
3) 日本消化器内視鏡学会卒後教育委員会編：消化器内視鏡ガイドライン 第3版, 医学書院
4) 中島寛隆, 長浜隆司, 幸田隆彦, 浅原新吾：ビジュアル基本手技 カラー写真で必ずわかる！消化器内視鏡—適切な検査・治療のための手技とコツ 3, 羊土社
5) 田中雅雄監修, 清水周次編：内視鏡検査・治療・ケアがよくわかる本, 照林社
6) 写真・図に関する資料は株式会社オリンパスより提供

第9章 MRI

　MRIはNMRから発達してきた医療診断機器で，原理はNMRと同じであり，特定の周波数のラジオ波を照射し，影響を受ける原子の核スピンの変化を測定する．MRIでは，主に^{1}Hにより得られた信号をフーリエ変換した後，コンピュータを用いて画像化して診断に用いる．身体のほとんどは大量の水分を含んでおり，^{1}Hを画像化することで人体を画像化できる．

　本章では，MRIの原理，機器，診断などについて神戸学院大学薬学部の道田隆先生に解説していただいた．

MRIの利点

- ラジオ波を使用しているので，X線を使用するCTや放射性同位元素を用いるPETに比べ安全であり，繰り返しの検査が可能．
- 画像コントラストがCTより高い．
- 骨によるアーチファクトが少ないので，脳底などの病変の描出に優れている．
- X線で評価の困難な，腰椎椎間板ヘルニアや靱帯損傷，肉離れ，骨軟部腫瘍などの診断に有効である．

MRIの欠点

- CTに比べ検査時間が長くまた装置が狭いので，被検者に肉体的・精神的苦痛を与える．
- 高磁場中で検査が行われるので，ペースメーカーやその他磁気に反応する金属が体内に埋め込まれている場合は，検査が受けられないことがある．
- 化粧品（マスカラ，アイラインなど）の中には磁性体を含む成分を含有していることがあり，画像の質を低下させるので，検査前に化粧を落とす必要がある．

はじめに

　MRI（magnetic resonance imaging）とは，核磁気共鳴という物理現象により体内の水素原子から発信される電波を捉えて画像（断層像）を作成する方法である．CT法と違い，エックス線による被曝の危険がなく，またPETや超音波診断法よりも詳細な画像が得られる．ただし，大きな音がしたり，診断に時間がかかるにもかかわらず体を動かしてはいけない等の欠点がある．

　MRI装置の外観はCT装置とよく似ていて，検査を受ける人はベッドに寝たままガントリーと呼ばれる中空の機械の中に入る．ガントリーの中は強力な磁場になっている．

　生体を構成する水，脂肪やタンパク質には多くの水素原子が含まれているが，水素の原子核は磁石としての性質をもっている．したがって，磁場の中に入ると水素原子核は磁力線の方向に向く．この状態を基底状態という．基底状態の水素原子核に特定の電波を照射すると水素原子核は電波を吸収して，反対側に向きを変える．この状態を励起状態という．励起状態の水素原子核は吸収した電波を放出しながら基底状態に戻る．励起状態から基底状態に戻ることを緩和するという．このときの電波を捉えて緩和時間を測定する．体液や組織の水素原子核は置かれている状態に応じて緩和時間が異なる．緩和時間の違いを元に画像を作成したのがMRI画像になる．MRIは非侵襲的な検査であるが，X線CTと異なり骨の影響を受けにくいので，頭部や脳脊髄の検査に威力を発揮する．

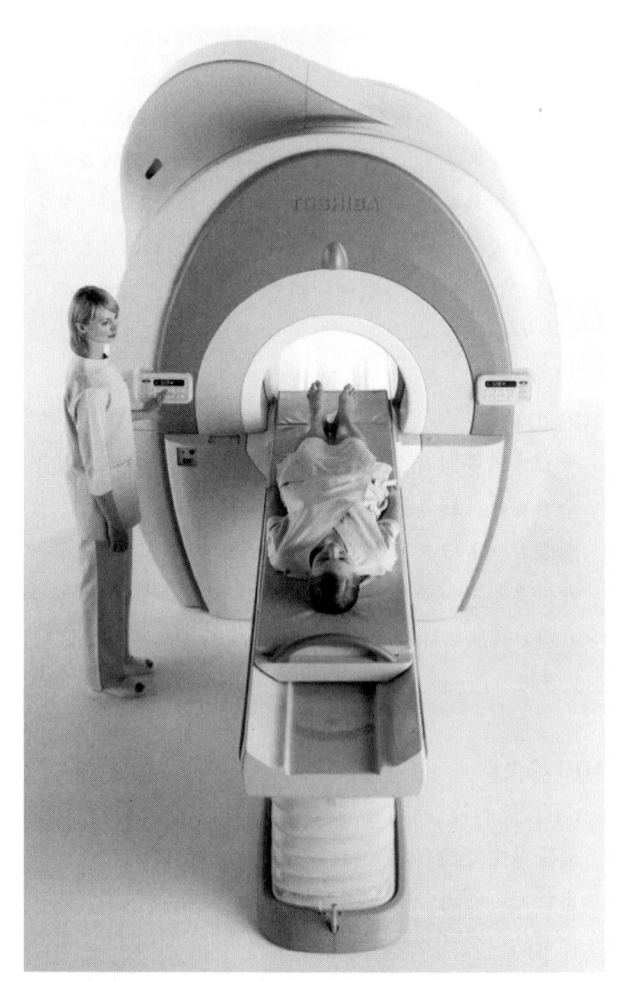

（Vantege F^2-Edition 東芝メディカルシステムズ㈱）

　正常組織と腫瘍組織では，緩和時間にわずかではあるが明らかに差のあることを見出したのはDamadianで，1970年代前半のことである．彼は外科手術で取り出した腫瘍組織または正常組織をサンプル管に詰めて核磁気共鳴装置で測定した．その後，Lautebarのアイデアによる傾斜磁場を用いることにより，非侵襲的に生体内の組織を直接測定できるようになった．

　MRIは現代の臨床医学において，早期診断や病態の把握に盛んに活用されている．

9.1 MRI の原理

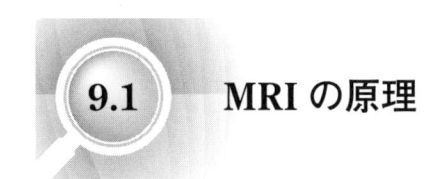

9.1.1 核磁気共鳴

核磁気共鳴現象について機器分析学等ですでに学んだ学生は，この節を読み飛ばしても問題はない．

生体は主に水やタンパク質や脂肪などで構成されているが，これらの分子には水素原子が多く含まれている．水素原子もまたマイナスの電荷をもった電子とプラスの電荷をもった水素原子核（プロトン，^{1}H）からなっている．この水素原子核は電荷をもったまま自転しているので，ちょうど小さな電磁石のような性質をもっている．磁石のS極からN極に向けて矢印（ベクトル）を引いて磁気双極子モーメント（または磁気モーメント）を表す（図9.1）．

これらの磁気双極子モーメントはそれぞれ思い思いの方向を向いて相互に打ち消しあっているので，生体が磁化する（磁石になる）ことはない．ただし，他の強力な磁石のつくる磁場（磁界，外部磁場）の中に入ると磁気双極子モーメントは，磁力線の方向に向く（**基底状態**）か，反対方向に向く（**励起状態**）か，の二つの方向しか許されない．すなわち横を向くことができなくなる．もちろん，磁力線の方向に向く磁気双極子モーメントのほうが安定でエネルギーの低い状態にある．また，磁気双極子モーメントは外部磁場（B_0）の磁力線の方向に比べ少し傾いており，磁力線の方向を軸（z軸）として回転している（**歳差運動**）（図9.2）．

この回転の周期は外部磁場の強さに比例し，**ラーモア周波数**として表される．

ラーモア周波数と同じ周波数をもつ電磁波を照射すると磁気双極子モーメントが電磁波を吸収し，反対方向に回転し始める．このことを「**励起させる**」という．

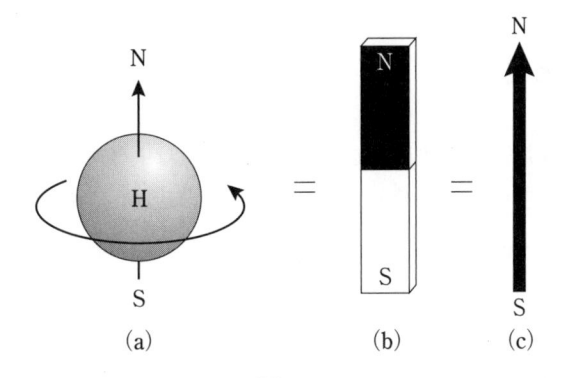

図 9.1
(a) スピンしている水素原子核と磁気モーメント
(b) 棒磁石
(c) 磁気モーメント

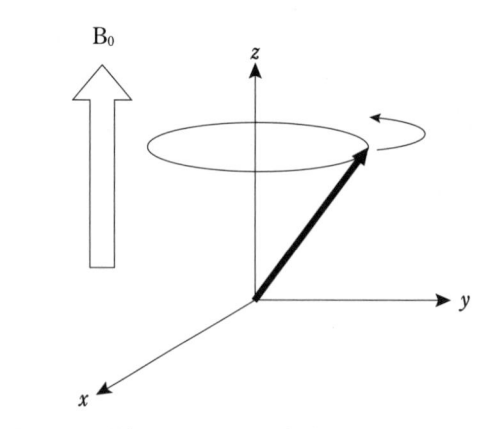

図9.2　磁気モーメント（➡）と外部磁場（⇨）

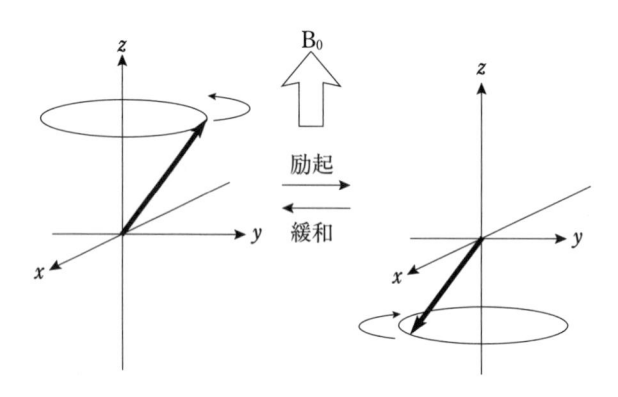

図9.3　励起と緩和

　励起した磁気モーメントは吸収した電磁波を放射し元の状態（基底状態）に戻る．この過程を**緩和**と呼ぶ．このように，磁場の中に水素原子を置きラーモア周波数と同じ周波数の電磁波を照射すると水素原子核はその電磁波を吸収した後，同じ周波数の電磁波を放出する．この現象を核磁気共鳴と呼ぶ．

9.1.2　巨視的磁化

　これまでは1個の水素原子核に注目して考察したが，次は人体を磁場に置いた場合である．磁気双極子モーメント（水素原子核と考えてもよい）は励起状態のものと基底状態のものの2種類に分かれるが，基底状態のもの，すなわち外部磁場（B_0）の磁力線の方向に向いた磁気双極子モーメントが反対方向を向くものよりも少し多くなる（ボルツマン分布）．
　磁力線の方向に向く磁気双極子モーメントが集まって一つの磁化（巨視的磁化）が生じる．ちょうど小さな磁石をいくつか集めると一つの大きな磁石として扱えるのと同じである．
　巨視的磁化も磁気双極子モーメントであり歳差運動を行い，核磁気共鳴現象を示すが，水素原子核の場合と少し様子が異なる．水素原子核の場合は励起すると磁気モーメントが180°反転するが，巨視的磁化の場合は吸収したエネルギー（電磁波）に応じた方向に向く．それまでとは全

く逆の方向に向けることもできる．これを，180°パルスを印加するという．

励起した巨視的磁化は吸収した電磁波を少しずつ放射しながら元の状態（基底状態）に戻ろうとする．この緩和過程において放出される電磁波を分析して画像にしたものがMRIの画像である．

9.1.3 傾斜磁場

MRIの磁石は巨大なもので全身がすっぽり入ってしまう．全身で1個の磁化を発生させているだけでは人体の断層図は得られないので，ボクセルvoxel（3次元の空間を格子状に小さく区切り，この区切られた一つ一つの区画をボクセルと呼ぶ）単位で測定するための工夫が必要であり，それが傾斜磁場である．すでに述べたように巨視的磁化が核磁気共鳴するためにはラーモア周波数に一致した電磁波を照射する必要があり，またラーモア周波数は磁場の強さに比例する．そこで磁場の強さに傾斜をつけると，励起周波数を変更することにより任意のボクセルで核磁気共鳴を起こすことができる．

9.1.4 緩和時間（T1，T2）

核磁気共鳴のシグナルはボクセル中の水素原子核の総量に比例するので，傾斜磁場を用いるだけでも断層図が得られる．しかし，人体においては水素原子核の密度分布の差はさほど大きくないので，コントラストの小さい画像しか得られない．そこで考えられたのが，緩和時間の差を用いることである．

緩和時間を考察する場合，巨視的磁化の磁気双極子モーメントを二つのベクトルに分割して行う．一つは静磁場の磁力線方向にz軸を設け，そのz軸上を伸び縮みするベクトル，もう一つはz軸に直交するxy平面上で回転するベクトルである．

前者のベクトルが基底状態に戻る過程を縦緩和または**T1緩和**（エネルギー緩和）といい，後者のベクトルが熱平衡状態（基底状態）に戻る過程を横緩和または**T2緩和**（位相緩和）と呼ぶ．水素原子核の置かれている環境によりT1，T2は大いに変化する．

巨視的磁化の励起状態においては，巨視的磁化を構成する個々の水素原子核も励起している．

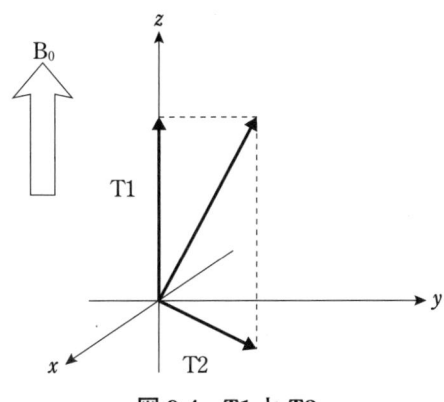

図 9.4 **T1 と T2**

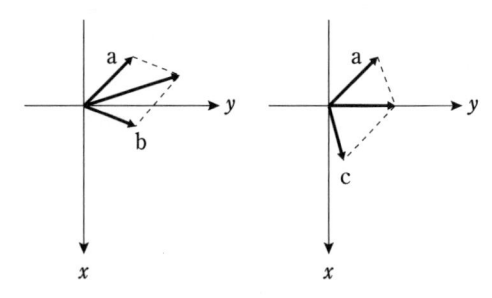

図9.5 スピン-スピン緩和

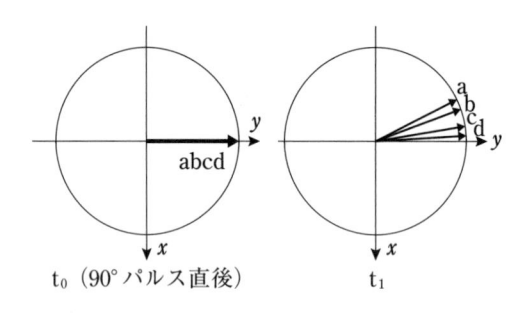

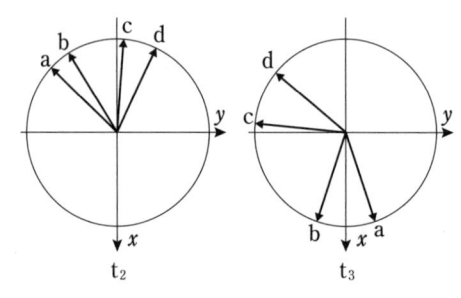

図9.6 T2（横緩和）ラーモア周波数の差によるベクトルの分散

T1（縦緩和）は励起している水素原子核の数が減少していくことによりz軸方向のベクトルが増大していく現象である．NMRでは**スピン-格子緩和**と呼ばれる緩和現象である．

T2（横緩和）は，巨視的磁化を構成する個々の水素原子核が基底状態の水素原子核にエネルギーを譲渡して，自らは基底状態に戻ることにより生じる．したがって，励起している水素原子核の数は変わらないが，ベクトルの位相（xy平面上におけるx軸に対する角度）は異なってくる．NMRでは**スピン-スピン緩和**と呼ばれる緩和過程である．図9.5において，巨視的磁化のxy平面上のベクトル成分がベクトルaとbからなっていたとする．ベクトルbをつくっていた核磁気モーメントがエネルギーを譲渡して別の核磁気モーメントをつくり，新しい核磁気モーメントがベクトルcを与えたとすると合成ベクトルのスカラーは大幅に減少する．

もう一つの原因はラーモア周波数の異なる水素原子核が混ざっている場合である．90°パルスによりxy平面上にベクトルが生成したとき（t_0），同一方向に向けられていた核磁気モーメント（a, b, c, d）は時間とともにさまざまな位相のベクトルに分解（$t_0 \to t_1 \to t_2 \to t_3$）し，互いに牽制し合って，これらの合成ベクトルである巨視的磁化は急激に減少する（図9.6）．

9.1.5 パルスシークエンス

　核磁気共鳴信号を得るために一定の順序で電磁波や傾斜磁場を加えるプログラムをパルスシークエンスと呼んでいる．最も代表的なパルスシークエンスであるスピンエコー法とグラジュエントエコー法について述べる．

1) スピンエコー法 (SE)

　機器分析法である核磁気共鳴スペクトル法 (NMR) においては FID (自由誘導減衰) を測定してフーリエ変換をするが，臨床分析法である MRI では磁場の均一性が NMR に比べ劣るので，T2 減衰が大きすぎて FID を測定するのは困難である．そこで，現在最もよく用いられているスピン系列が，スピンエコー法である．このパルスシークエンスは以下の通りである．まず巨視的磁化に 90°パルスを照射して，xy 平面上に巨視的磁化を倒す．ある一定時間 (TE/2，TE = エコー時間 = 90°パルスからエコーシグナル検出までの時間) 放置した後，y 軸方向から 180°パルスをかける．y 軸方向の位相のみが反転し，遅いスピンが前に速いスピンが後ろになる．ある時間の後 (TE/2) 速いスピンが遅いスピンに追いつき元の磁化が復活する．このときに信号を取り込む．

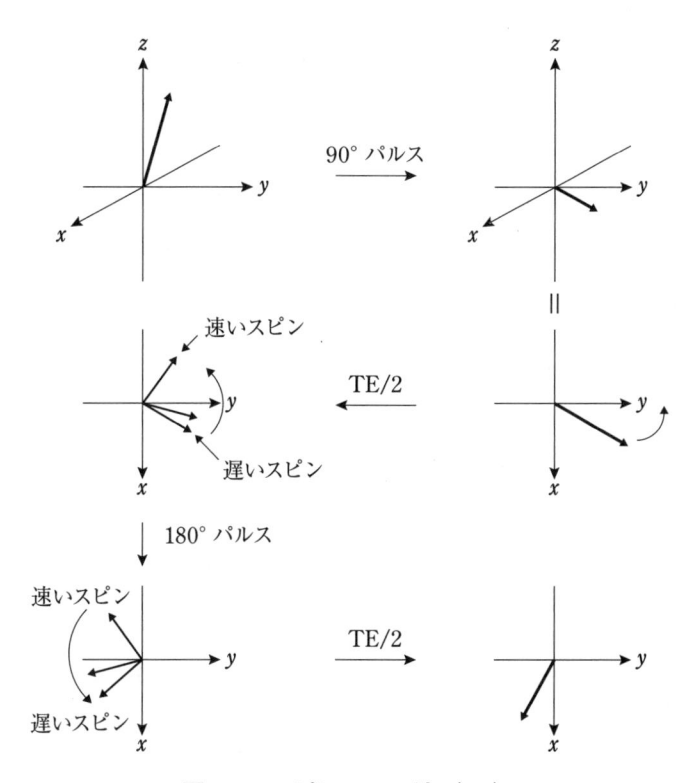

図 9.7　スピンエコー法 (SE)

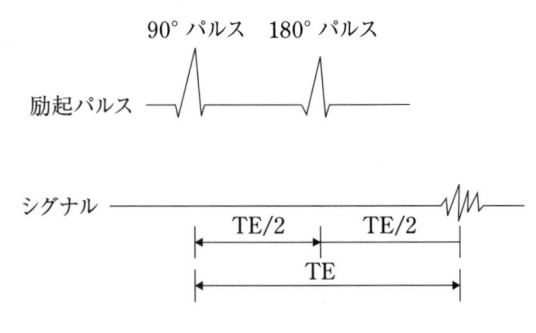

図9.8 スピンエコー法のパルスシークエンス

2）グラジュエントエコー法（GE）

GE は SE の 180°パルスの代わりに傾斜磁場を用いるものである．まず 90°パルスで xy 平面上に巨視的磁化を倒す．y 軸方向から傾斜磁場をかける．すると巨視的磁化を構成している磁気モーメントがばらばらになり，シグナルが一気に減少する．ここで傾斜磁場の方向を反転させる．するとばらばらになっていた磁気モーメントが再結合して，シグナルが復活する．180°パルスを用いないので，TE が短くて済むなどの利点がある．

9.1.6 信号強度に影響する因子

MRI の信号強度に影響する因子として，水素原子核密度，縦緩和時間（T1），横緩和時間（T2）の三つがあげられる．どのような画像処理を行っても，程度に差があるにしても，これらの要素は必ず含まれる．

水素原子核密度が小さくなれば当然 NMR 信号も小さくなる．例えば，石灰化した箇所や空気の入ったところは信号が小さいかまたは全くなくなっている．T1 強調画像では水の部分は黒く（低信号），脂肪のところは白く描画される．T2 強調画像では水の多いところは白く，少ないところは黒くなる．脂肪の多いところは白くなる．次に，どうすれば T1 または T2 を強調できるのかを述べる．

1）T1 強調画像

緩和曲線は縦軸に回復率（%），横軸に時間をとって図 9.9 のように表される．縦緩和（T1）曲線ははじめは急激に緩和され，後はゆっくりと緩和する．63% まで回復する時間を T1 と呼ぶ．T1 強調画像とは T1 の長い生体の部分と短い部分との信号強度に差をつけて描画したものである．図 9.9 に示すように 90°パルスを印加直後よりも少し後のほうが，回復率に差のあることがわかる．この回復率に大きな差のあるときに次の 90°パルスを照射すると，短い T1 をもつ組織は基底状態に戻っている水素原子核が多いので，多くの電磁波を吸収できる．通常 MRI は何度も 90°パルスを照射して測定する．90°パルスと次の 90°パルスの間隔を **TR（繰り返し時間）** と呼び，SE 法 T1 強調画像においては大体 0.5 秒を用いる．また TR を長くすると T1 の影響が小さくなる．

図 9.9　T1 緩和曲線

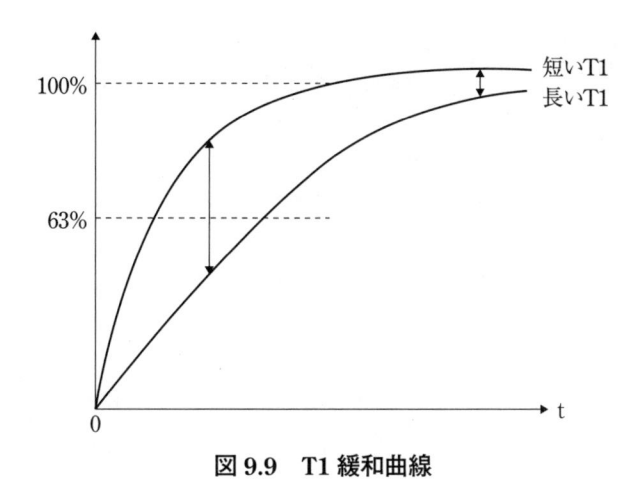

2) T2 強調画像

　横緩和（T2）曲線は図 9.10 のようで，シグナルの持続能力を示す．縦軸は信号強度で 90°パルス照射時から 37％にまで減少する時間を T2 と呼ぶ．T2 コントラストは図 9.10 からもわかるように時間とともに増大する．すでに述べたように，SE 法において，TR と TE をともに長くすると T1 の影響の少ない，すなわち T2 強調画像が得られる．

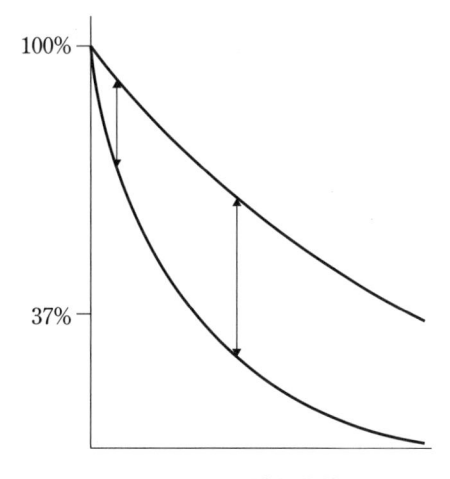

図 9.10　T2 緩和曲線

3) Flair 法

　Flair 法は T2 強調画像の 1 種類であるが，自由水の信号を選択的に低下させ病変を検出しやすくする方法である．T2 強調画像においては多くの病変で高信号を示すので診断に有用であるが，自由水も高信号を示す．したがって，水に接した病変などは判別しにくい．TE をうまくとることにより，自由水の信号だけを抑えて病変を高信号のままで描き出す方法が Flair 法である．脳脊髄液と隣接する皮質梗塞のような水に接した病変や，松果体囊胞のような水中の病変検出に有効である．

　脂肪組織や筋肉組織・病変組織の T1 は短く，自由水の T1 は長い．まずプリパレーションパ

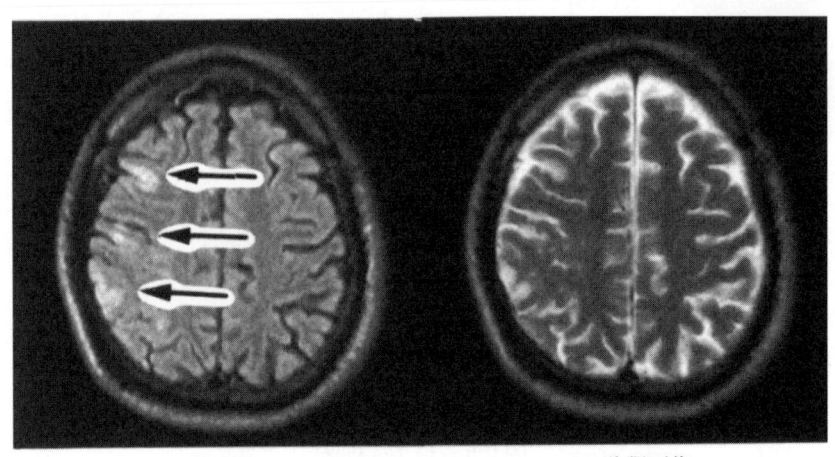

FLAIR　　　　　　　　　　T2強調画像

図9.11　皮質梗塞
(高原 太郎 (1999) MRI自由自在, p.131, 図23, メジカルビュー社より)

ルスとして180°パルスを印加すると，組織中の水素原子核の磁気モーメントも自由水の水素原子の核磁気モーメントも180°反転する．次に，自由水の水素原子の磁化率が0度（外部磁場方向に向かっている磁気モーメントの数と反対方向を向いている磁気モーメントの数が同数）になるまで待つ．そして90°パルスを印加する．この時点では，T1の短い組織中の水素原子核は基底状態に緩和している．磁化率＝0の自由水の水素原子は，磁石としての性質はなく核磁気共鳴を行わないので，自由水の水素原子の信号は抑制される．

9.1.7　脂肪抑制法

　T2強調画像においては，多くの病変が高信号を与えるが，脂肪組織も高信号を与えるので，後者の信号は画像診断上厄介な存在となっている．脂肪抑制法は診断画像上から脂肪組織に起因する信号を排除しようとするものである．脂肪抑制法にはいくつかあるが，ここでは，周波数選択的脂肪抑制パルスを用いたCHESS法と，水の水素原子核と中性脂肪の水素原子核の位相差を利用したDixon法について述べる．

1）CHESS法（周波数選択的脂肪抑制パルスによる脂肪抑制法）
　水の水素原子核と脂肪の水素原子核では周辺の電子雲密度の差があり，共鳴周波数に約3.5 ppm違いが生じている．いわゆるケミカルシフトである．90°パルスを印加する前に，脂肪の水素原子核の共鳴周波数に合わせた電磁波をプリパレーションパルスとして印加した後測定を行うと，脂肪信号を抑制することができる．プリパレーションパルスを印加された脂肪の水素原子核は磁気的に飽和している（励起できる水素原子核が残っていない）ので，90°パルスを吸収することができず信号を出さない．

2）Dixon 法

Dixon 法も，水の水素原子核と脂肪の水素原子核のラーモア周波数の違いを用いたものである．共鳴周波数(ν)は磁場の強さ(H_0)で決まり，ラーモア方程式で表される．

$$\nu = \frac{\gamma H_0}{2\pi}$$

ここでγは磁気回転比と呼ばれる比例定数で，水素原子核では26753×10^7 rad T^{-1} s^{-1}である．したがって，1 T の磁場におけるラーモア周波数は 42.6 MHz/T である．T（テスラ）は磁束密度の単位である．MRI では磁場の強さを表す単位として使用される．すでに述べたように，共鳴周波数の差は約 3.5 ppm であるので，1.5 T の磁場を用いた装置の場合は 3.5/1,000,000 × 42.6 × 1,000,000 Hz/T × 1.5 T = 224 Hz となる．水の水素原子核のラーモア周波数のほうが脂肪の水素原子核のものよりも高いので，速く回転している．1秒間に 224 回，水の水素原子核は脂肪の水素原子核に追いつき追い越している．水の水素原子核は，脂肪の水素原子核が同じ方向を向いているときの画像を in-phase 画像，逆の方向を向いているときの画像を out-phase 画像または opposed phase 画像と呼んでいる．in-phase 画像では水と脂肪の信号の重なった画像となり，out-phase 画像では水の信号から脂肪の信号分を引いた画像となる．

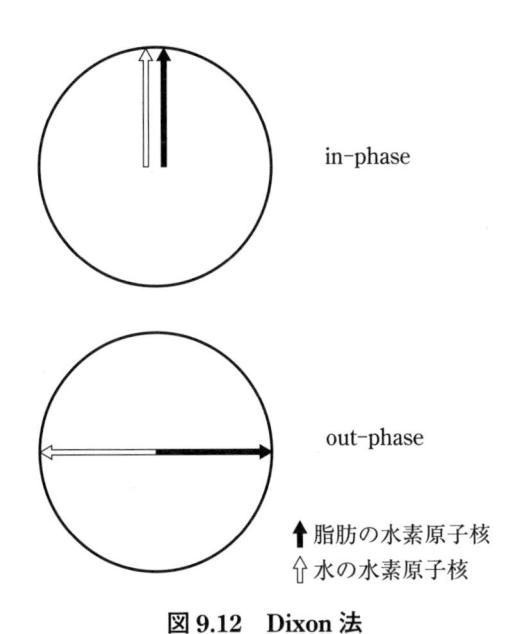

図 9.12 Dixon 法

9.1.8 血 流

SE 法において，血管内は原則無信号，もし信号があれば極端に流速の低下しているところである．これは flow void と呼ばれる現象のためである．flow void とは，流れて移動することにより信号を失うことであり，原因は二つある．今血管が断層面を横切っているとすると，90°パルスを印加された血液中の水素原子核は吸収した電磁波を放出する前に断層面を去ってしまうので，血管内は空洞の場所として描出される．血流が断層面内を移動している場合は，励起した水素原

子核は傾斜磁場を通過するのでさまざまな位相に分かれていく．したがって，合成ベクトルである巨視的磁化は急速に減少する．

SE 法以外の方法や流速の遅い血流の場合は flow related enhancement（流入効果）が見られる．これは，TR の間に新しい水素原子核（基底状態）が流入してきて，励起状態の水素原子核が流出していくので結果的に T1 が減少したのと同じ効果が得られる．

9.2 装　置

磁石部（静磁場），傾斜磁場部，送受信部，データ処理部よりなる．データ処理部以外はガントリーと呼ばれる部分に収納されている．

9.2.1 磁石部

磁石部は主磁場（静磁場）を発生させるもので，全身を受け入れるのに十分な大きさがある．強力で均一な磁場を長時間安定して発生させなければならず，装置の性能を決定する重要な要素である．市販されているものには 0.2〜2 T のものが多く，3 T のものもある．磁場の強力なものは高価ではあるが，高い分解能を示す．永久磁石または超伝導磁石が用いられている．永久磁石を用いたものは設置面積が小さく，ランニングコストが低いなどの利点があるが，磁場の大きさには限界がある．超伝導磁石は超高磁場をつくれるが，定期的に高価な液体ヘリウムを補充しなければならない．図 9.14 は主磁場の模式図である．ガントリー内部に導線が張り巡らされ，黒矢印の方向に電流が流れ，図の右から左に向かって磁力線が発している．大きな矢印は主磁場の方向を示している．

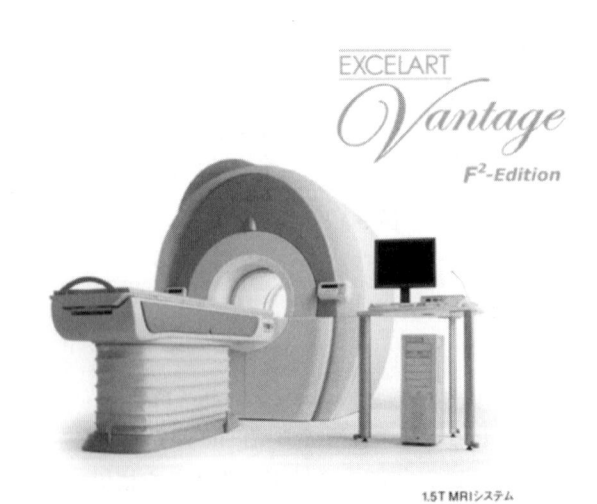

図 9.13　MRI システム
(Vantage F^2-Edition 東芝メディカルシステムズ㈱)

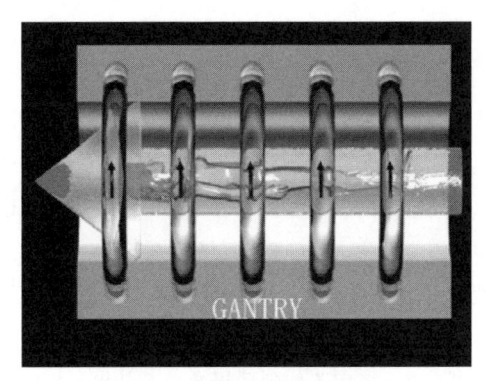

第 9 章 MRI　*141*

図 9.14　磁石部（主磁場）

9.2.2　傾斜磁場部

　空間的位置情報を得るために xyz 三方向に傾斜磁場をつくれるように 2 個 1 組のコイルが配置されている．図 9.15 において，静磁場は右から左に磁力線が走っている．右側の z 方向傾斜磁場コイルは静磁場と逆の方向に磁場を発生し，左のコイルは静磁場を強化させる方向に磁場を発

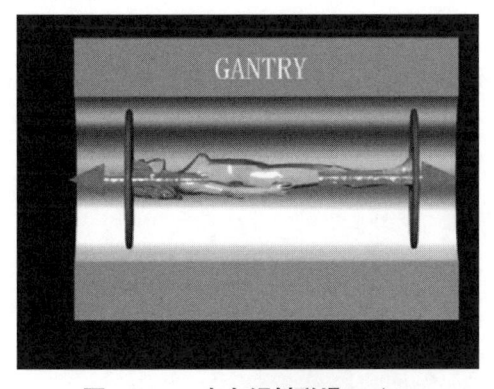

図 9.15　z 方向傾斜磁場コイル 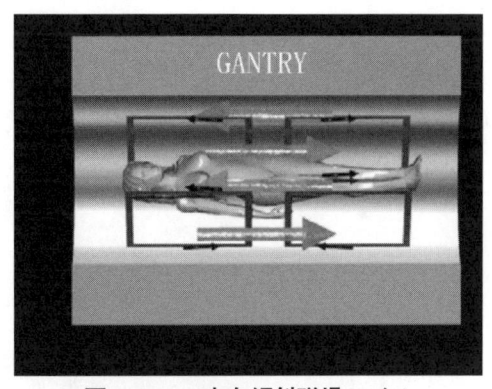　　　　図 9.16　x 方向傾斜磁場コイル

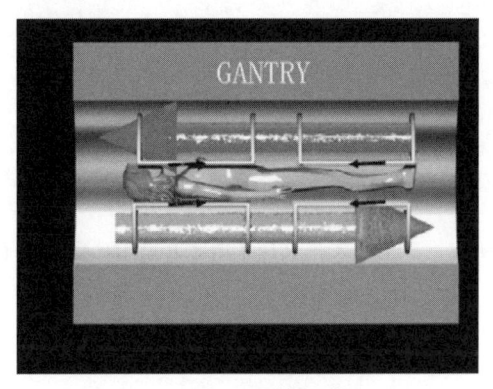

図 9.17　y 方向傾斜磁場コイル

生させている．その結果，左に行くほど磁場が強くなる傾斜磁場が生成する．

　図9.16は x 方向傾斜磁場コイルを示している．これらのコイルは受診者の上方から見ると2個の反時計方向に回る磁場をつくっている．この図の奥，すなわち受診者の左腕上では主磁場と反対方向の磁場がつくられて，磁場が若干弱くなっている．手前の二つのコイルのつくる磁場は受診者の右腕上では主磁場と同じ方向の磁場になっているので，磁場が強くなる．このようにして受診者の左側では弱く，右側では強い傾斜磁場が発生する．

　図9.17は y 方向傾斜磁場コイルを表している．受診者の上部では主磁場と同じ方向に磁場が発生しているが，下部では，主磁場とは逆方向に磁場が発生している．したがって，ガントリー内上部では強く，下部では弱くなっている傾斜磁場をつくり出している．

9.2.3 送受信部

　水素原子核を励起させるための高周波パルスを発生させるための発信器とFIDを受信するアンテナから成り立っている．現在の装置は，サーキュラーポラライゼーション circular polarization 型RF発信コイルが用いられている．これは複数のコイルを組み合わせることにより直交する二つの磁場をつくり，これらを振動させることにより回転磁場をつくり電波をつくろうとするものである．図9.18はフェイズドアレイコイル型のRF受信コイルである．ベッドのマットレスの中にも同様のものが仕込まれている．奥の人が持ち上げているコイルは測定時受診者の顔面を覆うものである．

　複数の平面コイルを互いに干渉しないように組み合わせ，ここのコイルの感度を低下させずに広い撮像範囲を得ている．

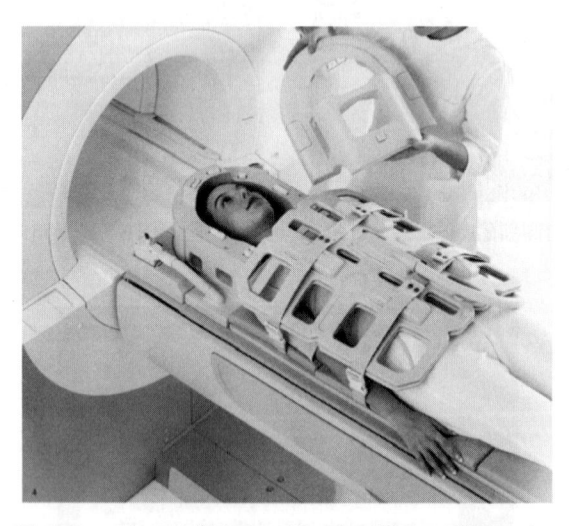

図9.18　フェイズドアレイコイル型RF受信コイル

9.2.4 データ処理部

メインコンピュータでは得られた共鳴信号をフーリエ変換して画像を再構成している．

9.3 診断結果

9.3.1 症　例

症例として星細胞腫（脳腫瘍の一つ）を示す（図9.19）．腫瘍はT1強調像では低信号，T2強

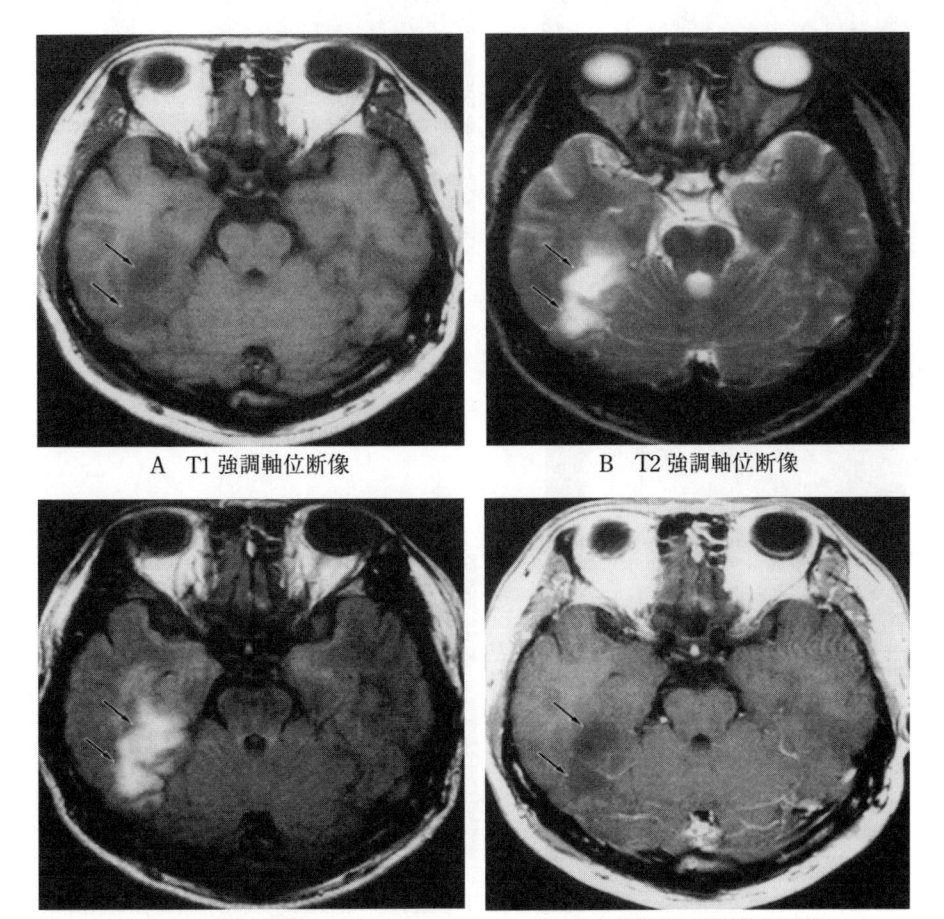

A　T1強調軸位断像　　　　　　　B　T2強調軸位断像

C　FLAIR像　　　　　　　　　D　造影T1強調軸位断像

図9.19　星細胞腫のMRI
（青木茂樹, 相田典子, 井田正博, 大場　洋（2004）画像診断 別冊 新版よくわかる脳MRI（第2版），p.40, 秀潤社より）

調像およびFlairでは高信号領域として描出される．また他の脳腫瘍と異なり，造影剤（この場合はGdキレート剤）の効果はあまり認められない．

次の症例として硬膜内髄外腫瘍をあげる（図9.20）．

第7頸椎の中央の高さから第2胸椎の下端の高さで脊髄を前方に圧排する腫瘤が見られ，T1強調像で低信号，T2強調像で高信号を呈するので，嚢胞成分が含まれていることがわかる．

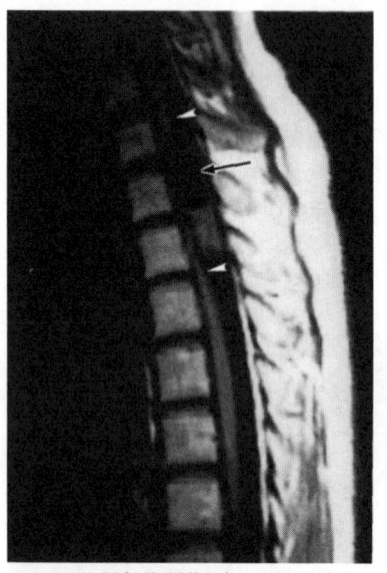

A　T1強調矢状断像（SE 600/15）

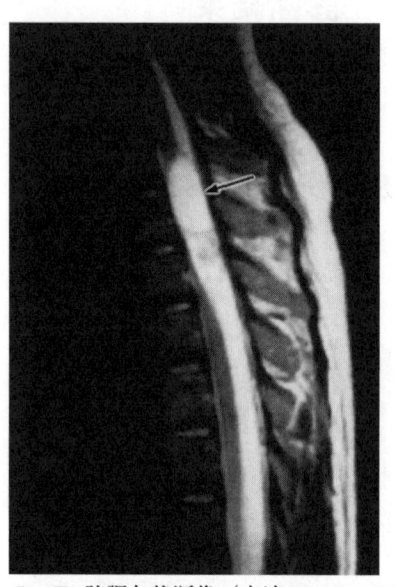

B　T2強調矢状断像（高速SE 3500/90）

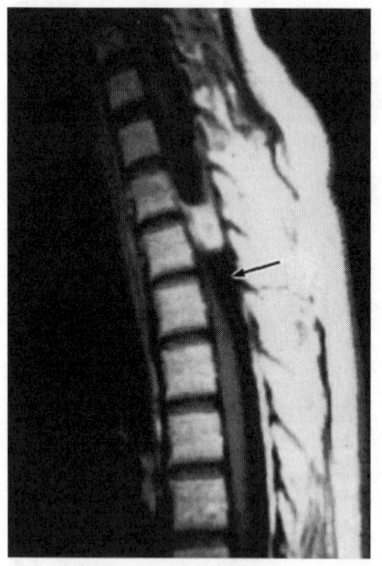

C　造影T1強調矢状断像（SE 600/15, Gd製剤を0.1 mmol/kg静注）

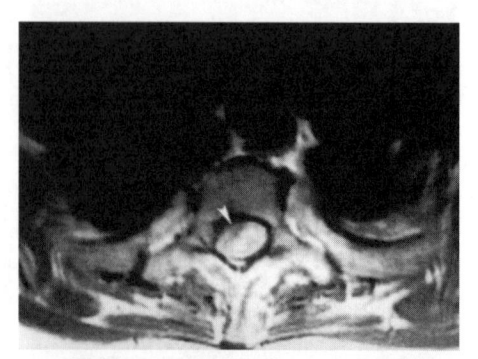

D　造影T1強調像（SE 600/15, Gd製剤を0.1 mmol/kg静注）

図9.20　硬膜内髄外腫瘍のMRI
（荒木　力編（2000）画像診断 別冊 新版はじめてのMRI（第2版），p.136，秀潤社より）

9.3.2 造影剤

一般に，造影剤には対象信号を強くする陽性造影剤と，対象信号を弱くする陰性造影剤とがある．MRIの場合は，T1短縮効果と陽性造影剤効果が同じ意味で，T2短縮効果と陰性造影剤効果が同じ意味になる．T1 shortening agent（T1短縮効果を主とする造影剤）もT2 shortening agent（T2短縮効果を主とする造影剤）も挙動は同じである．すなわち，低濃度においてはT1短縮効果のほうが優位なので陽性造影剤としてはたらき，高濃度においてはT2短縮効果優位のため陰性造影剤になる．

T1短縮物質 T1 shortening agent としてはGd製剤，クエン酸鉄アンモニウム，ブルーベリージュース（市販の飲料水）があり，T2短縮物質 T2 shortening agent としては超常磁性体酸化鉄（SPIO）が市販されている．T1造影剤の代表的存在であるガドリニウムイオン（Gd^{3+}）は，4f軌道に7個の不対電子を有している．不対電子の電子スピンを有する双極子磁気モーメントは水素原子核の双極子モーメントよりも約660倍大きく，他分子の水素原子核と双極子-双極子相互作用を行うのでT1緩和を促進する．T2造影剤のSPIOは陰性造影剤であり正常肝実質に存在するクッパー細胞に貪食されるが，腫瘍組織にはクッパー細胞がないので取り込まれない．したがって，正常な肝組織は信号が消去され，腫瘍組織のみが鮮明に描き出される．

9.3.3 アーチファクト（偽像）

アーチファクトとは，測定時に発生したデータのエラーや信号の歪みのことである．
MRIではさまざまなアーチファクトが生じ，誤診の原因にもなることがある．幾何学的なパターンになることが多く，よく観察する必要がある．

1) motion artifact

血流に起因するものが多く，位相エンコード方向に発生する．MRIの画像は「位相エンコード方向」と「周波数エンコード方向」から成り立っている．すなわち縦軸が「位相エンコード方向」なら横軸は「周波数エンコード方向」であり，縦軸が「周波数エンコード方向」なら横軸は「位相エンコード方向」である．折り返しアーチファクトを避けるため，通常，体の短いほうが位相エンコードになっている．エンコード方向を変えると，このアーチファクトは消失する．

2) chemical shift artifact

生体内の水の水素原子核に比べ，中性脂肪の水素原子核の周りでは遮蔽効果を有する電子雲の密度が高く，約 3.5 ppm 周波数が高くなっている．したがって，本来の位置よりも少しずれて描画される．水と脂肪の接するところでは一部信号が重なって高信号になり，反対側では無信号になる周波数エンコード方向に出現する．

3) 折り返しアーチファクト

撮像野 field of view（FOV）からはみ出した部分の信号が反対側の端に重なって描画される．この現象は位相エンコード方向に現れるので，通常，体の短いほうが位相エンコードになっている．

4) 磁化率によるアーチファクト

磁性体の存在する場所は局所的に磁場が歪んでいるので，MRI 操作がうまく行えない．比較的弱い磁性体で小さな場合は三日月状の白い部分を伴う黒い影を生じるが，大きなものは真黒な無信号部分を生じる．

変なものが採れた時

　有機電気化学という学問領域をご存知でしょうか．主に有機溶媒に有機化合物を溶かして，電極上で酸化還元反応を行い，生成物を単離したり，反応機構を考察する化学です．早い話が有機溶媒中で電気分解を行うことです．あまり研究費がいらないので世界中で研究されています．著者も有機電気化学から研究活動を始めました．化学薬品の酸化剤や還元剤で行う酸化還元反応とは反応機構が異なるので，しばしば予期しない生成物が得られます．生成物の構造は，核磁気共鳴スペクトル（NMR），質量分析スペクトル（MS），赤外吸収スペクトル（IR）を測れば通常決定できます．

　ある日，いつものようにアセトニトリル中で陽極酸化反応を行っていると，試料が残っているにもかかわらず電流が流れなくなりました．炭素の電極を観察すると，何か付着物で覆われていました．電極を新しいものに交換すると電流は回復し，電解は進行しました．

　電解終了液には主生成物らしきものは見つけられず，メイン生成物は電極上の付着物という結論になりました．そこで，この電極上の付着物を同定することにしました．単離操作はいたって簡単で，電極上からスパーテルで削り落とすだけで終了です．その代わり有機溶媒に溶けないので，構造決定の最有力機器である NMR が測定できないという問題にぶち当たりました．

　とりあえず IR（赤外吸収スペクトル）を測定しましたが，確認できたのはニトロ基とベンゼン環だけでした．ニトロ基の付いたベンゼン環は電解する前の試料にも入っている構造です．あまり参考になるデータは得られませんでした．次に MS を測定しようと考えました．当時の MS は EI 法で，高真空中加熱して気化した試料を電子衝撃でイオン化するものでした．MS を測定しようとすると，高真空が破れ装置が緊急停止してしまいました．そこで，加熱すると気体を発生させて分解する物質ではないかと考え，極少量の試料を取り少しずつ温度を上げながら学生さんに観察してもらいました．どんどん温度を上げていくと突然爆発して白煙が上がりました．一種の火薬であることがわかりました．

　実は，アセトニトリルに電気を通すための支持塩として過塩素酸ナトリウムを加えていたのです．改めて IR スペクトルを調べると過塩素酸イオンが確認できました．

スペクトルデータからは有機過塩素酸塩であることはわかったのですが，それ以上はわかりません．残っている科学的データは元素分析値だけでした．この時はちょうどパソコンが研究室に普及し始めたときでした．BASIC という言語だけが載っていてユーザーがプログラムを書いて使用するものでした．自分であれこれ構造を仮定しては元素分析値のシミュレーションを繰り返し，遂に一致するものを見つけました．試料分子を一電子酸化してできたカチオンラジカルの過塩素酸塩でした．この過塩素酸塩を ESR（電子スピン共鳴装置，不対電子を測定できる機器）にかけるとラジカルの信号が得られ，構造が確定しました．

IR スペクトルや元素分析値も，よく調べると多くのヒントが隠されていることがわかりました．

参考図書

1) SILVERSTEIN/WEBSTER 著，荒木 峻，益子洋一郎，山本 修，鎌田利紘訳（1999）有機化合物のスペクトルによる同定法— MS, IR, NMR —併用 第 6 版，東京化学同人
2) 荒木 力編（2000）画像診断 別冊 新版はじめての MRI（第 2 版），秀潤社
3) 高原太郎（1999）MRI 自由自在，メジカルビュー社
4) 笠井俊文，小川敬壽（2006）診療画像機器学，オーム社
5) 青木茂樹，相田典子，井田正博，大場 洋（2004）画像診断 別冊 新版よくわかる脳 MRI（第 2 版），秀潤社
6) 會沢勝夫，水野有武，西川弘恭，尾崎幸洋（1999）実用分光学シリーズ④ 分光学の医学応用，アイピーシー
7) 青木茂樹（1999）脳脊髄 MRI マニュアル（第 2 版），中外医学社
8) 椛澤洋三，中澤裕之，吉村吉博（2004）わかりやすい機器分析学，廣川書店

9.1 のまとめ

- 磁場中に置かれた水素原子核は核磁気モーメントをつくり，歳差運動を行う．
- 歳差運動の周期をラーモア周波数と呼び，磁場の強さに比例する．
- 多くの核磁気モーメントが集まって巨視的磁化をつくる．
- 励起状態から基底状態に戻ることを緩和と呼ぶ．
- 緩和には縦緩和（T1，エネルギー緩和）と横緩和（T2，位相緩和）がある．
- T2 の原因としてはスピン-スピン緩和とラーモア周波数の違いがあげられる．
- 核磁気共鳴信号を得るために一定の順序で電磁波や傾斜磁場を加えるプログラムをパルスシーケンスと呼ぶ．
- SE 法は 90°パルス印加後 TE/2 時に 180°パルスを印加し，さらに TE/2 後に再構成された磁化の信号を測定する．
- MRI の信号強度に影響する因子として水素原子核密度，縦緩和時間（T1），横緩和時間（T2）の三つがあげられる．
- TR（繰り返し時間）を約 0.5 秒にすると T1 強調画像が得られる．
- TR と TE を長くすると T2 強調画像が得られる．
- Flair 法は T2 強調画像の 1 種類であるが，自由水の信号を選択的に低下させ病変を検出しやす

くする方法である．
・脂肪抑制法には CHESS 法や Dixon 法などがある．
・血管は無信号となる．

9.2 のまとめ
・磁石部（静磁場），傾斜磁場部，送受信部，データ処理部よりなる．
・傾斜磁場部＝空間的位置情報を得るために xyz 三方向に傾斜磁場をつくれるように 2 個 1 組のコイルが配置されている．
・RF パルス発信器には，サーキュラーポラライゼーション型 RF 発信コイルが用いられている．
・得られた共鳴信号をフーリエ変換して画像を再構成している．

9.3 のまとめ

	低信号（黒）	高信号（白）
T1 強調像	多くの病変 脳脊髄液 骨，空気，血管	脂肪 造影後の病変 出血（メトヘモグロビン） 高タンパク液
T2 強調像	石灰化 出血 骨，空気，血管	多くの病変 脳脊髄液 脂肪

・陽性造影剤は T1 短縮物質で Gd 製剤，クエン酸鉄アンモニウム，ブルーベリージュースが該当．
・陰性造影剤は T2 短縮物質で超常磁性体酸化鉄（SPIO）が該当し，腫瘍組織のみが鮮明になる．
・アーチファクトとは測定時に発生したデータのエラーや信号の歪みのこと，motion artifact，chemical shift artifact，折り返しアーチファクト，磁化率によるアーチファクトがある．

問題

問1　次の記述のうち MRI の特徴として誤っているものはどれか．
　　　a．X 線による被曝の危険がない．
　　　b．詳細な人体断層図が得られる．
　　　c．短時間で検査は終了する．
　　　d．非侵襲的診断法である．
　　　e．骨の影響を受けにくい．

問2　次の T1 に関する記述のうち誤っているものはどれか．
　　　a．エネルギー緩和とも呼ばれる．
　　　b．縦緩和と呼ばれる．

c. スピン-格子緩和に基づいている.
d. スピン-スピン緩和に基づいている.
e. 63%まで磁化が回復するまでの時間である.

問3 次のMRIに関する略語a～eの説明として適当なものを下の選択肢A～Fから選び〔 〕に入れなさい.
a. T2 〔 〕
b. SE 〔 〕
c. TE 〔 〕
d. TR 〔 〕
e. GE 〔 〕

選択肢
A 90°パルスからエコーシグナル検出までの時間
B 代表的なパルスシークエンスで，90°パルスの後y軸方向からの180°パルスを印加する.
C 90°パルスから次の90°パルスまでの時間
D 傾斜磁場を巧みに用いたパルスシークエンス
E 位相緩和とも呼ばれる.
F 縦緩和とも呼ばれる.

問4 次のT1強調像に関する記述のうち誤っているものはどれか.
a. z軸方向（静磁場方向）のベクトルが熱平衡状態に戻る過程を縦緩和またはT1緩和という.
b. スピンエコー法においてTRとTEを長くすればT1強調像が得られる.
c. ガドリニウム製造影剤によりさらに明瞭になる.
d. 水や血液の部分は黒く（低信号）描かれている.

問5 次のT1強調像に関する記述のうち誤っているものはどれか.
a. T2強調画像では動脈のような速い血流では無信号，すなわち真黒にみえる．これをフローボイドという.
b. 脂肪や多くの病変部は白く（高信号）描かれる.
c. スピンエコー法においてTRとTEを短くすればT2強調像が得られる.
d. Flair法もT2強調像の一種で，水の信号を低下させて病変部を検出しやすくしたものである.

第10章 PET

　PET検査といえば，一般的にがん診断を思い浮かべる．PETががんの診断に使用されるようになったのは，FDG（^{18}F-fluoro-2-deoxy-D-glucose）が比較的簡単に合成できるようになったことによる．FDGはグルコースの誘導体であり，細胞が増殖する際にブドウ糖と同じように取り込まれる．つまり，PETでは臓器の代謝速度や活動状態を観察していることになる．がん細胞の増殖速度は正常細胞に比べ異常に大きいため，他の細胞よりエネルギー消費量が多く，そのためFDGを大量に取り込む．PETでは^{18}Fから放出される陽電子を検出器で捕捉し，コンピュータ処理により画像化する．現在ではFDG以外の放射性薬剤の開発も進んでおり，今後さらに発展していくと思われる．

　本章では，PETの原理，被曝管理，臨床適用について解説した．

PETの特徴

放射線	消滅放射線（^{11}C，^{18}F，…）
装置	ポジトロンカメラ
空間分解能	4 mm
定量性	高い
放射性薬剤	サイクロトロンが必要
（例）	^{18}F-FDG（糖代謝）
	^{11}C-methionine（アミノ酸）
	^{18}F-spiperone（レセプター）
画像	代謝・受容体画像

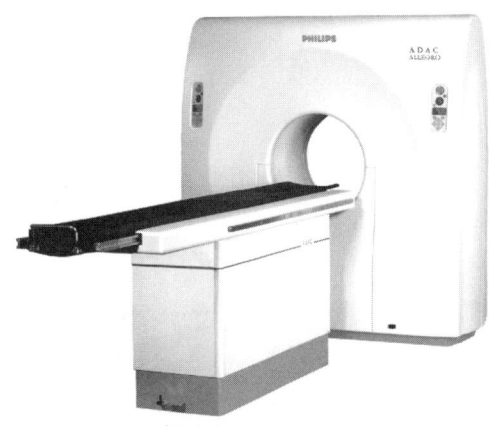

（株式会社日立メディコ提供）

はじめに

病院で PET（positron emission tomography）検査を受ける必要があるといわれると，どうしても重いがんではないかと思ってしまう．実際，がんの診断に使用されることが多いのだが，X線CT，MRI あるいは超音波（エコー）など，他の画像診断法との違いをわかっている人はあまり多くないのではないだろうか．また，他の画像診断法と比べ設備も大掛かりになるし，放射能という言葉を聞くだけで非常に危険な診断法だと思うため，とても重篤な状態になってしまっているのではないかという不安を抱くのではないだろうか．PET 検査はがんなどの早期発見，治療効果の確認（がんの縮小・消失），再発や転移の鑑別など，幅広く用いられている．PET/CT は，PET と CT を連結し，同時に診断することで，互いに欠点を補足し合い，より正確な診断を下すことができる装置である（図 10.1）．

PET は ^{18}F（フッ素），^{11}C（炭素），^{13}N（窒素），^{15}O（酸素）など半減期の極めて短い（元の量の半分に減少するのにかかる時間）ポジトロン（陽電子）放出核種を用いて生体内の代謝・機能を測定，画像化する核医学画像法である．つまり，生体内の血流，物質代謝（ブドウ糖，アミノ

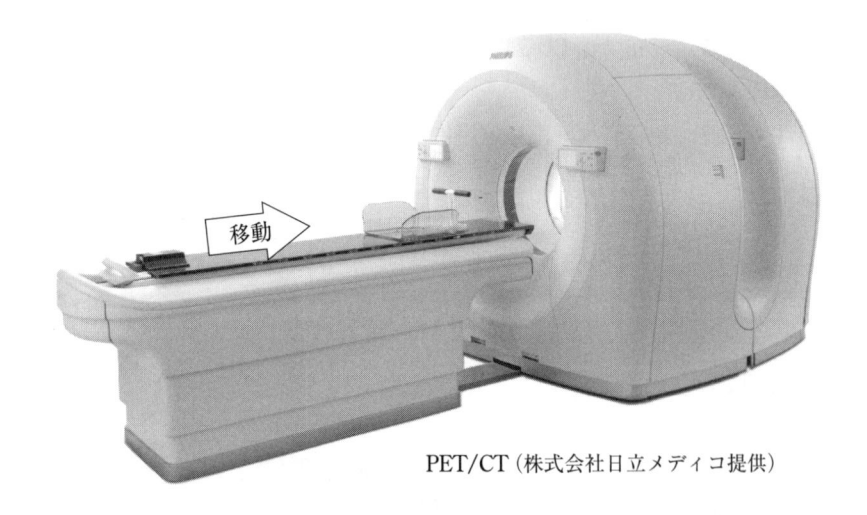

PET/CT（株式会社日立メディコ提供）

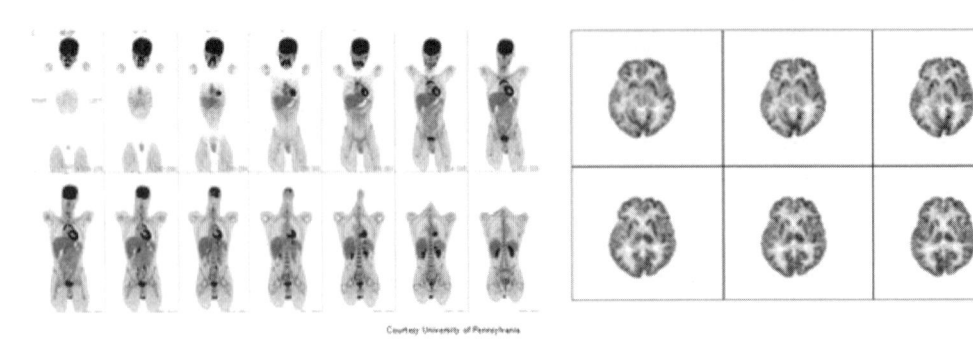

FDG 短時間収集の一例
FDG 185 MBq（5 mCi）Post Injection 60 分の画像　収集時間全身 6 分

図 10.1

酸，核酸），情報伝達などを断層像として画像化する方法である．このことは，PETでは生体内の活動している部分を特定できることになる．がんを例にとって簡単に説明すれば，がん細胞のある部分が鮮明に画像化されることになる．どうしてかといえば，がん細胞は正常細胞に比べ，増殖速度が速いばかりでなく際限なく増殖を繰り返し，そのためには新しい血管を作り（血管新生）多くの栄養を取り込む必要がある．ブドウ糖の類似化合物である^{18}F-フルオロデオキシグルコース（FDG）を血管内に投与するとがん細胞はブドウ糖と同じようにFDGを取り込むことになる．正常細胞に比べ，がん細胞は活発に増殖しているのでより多くのFDGが取り込まれ，その結果，放出されるポジトロンが多くなりがんの部位が特定できる．このことより推定できるように，正常組織であっても，活発に活動している脳や血液量が多い心臓，FDGは比較的短時間で最終的には尿として排泄されるので尿の貯蔵臓器である膀胱は，他の正常臓器に比べ鮮明に画像化されることになる（巻頭写真）．

PET検査は，X線CTやMRIと同じようにその日のうちに帰宅できる．ただ，X線CTやMRIと根本的に異なるのは，体内に放射性物質（放射能を発する物質）を取り入れることである．つまり，極微量とはいえ，検査時からある程度の時間後まで放射能を発するからだになる．そのため，PET検査室は厳密に管理されており，検査時は医師等の指示に従い，規則を守ることが要求される．これが守れなければ，病院施設に大きな手間をかけさせることとなり，結果的に他の多くの被検者にとって迷惑となる．例えば，体内の放射性物質は最終的に尿中に排泄されるので，決められた場所のトイレを使用することが要求される．半減期は非常に短いが，乳児のいる方など検査日当日はなるべく子供と接触することは避けたほうがいい．当然のことながら，妊娠している方は検査ができない．かといって，過度に不安を感じる必要はなく，注意事項を守って検査に臨んでほしい．PET/CTは，PETとCTを連結し，同時に診断することで，互いに欠点を補足し合い，より正確な診断を下すことができる装置である．ここでは，PETの原理から検査方法，検査手順などについて解説する．

10.1 PET装置の原理

ポジトロン放射型断層撮影装置 positron emission tomograph（PET）は，体内に投与したポジトロン（陽電子）放出核種から放出されるポジトロンの消滅の際に発するガンマ線を測定し，画像再構成により核種の分布を断層像として作成する画像診断法である．ポジトロンとは，質量は電子と同じであるが，電子とは反対の正電荷をもった粒子である．この粒子は生成してもすぐに電子（周囲に大量に存在する）と再結合して消失してしまう．ポジトロンと電子の再結合時に0.511 MeVのガンマ線を2本放出する．これを消滅放射線と呼ぶ（図10.2）．陽電子は放射性核種の崩壊過程でも放出されるので，PETでは^{18}F，^{11}C，^{15}O，^{13}Nなどの放射性核種を使用する．^{18}Fを例として，原子核の崩壊と消滅放射線の発生について簡単に説明する．

^{18}Fの半減期は110分で，軌道電子捕獲（EC）とポジトロン放出（β^+）の二つの経路で^{18}Oに核変換する．軌道電子捕獲では，核が原子内の内核電子を捕獲することで陽子が中性子に変わり

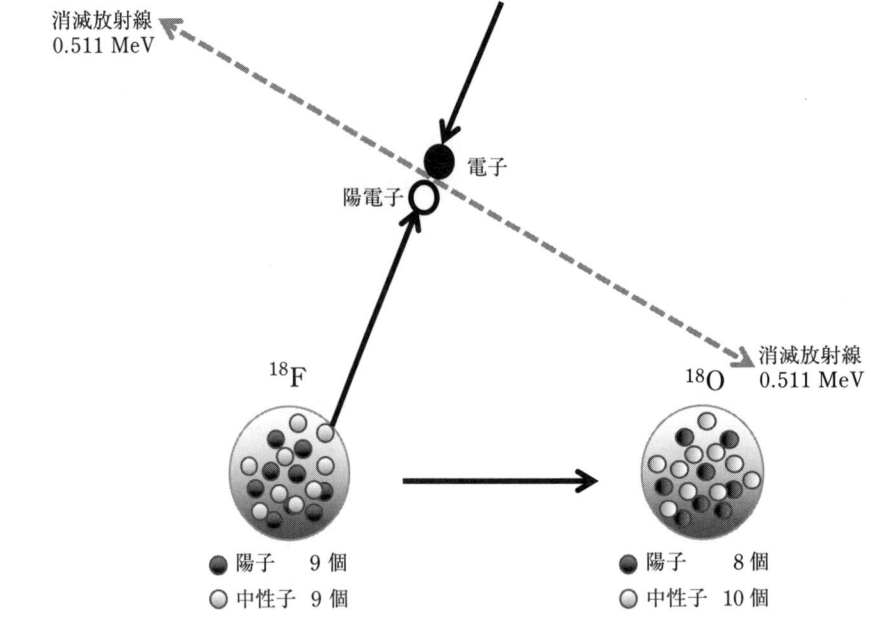

図10.2　^{18}F からの消滅放射線の発生

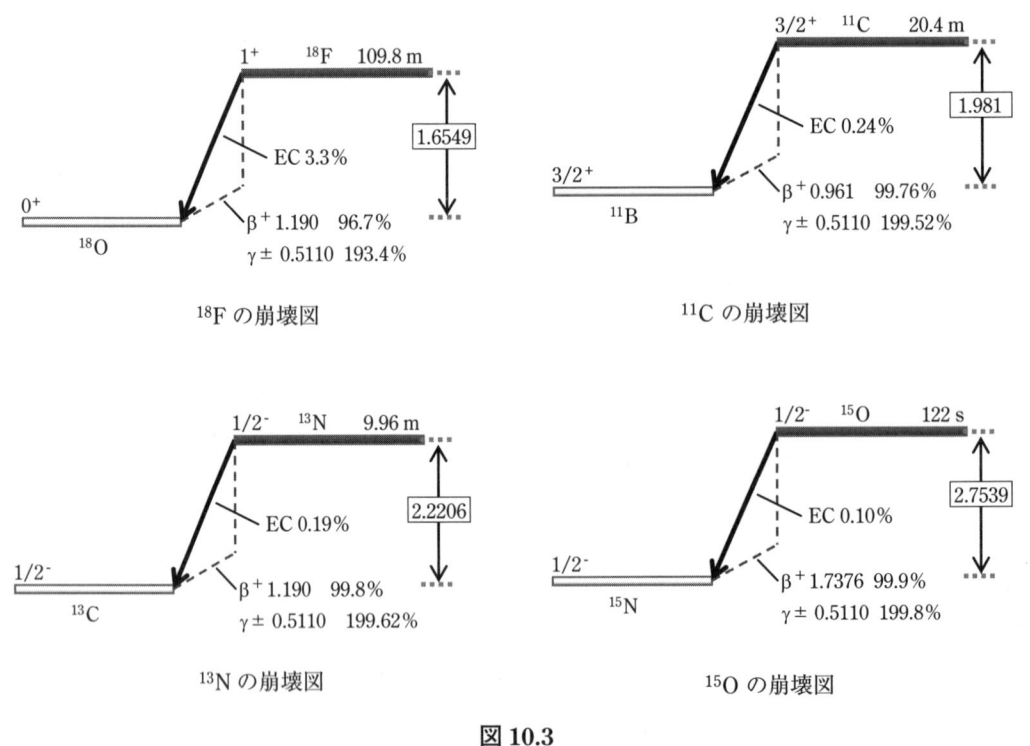

図10.3

^{18}O となる.電子の捕獲により,空になった軌道にはさらに外殻の軌道から電子が遷移する.この時,遷移エネルギーに相当する特性X線,もしくはオージェ電子が放出される.^{18}F における軌道電子捕獲はわずか3.3%であり,大部分(96.7%)はポジトロン放出により核変換する.ポ

ジトロン放出では原子核中の1個の陽子が中性子に変換し，この時，陽電子は 0.6329 MeV の運動エネルギーをもって原子核内から放出されることになる．図 10.3 に従い，少しだけ詳しく説明すると，^{18}F と ^{18}O の原子核のエネルギー差は，1.6549 MeV であるが，陽電子が放出される前に原子核内で電子と陽電子が対を生成し，その後，陽電子を放出するために，原子内において電子と陽電子の静止質量エネルギー（1.022 MeV）が消費される．^{18}F と ^{18}O の原子核のエネルギー差と原子内において電子と陽電子の静止質量エネルギーとの差（1.6549 MeV − 1.022 MeV = 0.6329 MeV）のエネルギーが陽電子の運動エネルギーとなる．この陽電子は水中で移動中にエネルギーを失い，電子と再結合して消滅放射線（0.511 MeV）を2本放出して消滅する．消滅放射線は 180 度逆方向に放出されるので，それぞれの方向に検出器を設置して同時計算回路で測定する．消滅するまでの移動距離を飛程という．

^{18}F の原子核は陽子9個と中性子9個からなり，そのうちの1個の陽子が中性子に変換して ^{18}O に変わる．ガンマ線の測定には同時計算法を用いるため，高い感度と定量性を有し，近年，腫瘍診断に対する臨床的有用性が明らかになるにつれ，その設置施設も急増している．

10.2　PET 用薬剤

　PET 用薬剤として使用するためには，ポジトロン放出核種であることに加え，できるだけ生体に害のない物質であること，半減期が短いこと，合成が容易なことなどが要求される．炭素，窒素，酸素は生体成分であるアミノ酸，糖質，脂肪類などの構成元素であり，置換反応により容易に ^{11}C, ^{13}N, ^{15}O で標識することが可能である．また，フッ素も水酸基や水素原子との置換が比較的容易で ^{18}F での標識ができる．このことは，毒性の極めて少ない化合物が合成できるということである．また，これらの核種の半減期は，他の核医学検査用薬剤の核種に比較して極めて短く，最も長いフッ素でも約 110 分である．これより短い ^{11}C（20 分），^{13}N（10 分），^{15}O（2 分）の標識薬剤は，使用する施設内で製造することとなり，病院内に専用の施設を使用する必要がある．^{18}F 標識薬剤（FDG；^{18}F フルオロデオキシグルコース）のみが販売されている．

　標識薬剤は，ターゲット物質に陽子線または重陽子線を照射して合成するので，加速器が必要となる．加速器はサイクロンを使用する例が多い．サイクロンは磁場を発生する電磁石と加速電極から構成されており，中心部に陽子などの加速粒子を作るイオン源がある．イオン源で作られた加速粒子は磁場により回転軌道で運動する．加速電極は対極となっており，その間に加速粒子の周回周波数（サイクロン周波数）に相当する高周波電圧を印加する．加速粒子は半回転ごとに高周波電圧により加速され，それにつれ軌道半径も大きくなるので，らせん軌道となる．最も加速エネルギーの高くなった外周付近で加速粒子を取り出してターゲット物質に照射する．サイクロン以外にも線形加速器（LINAC）も使用されている．LINAC はイオン源と粒子を加速する直線状の加速導波管から構成されている．加速導波管は 100 〜 3,000 MHz の高周波電圧が印加されており，イオン源から入射した粒子が加速される．

　標識化合物の合成は，ケミカルブラックボックスと呼ばれる標識薬剤別に専用の標識化合物合

156　第2部　臨床機器分析

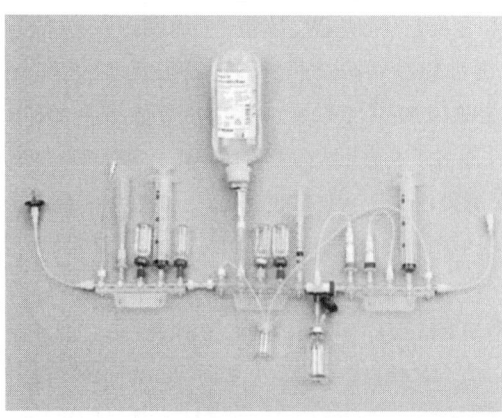

a）リザーバー
b）シリンジ30 mL
c）注射針
d）注射針バイアル25 mL
e）陰イオン交換カートリッジ（QMA）
f）メンブランフィルター（液体用）
g）メンブランフィルター（ガス用）
h）メンブランフィルター（エア抜き用）

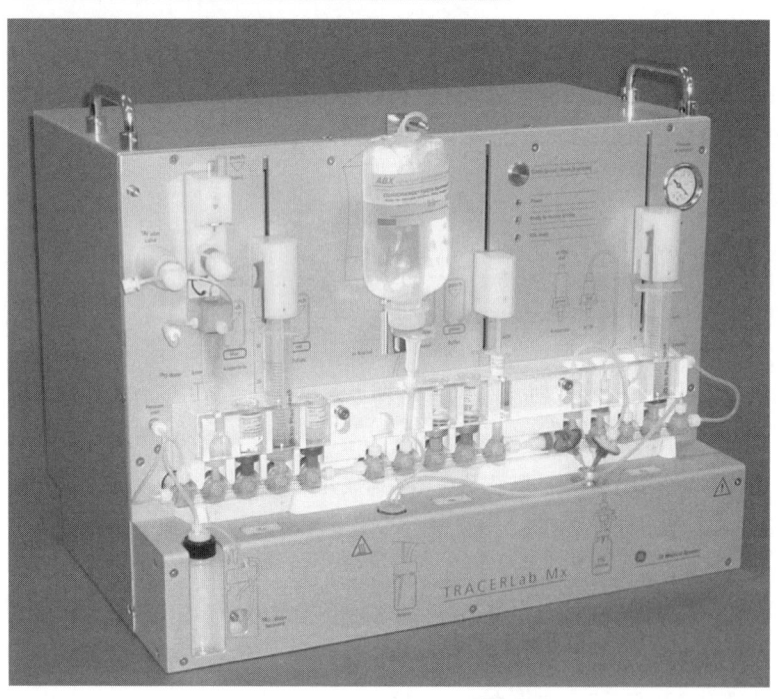

図10.4
（株式会社日立メディコ提供）

成装置内で行う．この装置は放射線遮断が施されており，操作は外部からパソコン等でコントロールされる．例としてFDG合成装置を示す．大別してマニュアル方式とキット方式がある．マニュアル方式は，図10.4に示したように，反応容器，吸着や精製用カラムなどの機器を個別に設置する合成装置である．キット方式はこれらの機器をまとめて設置したもので，再利用はせず，使い捨てる．販売時には滅菌処理されており，事前の準備時間が大幅に短縮でき，また，ヒューマンエラーが激減できる．

　ケミカルブラックボックスで合成された標識化合物は，使用前に日本核医学会のガイドラインあるいは日本アイソトープ協会のサイクロトロン核医学利用専門委員会の基準に従い品質検定を実施しなければならない．確認試験を行うためには，ガンマ線スペクトロメーター，液体クロマトグラフィー，エンドトキシン測定装置などの分析装置をホットラボ内に設置し，できるだけクリーンベンチ内で行う．最近では，分析項目をすべて自動で行うことができる自動品質検定装置

も販売されている．PET用標識薬剤は ^{18}F, ^{15}O, ^{13}N, ^{11}C などで標識されたものがある．
PETに使用される原子の標識法を簡単に列記する．

1) ^{18}F は，水あるいはガスに照射する．水に照射する場合は，H$_2$^{18}O 水に陽子線を照射することで ^{18}F が生成する．この ^{18}F は陰イオン状態で存在し，FDG（fluorodeoxyglucose）の合成に使用される．ガス状の ^{18}F は，Neガスに重陽子線，または ^{18}O$_2$ に陽子線を照射することで生成し，各種の標識薬剤合成に使用される．

2) ^{11}C の製造は，^{14}N$_2$ ガスに陽子線を照射する．^{15}O の製造には，^{14}N$_2$ ガスへ重陽子線を照射するかあるいは ^{15}N$_2$ ガスに陽子線を照射する．

3) アンモニア（^{13}NH$_3$）を製造するための ^{13}N は，注射用水に水素ガスを加圧封入した水を還元条件下で陽子線を照射して，ターゲット内で直接アンモニアまで製造する．

10.2.1 ^{18}F 標識薬剤

FDG（fluorodeoxyglucose）は代表的な ^{18}F 標識薬剤であり，現在最も多く臨床応用されている．
FDG はグルコースに ^{18}F を導入した薬剤で，グルコースが消費される組織，つまり脳，心筋，がんなどの診断に使用されている．グルコースは身体のエネルギー源であり，活発に活動している細胞では多くのエネルギーが必要なため，より多くのグルコースが集積される．がん細胞は周りの正常細胞に比べ増殖速度が速いため（活動が活発），高集積の部分ががんの可能性が高い．逆に，脳，心臓では通常でも活発に活動しており，病変部位では細胞活動が低下するため，集積の低い部位が病変部位だと推定できる．

FDG は 20 年以上も前に開発され，その後，合成法に改良がなされてきた．最近では，ケミカルブラックボックスを使用した ^{18}F-イオンから合成するフッ素イオン法により合成されている．FDG の合成は図 10.5 に示したように，マンノーストリフレートと呼ばれる反応前駆体と ^{18}F-イオンを，クリプトフィックス 222 を触媒として標識反応を行う．その後，酸またはアルカリで加水分解することで FDG を得る．この方法の利点は ^{18}O 水にプロトンを照射して大量の ^{18}F-イオンが生成するため，FDG の収量が飛躍的に増加する点である．また，原理上，コールド（放射活性をもたない）F-イオンが生成しないので，比放射能は高く（導入された F はすべて ^{18}F），ターゲット化合物にマンノーストリフレートを使用しているため異性体もほとんど存在しない．

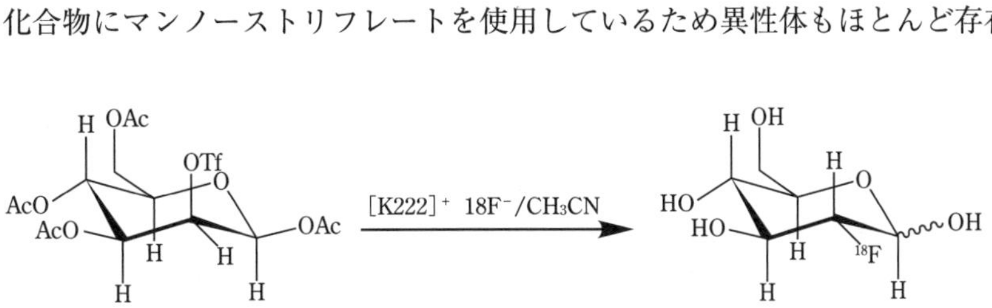

Ac：アセチル基（CH$_3$CO）
Tf：トリフレート基（SO$_2$CF$_3$）
[K222]：クリプトフィックス（4, 7, 13, 16, 21, 21, 24-hexaoxa-1, 10-diazabicyclo-[8, 8, 8]-hexacosane）
マンノーストリフレート：1, 3, 4, 6-tetra-*O*-trifluoromethansulfonyl-β-D-mannopyranose

図 10.5

表 10.1　FDG 以外の ^{18}F 標識薬剤

目 的	名 称	特 徴
腫瘍診断薬	FLT	チミジン誘導体，増殖の盛んな腫瘍細胞に取り込まれる
	FAMT	チロシン誘導体，腫瘍細胞に取り込まれる，FDG に比べ脳や炎症への集積が少ない
	FET	チロシン誘導体，同上
	フェニルアラニン	アミノ酸，同上
	ボロノフェニルアラニン	フェニルアラニンのホウ素標識化合物，中性子捕捉療法に使用
	FMISO	低酸素細胞内でアミン系化合物に代謝，低酸素細胞の診断に使用
脳機能診断薬	F-DOPA	脱炭酸されドーパミンニューロンのシナプス小胞内に蓄積，ドーパミン代謝に使用
	FMT	F-DOPA に比べ代謝されにくい，ドーパミン代謝診断に使用

FLT：fluorothymidine, FAMT：fluoro alpha-methyl tyrosine, FET：fluoroethyl tyrosine, FMISO：fluoromisonidazole, F-DOPA：L-3, 4-dihydroxy-6-fluorophenyl alanine, FMT：fluorometatyrosine

　この合成法の合成収率はマニュアル合成装置で 40 〜 50％，キット式合成装置で 50 〜 60％であり，1 バッチあたりで最大 20 名分程度の合成が可能である．表 10.1 に FDG 以外の ^{18}F 標識薬剤の特徴をまとめた．

10.2.2　^{15}O 標識薬剤

　^{15}O 標識ガス薬剤としては，^{15}O$_2$，C^{15}O，C^{15}O$_2$ の 3 種類が使用されている．脳酸素代謝には ^{15}O$_2$ を，脳血液量では C^{15}O を，また，脳血流量では C^{15}O$_2$ を測定する．これらを測定することで，脳血管障害や認知症などの脳疾患検査を行う．^{15}O の半減期は 2 分で，極めて短いため，合成から検診者への投与までを迅速に行う必要がある．そのため，加速器運転・原料ガス供給・合成装置運転は連続的に行い，合成されたガスは配管により PET 撮影室に送られ吸入マスクで検診者に呼気吸入させる．

1) ^{15}O$_2$ 酸素ガスは，窒素ガスに 0.5 〜 2.5％の酸素ガスを添加して，重陽子線照射により ^{15}O を生成する．このガスをソーダライムおよび活性炭カラムに通じ副生成物を除去した後，先と同様に検診者に投与する．この他の製造法として，窒素ガスに二酸化炭素を添加して重陽子線，あるいは陽子線を照射する方法もある．
2) C^{15}O$_2$ ガスは，^{15}O$_2$ ガスを 400℃に加熱した活性炭カラムに通じて供給する．
3) C^{15}O ガスは，^{15}O$_2$ ガスまたは C^{15}O$_2$ ガスを，1,000℃に加熱した活性炭カラムおよびソーダライムカラムに通じて供給する．
4) H$_2$^{15}O 水は，血流の定量に用いられ，脳内および循環器系疾患の検査に使用される．合成は先の ^{15}O$_2$ ガスあるいは C^{15}O$_2$ ガスを白金やパラジウムなどを触媒として充填したカラム中で水素と反応させて H$_2$^{15}O 水を生成して，これを生理食塩水または輸液中に捕集し，注射剤として

用いる．

10.2.3 ^{13}N 標識薬剤

アンモニアは静脈投与後，高摂取率で組織内に移行するため，$^{13}NH_3$ が臨床的に使用されている．$^{13}NH_3$ 投与後，比較的短時間内に撮像することで，局所組織の血流イメージを得ることができる．合成は注射用水に水素ガスを加圧封入し，還元条件下，陽子線を照射して直接アンモニアまで製造する．

10.2.4 ^{11}C 標識薬剤

^{11}C 標識薬剤は，標識が容易に行われるので，さまざまな薬剤が臨床および研究に使用されている．しかしながら，保険適用されているものはない．そこで，サイクロトロン核医学専門委員会が認定している放射性薬剤について説明する．

1) メチオニン methionine

必須アミノ酸を標識したものがアミノ酸の代謝活性検査に使用されている．この薬剤は悪性腫瘍に摂取率が高く，また，FDG と異なり脳および膀胱への自然集積が少ないので，脳腫瘍，泌尿器系のがん診断に有効である．合成は，反応前駆体の L-ホモシステインチオラクトン塩酸塩に ^{11}C 標識したヨウ化メチルを反応させることで行う．

2) 酢酸 acetic acid

心筋組織の局所好気性代謝機能の測定やイメージングに使用する．合成は，窒素ガスに陽子線を照射して生成した $^{11}CO_2$ ガスをメチルマグネシウムブロマイド methylmagnesiumbromide (CH_3MgBr) のエーテル溶液に通じた後，加水分解することで行う．

3) メチルスピペロン methylspiperone

脳におけるドーパミン D_2 受容体の結合能評価に使用する．この薬剤はブチロフェノン系抗精神病薬スピペロンの N-メチル誘導体であり，合成はスピロペロンを溶解し，当モルのアルカリを加えた後，^{11}C で標識したヨウ化メチル（$^{11}CH_3I$）を加えて加熱反応する．この反応液を，液体クロマトグラフィーを用いて分取・精製する．

10.3　FDG のがん診断への適用

PET によるがん診断で最も汎用されている薬剤が FDG である．その基礎となる考え方は，がん細胞における糖代謝の亢進である．増殖の速いがん細胞では解糖系の酵素活性が亢進し，糖新

2-fluoro[¹⁸F]-2-deoxy-D-glucose(FDG)

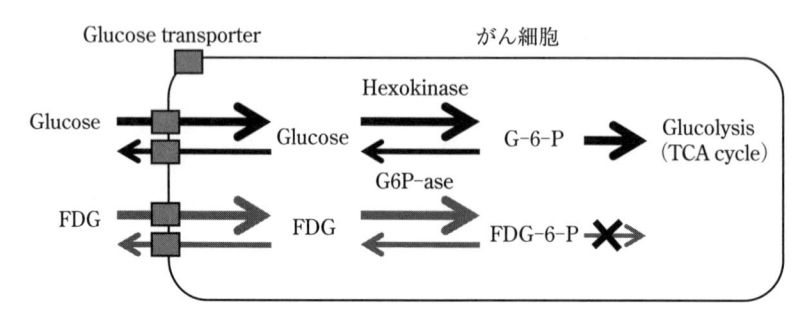

図 10.6　FDG のがん細胞への取り込み

生が抑制されることに加え，細胞膜に存在するグルコーストランスポーター（グルコースを細胞内に取り込む働き）が増加する．FDG はグルコースの誘導体であるため，がん細胞はグルコースと同じように栄養源として FDG を取り込むことになる．取り込まれた FDG は解糖系で分解されることがなく，がん細胞に高く集積する．取り込まれた FDG の ^{18}F を測定することで腫瘍部位が判断できる．

　もう少し詳しく説明すると，FDG は，がん化することで大量に発現した細胞膜のグルコーストランスポーターの働きにより，能動的に取り込まれ，ヘキソキナーゼによりリン酸化され FDG 6-リン酸となる．グルコース 6-リン酸と異なり，FDG 6-リン酸は解糖系で代謝されず，また，細胞膜も透過できないので代謝が非常に遅くなる．その結果，がん細胞内では正常細胞に比べ蓄積量が多くなる．これはメタボリックトラッピングと呼ばれ，脳や腫瘍などで観察される．FDG の腫瘍蓄積は時間とともに増加し，投与後 1～3 時間で最大となる．肝臓では，FDG 6-リン酸は脱リン酸化酵素であるグルコース 6-ホスファターゼにより分解されることで，再び FDG になり，細胞外に排出される．肝臓への蓄積は時間とともに低下し，肝臓内の腫瘍も 1 時間後には陽映像として取り出せる．FDG の細胞内への取込みはグルコースに類似しているが，グルコースと異なり，FDG は腎臓から尿に排泄される尿路排泄薬剤であり，尿路の放射能には注意する必要がある．

　次に，FDG の腫瘍集積性について少し詳しく説明する．一般的に，FDG 集積性は腫瘍の増殖速度に比例して高くなる．脳腫瘍，頭頸部がん，肺がんなどの PET 検査では臨床的に高い相関が証明されている．一方，肺の腺がんでは時々偽陰性となることがある．肺の腺がんにおいては，未分化な腫瘍ほど集積性が高く，逆に高分化型の腫瘍では集積性が低くなる．そのため，高分化型腺がんでは FDG の集積性が低くなり，PET 検診において見逃してしまうことがある．組織の悪性度および分化度は，FDG 集積と関係があると考えられている．また，肺がんの FDG 集積は乳がんに比べ高い傾向があり，理由としてグルコーストランスポーターの量が関係すると考えら

れている．大腸がんなどでは粘液産生腫瘍のFDG集積性が低いことが知られていて，細胞密度と関係があると考えられている．細胞密度との相関は脳腫瘍でも認められる．腎細胞がんや前立腺がんは糖代謝の低いがんである．

　PET検査は，がんの早期発見ばかりでなく，治療効果の確認においても有効な診断法である．放射線治療後の腫瘍の変化では，チミジンやメチオニンで最も早く集積の低下が観察される．これは腫瘍細胞の増殖を反映している．FDG集積は生存細胞数に比例して速やかに低下する．最後に低下するのが腫瘍体積（腫瘍の大きさ）である．このことは，PET検査では，MRIやX線CTなどにおける腫瘍の縮小を確認する前に治療効果の確認をすることができるということを意味している．悪性リンパ腫や非小細胞肺がんでは，化学療法1コース前後のPETによる評価が予後の予測に有効な手段となっている．他の診断法では判断の難しい，いつまでも腫瘍細胞が残る状態（stable disease）の腫瘍においても，悪性細胞の残存を正しく評価できるようになることが期待できる．

10.4　FDGの非特異的集積

　FDGは，がん細胞にだけ特異的に集積するわけではなく，原理的には活発に活動している組織・細胞には集積する．腫瘍間質や炎症組織に加え，正常組織においてもFDGの高い集積が認められることがある．

1）腫瘍間質

　悪性腫瘍はがん細胞のみで形成されているわけではなく，血管や肉芽組織，浸潤免疫細胞など間質と呼ばれる宿主組織と混在している．免疫細胞（マクロファージや顆粒球など），新生血管，若い肉芽組織（増殖する線維芽細胞からなる）は，多量の糖を消費するのでFDGの集積が高くなる．

2）炎　症

　肺炎，結核，その他の感染症，膿で集積する．炎症は生体の自己防衛反応の一つである．免疫細胞は発熱物質や細菌が体内に入ってきたときは活発に活動する．その際，糖の消費が急増する．また膿瘍などの嫌気的環境では，嫌気性解糖で糖を利用して炎症反応を起こす．感染症，自己免疫や異物による炎症，変性あるいは動脈硬化などによって，さまざまな炎症組織にはFDGが集積し，腫瘍との判断が紛らわしい所見となることがある．

3）正常組織

　脳神経・心筋・骨格筋など常に生体活動のためにエネルギーを消費する組織では，多くのグルコースを消費するのでFDGが蓄積する．顆粒球コロニー刺激因子を投与すると造血が亢進され，その結果，骨髄のFDG集積が増加する．また，炎症などにより白血球が増加すると，骨髄の

FDG集積は増加する．通常，これらの集積増加は均一に起こり，骨転移や骨髄腫などでは不均一で局所的な集積の増加が観察される．

　骨髄と同じように，刺激によりFDGの集積が亢進する組織に褐色細胞がある．褐色脂肪は熱の生産などの刺激に反応して糖が消費され，FDGが集積する．褐色細胞はもともと冬眠動物などで寒冷時に脂肪から効率的に熱を生産するための組織として発達したもので，多量のミトコンドリアを有している．脂肪細胞にはグルコーストランスポーター4が存在し，脂肪から熱を生産するときに糖も使われるため，FDGが集積する．やせた女性が寒い季節に検査を受け，FDG集積が見られても，後日の再検査では見えなくなることもある．また，交感神経刺激により褐色細胞が活性化され，FDGの集積が認められることもある．

　ピロリ菌の感染による慢性胃炎の場合，胃にFDGの集積が見られることがある．大腸では，下痢など粘液分泌や腸管運動の亢進によりFDGの集積が増加することがある．これはブチルスコポラミンでは十分に制御することはできないが，時間を追って撮影することで識別できることがある．病巣におけるFDGの集積は変化しないが，生理的集積では集積部位の移動や集積が低下することが観察される．当然のことであるが，運動によりFDG集積は亢進する．四肢の筋肉の場合は識別が簡単であるが，眼，顎，舌など運動と意識しない動きには注意が必要である．しゃっくり，激しい咳，肩や首の緊張でもFDG集積が認められることもある．

4）良性腫瘍

　大腸では良性の腺腫性ポリープでFDG集積がみられるので，診断時注意する必要がある．その他，耳下腺のワルチン腫瘍，神経鞘腫，甲状腺の腺腫，変性子宮筋腫などの良性腫瘍に高いFDG集積が認められるので，診断の際には注意する必要がある．

10.5　被曝管理

　ポジトロン核種を用いるPET診療では，核種の生成・薬剤の合成過程から，品質検定，薬剤供給等のあらゆる過程で被曝する可能性があり，厳重に管理されている．忘れてならないのは，PET診断中に被検者から受ける医療従事者の被曝管理がある．これに対する防護策は遮断であり，薬剤管理とともに，PET施設の設計段階から十分考慮する必要がある．PET施設の構造は各施設で異なっているが，図10.7に示したように，PET用薬剤の製造，診断・検査および撮像の三つの部分に区切られている．それぞれの施設における重要な点について，簡単に注意事項を説明する．

10.5.1　陽電子準備（ホットラボ）室

　ホットラボ室は，陽電子核種を用いて薬剤を合成し，検定を行うための施設であり，薬剤合成まで自動的に行うことができるブラックボックス化が推進されている．FDGの場合，サイクロ

図 10.7 PET 検査の全体像

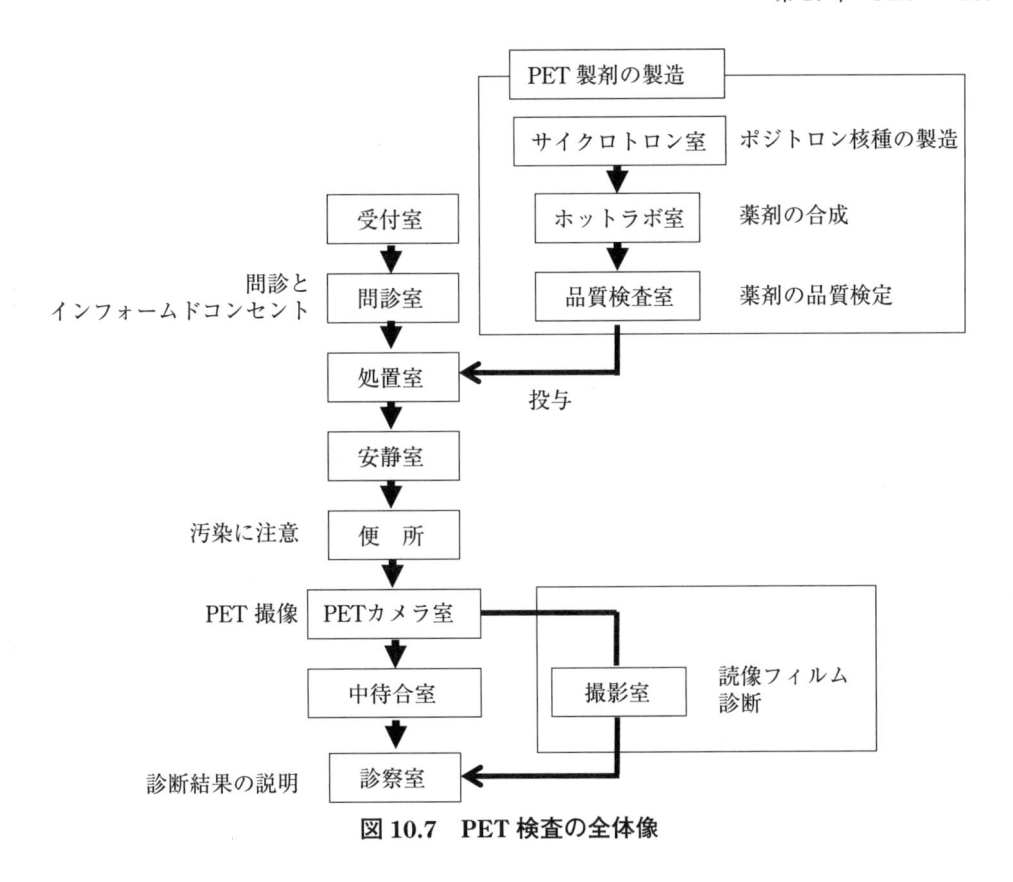

トロン室で生成した陽電子核種をホットラボ室のホットセルに配管輸送し，FDG 自動合成装置で合成する．これらの操作はコンピュータにより遠隔操作され，また，合成ユニットはキット化されている．院内製造による放射線被曝は，適切な物理的遮断と放射線防護策の運用で低くすることが可能であるが，皆無にすることはできない．

10.5.2 陽電子処置室

PET 被検者への FDG 薬剤の投与（静脈注射）時には，PET 薬剤や PET 被検者からの被曝の他，近くの放射性廃棄物からの被曝に注意する必要がある．そのため，PET 薬剤の投与は陽電子処理室と呼ばれる他とは区画された場所で行われ，作業に従事する者は，確実かつ迅速に作業を行い，被曝量を最小限に抑えることが求められる．陽電子処置室には作業環境の汚染を監視するためエリアモニターを設置し，医療従事者を防御するための鉛製の放射線防護衝立が必要となる．FDG を静脈投与する際は，確実，かつ短時間にすませることが大切である．そのため，あらかじめ静脈ルートを確保しておき，自動注入器を使用して効率よく迅速に処置を行うことが要求される．

PET 診療では，操作室と検査室は区画することが規則で決められている．そのため，患者の行動はモニター映像により遠隔監視され，音声誘導によりコミュニケーションがとられる．結果的に，PET 被検者は陽電子処置室内に入室後，検査が終了するまでの 2 時間ほどを単独で行動

することになり，不安とともに戸惑うこともあり得る．そのため，事前にビデオやパンフレットを使用してPET室内の配置，トイレの位置や電子錠の使い方などを細かく説明するとともに，単独行動の必要性などを十分理解してもらうことが重要である．

陽電子処置室での処理は，PET被検者側からはかなり危険な作業にみえるので，事前によく説明を行うとともに，処理室内においても被検者の不安を取り除くための，精神的気配りと対応が大切である．

10.5.3 PET被検者からの被曝

PET被検者は，薬剤投与後自らが被曝していると同時に放射線を体外に出すことになる．被検者からの放射線量は，距離の二乗に反比例して減少する．一歩下がって被検者から距離をとることにより，放射線量は半減するので，近接して介助する場合でもなるべく一歩下がるようにすることが大切である．これはPET施設の事務員の被曝にも当てはまり，奥行きの広いカウンターや，コンクリートを厚くした，高めの受付カウンターを設置することで，事務員の被曝量を低減することができる．

PET被検者からの放射能は2時間程度で半減し，半日後には小型線量計では検出されない量となる．ただ，PET検査の後，引き続き他の検査を受ける場合は注意を要する．特に，エコーなど密着した検査は避けるようにすることが望まれる．また，検査室から退出後は，なるべく人ごみを避け，幼少児や妊産婦との接触を控えるようにする．また，小児との添い寝は，検査当日の夜は控えたほうがよい．

10.5.4 排尿管理

体内に投与されたPET用薬剤は最終的には尿に排泄されるので，トイレでの飛散汚染には注意する必要がある．そのため，多くの施設で管理区内に専用トイレを設置し，常時使用することとなる．特に，男子トイレではポリエチレンろ紙を貼付して，その上に陽電子薬剤を固定化することで汚染の拡大を防ぐ．また，陽電子薬剤の半減期は短いので，日常のトイレ清掃は検査後に行うよりも放射線が消滅する翌日検査前に行うほうがよい．

10.5.5 介護者の被曝管理と医療従事者の被曝低減化

PET被検者に付き添う介護者は微量ながら被曝することになる．被曝線量は被検者との密着度に依存するので，認知症や家族の介護が必要な患者の場合など注意する必要がある．陽電子の半減期は短いので（^{18}Fで109分）管理区域内での2時間で体内残存量は半減しており，残りの半量が管理区域外で放射されることになる．かなり密着した介助でも，介護者の被曝線量が危険な量になることはないので，そのことを十分説明した上で，なるべく距離を保つように指導することが望ましい．

医療従事者は作業中にPET患者から被曝することは避けられない．この被曝を少なくするた

めには作業時間を短くすることが最も効果的な方法である．そのためには，PET薬剤投与前に被検者に十分な説明し，安全に安心してスムーズに検査が完了するようにするとともに，実際の作業に慣れるためにコールドランで練習し，熟練した技術を修得することが大切である．

10.6　FDG-PET検査の手順

ここまで読んでくると，PETはかなり危険であり，検査時に戸惑うことがあるかもしれないという不安にかられると思う．実際，放射線により被曝するので危険を認識し，かつ，検査は指示に従い迅速に行動することが大切である．ここでは，PET検診を受ける場合の手順と注意事項について簡単に解説する．

PET検査は次に示したような手順で行われる．

検査の予約　→　前処置　→　問診　→　投与量の決定　→　検査前採血　→
薬剤投与　→　撮像　→　休憩　→　終了

それぞれのステップでの注意事項を解説する．

1) 検査の予約
① 輸液療法を受けているかどうか．特に糖分を含んでいないことを確認する．
② 糖尿病の有無：高血糖の場合は検査ができなくなることがあるので確認する．
③ ペースメーカー，植え込み型除細動器の確認：PET/CT検査ではこれらの機器は誤作動を起こす可能性があるので確認する．
④ 介助が必要かどうか．介助人も被曝するので介助が必要な場合は，介助人の了承が必要となる．
⑤ 排尿状態の確認：PET用薬剤は最終的に尿に排出されるので，バルーンカテーテルやオムツの使用の有無を確認する．
⑥ 検査中の姿勢：検査中に動くとデータ解析ができなくなるので，静止を保てるかどうかの確認をする．
⑦ 保険適用の確認：PET検査の医療費は高額なので，保険が適用できるのか確認する．自費の場合は，費用についてもよく説明することが大切である．

2) 前処理
FDG-PET検査では糖の代謝機能を測定するので，血糖値の影響に加え，運動や発声による糖の消費にも注意する必要がある．
① 血糖値の影響：FDG静脈注射時の血中インスリンレベルと血糖レベルが画像に大きく影響する．そのため5時間前より絶食とし，これらの値が高くならないようにする．糖尿病では絶食時には糖尿病薬の使用も中止する．高血糖ではFDGは骨格筋への分布が増加し，逆に糖を

多く消費している脳や腫瘍では低下する．その結果，画像のコントラストは低下し，診断が困難となる．

② 運動，発声等の影響：筋肉が動けば糖を消費するのでFDG分布が増加する．骨格筋が撮像されるとコントラストが悪くなるので，検査前日と当日は運動をしないようにする．また，検査の緊張により無意識に筋肉に力が入り，FDGの分布が増加することがあるので，リラックスすることが大切である．このことからも，安心して検査が受けられるような親切・丁寧な説明が重要であることがわかる．また，発声により喉頭付近へのFDGの分布が増加するので，検査前日よりしゃべることを抑えるようにする．同様に眼球を動かすと周囲の筋肉にFDGが集積し，画像となることがあるので，待ち時間には本やテレビを見ずに安静を保つようにする．

③ 排尿管理：FDGは最終的に尿中に排泄されるので，水分をとり尿からの排泄を促進するようにする．通常，FDG静脈注射の前に糖分を含まない水やお茶を十分（目安としては500 mL くらい）とる．また，検査直前には排尿をするようにする．ただ，血液透析を受けている場合は，水分付加は避けなければならない．この場合，尿はほとんどないので，検査直前の排尿は必要ない．

3) 問　診

検査前の問診は極めて重要であり，特に以下の事項については注意を払う必要がある．

生検や手術などの外科的処置，あるいは化学療法や放射線照射などの治療を最近受けた場合は，いつ，どの部位に，どのような処置を受けたかを確認する．化膿性病変や骨折等などの既往歴の確認も忘れてはならない．心臓に関しては，ペースメーカーや植え込み型除細動器の有無の確認をすることが重要である．女性の場合，妊娠していないことの確認はもとより，最終月経開始日も聞いておく．

4) 投与量の決定

体重，年齢により投与量を決める．

5) 検査前採血

PET用薬剤を投与する前に血糖値を測定し，血糖値が150以下であることを確認する．症例によっては200以下の場合は検査を行うことがある．糖尿病で血糖のコントロールができない場合は，診断能が低下することがあることも説明する．採血検査後のFDG投与では，先に記載したように検査医の被曝を少なくするため，遮断用衝立やインジェクターを使用する．

6) 撮　像

腫瘍と周辺組織とのコントラストは2時間後くらいが良好となるが，FDGの半減期が約110分なので，放射能の減衰によりFDG分布のばらつきが大きくなる．そのため，検査の効率化を考え，1時間前後での撮像が一般的である．腫瘍の検索の場合は，頭頂か大腿部までの範囲を撮像し，悪性黒色腫の場合は下肢を含めた全身像の撮像を行う．

7）その他の注意事項

脳の検査ではアイマスクや耳栓を使用して外部からの刺激を少しでも少なくして，20分間は安静を保つようにする．また，薬剤投与時はベッドに寝かせた状態でFDGを静脈注射する．

PET/CTの検査では，ペースメーカーや植え込み型除細動器が誤作動を起こす場合があるので注意を要する．また，CTにより吸収補正を行うので体内の金属（歯の充填物や金属プレートなど）がPET画像に現れる．

10.7　PET画像を理解するための基礎知識

ここではFDG-PET画像を読み取るために必要な基礎知識を臓器別に簡単に解説する．グルコースの誘導体であるFDGは正常臓器にも量の多寡はあるが，集積する．そのため，臓器によりバックグラウンドの値が異なってくる．表10.2に臓器によるFDG集積による描出の程度を大まかに分類した．

表10.2　臓器によるFDG集積による描出の程度

強く描出される臓器	脳，腎・膀胱
程度の差はあるが描出される臓器	唾液腺，扁桃組織，心臓，大血管，肝臓，胃，大腸，精巣，筋肉
まれに描出される臓器	甲状腺，乳房，卵巣，骨髄，胸腺，褐色脂肪

個々の臓器による注意点について簡単に説明する．

1）脳腫瘍

脳は身体の中で最もエネルギーを消費する臓器であり，そのほとんどはグルコース代謝によって供給される．そのため，正常組織でも高いFDG集積が観察される．脳腫瘍においても他の臓器と同じように，悪性度とFDG集積の相関がみられ，良性・悪性の判定，治療効果の判定や経過観察に有用である．上記の理由により，明確な陽性集積像として観察できるとは限らない．そのため，FDG-PETで判断せずに，MRI/CTなどの診断やmethionine PETによる評価などを併用することが必要である．

2）頭頸部腫瘍

主として耳鼻科領域の悪性腫瘍の診断に用いられる．多くは扁平上皮がんであり，治療には手術，放射線治療法，放射線化学療法が行われる．また，喫煙との関連があるといわれている．頭頸部は複雑な構造をしており，また，疾患の種類も多いのでPET/CTを含む画像診断の役割は極めて大きい．PET/CTでは，原発腫瘍，残存腫瘍，再発腫瘍の検出やリンパ節転移，遠隔転移，重複がんの診断，および治療効果の判定などが行われる．頭頸部ではFDGの生理的集積に多様性が多く，良性の耳下腺腫瘍（ワルチン腫瘍，多形腺腫）に集積しやすい．

3）肺がん

　日本国内における部位別のがんによる死亡率は，男性で1位，女性で3位と，上位を占めていて，年々増加傾向にある．肺がんの組織型は腺がん，扁平上皮がん，小細胞がん，大細胞がんなど多彩であり，治療成績が不良で再発を起こしやすい．PET/CT では原発性肺がんと転移性肺がんの鑑別が1回の検査でほぼ終わり，迅速な治療方針の決定が可能となる．FDG-PET による良性・悪性の鑑別は，感度・特異度ともに比較的高い．すりガラス影を呈する高分子化型腺がんや細気管支肺胞上皮がんへの FDG 集積は有意に少ない．また，1.5 mm 以下の小病変や横隔膜近傍の呼吸性移動の多い部位の病変の検出度は低い．活動性の高い炎症部位では集積が高く，必ずしも鑑別が容易とはならない．一般に，集積度の高い場合は増殖能が高く予後不良となることが多い．PET/CT は限界もあり，CT による形態診断と PET による質的診断を組み合わせ，評価することが大切であるとともに，確定診断には，必要に応じて喀痰細胞診や経気管支細胞診，肺生検が行われる．

4）乳がん

　乳がんの発症年齢層は20代から高齢者まで幅広く，女性の悪性腫瘍の中では最も罹患率の高いがんである．早期発見・早期治療により長期生存が可能であるが，長期経過後に再発・転移を起こすことも多い．転移部位としては，リンパ節，骨，肝，肺などが多い．

　PET による原発巣の診断能は比較的高い感度と特異性があるとされている．FDG は正常乳腺にも生理的に集積するので，左右の FDG 集積の差は判定に重要である．閉経前の女性では生理的な集積が高くなるので注意する必要がある．術後のステージング診断には注意を要するが，遠隔転移や再発診断に関しては，CT，MRI，エコーなどのイメージング法より高い診断能を有している．乳がんの診断にはマンモグラフィーが使用されるが，マンモグラフィーが適さない場合（dense breast）や所見の判定が困難な場合は PET が有用な手段となる．乳がん専用の診断機器に PEM（positron emission mammography）がある．マンモグラフィーに小型の同時計数検出器を装着した乳腺専用の PET 装置で，乳がんの検出と部位の特定により正確性が期待できる．

5）食道がん

　食道がんは早期発見（無自覚）と放射線治療・化学療法により比較的完治することが多いがんであるが，嚥下障害などの自覚症状がでた場合は進行がんで予後不良となる．食道がんは粘膜固有層→脈管浸潤→飛び石状（skip lesion），粘膜上皮内と進展していく．また，リンパ節転移率が高く，頸，胸，腹部に広範囲に転移することが多い．

　早期発見・診断確定には内視鏡検査や二重造影検査が有用であり，内視鏡検査時の生検で確定診断ができる．PET でも自覚症状が出る前に病変を発見することが可能である．粘膜層にとどまっている場合（pT1a）と粘膜下層まで浸潤した場合（pT1b）での発見率は低いが，固有筋層以上まで進展した場合（pT2以上）の検出率は100％である．飛び石状（skip lesion），リンパ節転移，遠隔転移の診断，術後の変化と再発病変の鑑別や治療効果の判定に有用である（図10.8）．

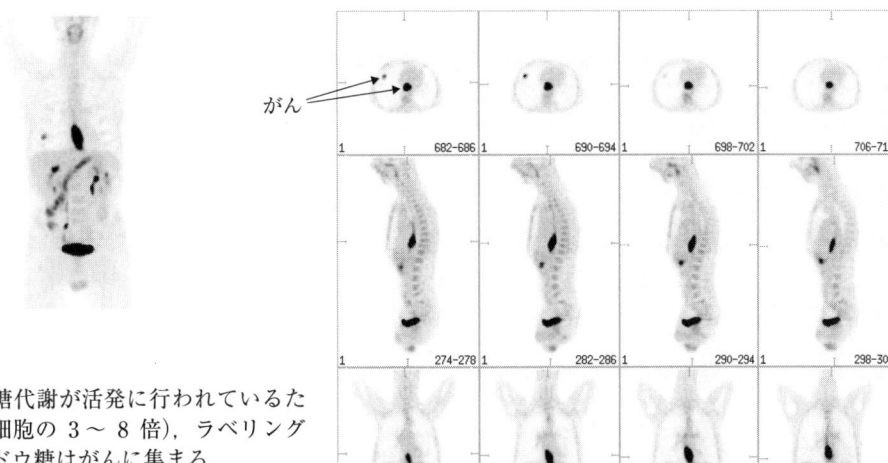

※がんは糖代謝が活発に行われているため（正常細胞の3〜8倍），ラベリングされたブドウ糖はがんに集まる．

図 10.8
（株式会社日立メディコ提供）

6）胃がん

かつては日本人の死亡率第1位を占めていた．進行がんは予後不良となることが多いが，早期がんは完治することができるので，早期診断を受けることが大切である．胃がんの転移は，リンパ節，肝臓，腹膜，骨などに多い．PETでは，胃壁へのFDGの生理的集積により，小さながんの検出は困難であり，内視鏡検査が必要となる．

7）大腸がん

日本人の食生活の変化により，近年増加傾向にあり，がんスクリーニングで発見されることが多い．FDG-PETによる発見率は95％くらいとされているが，15 mm以下の小さなものや表在型のがんの発見は難しい．これまでの診断では見逃していた便潜血陰性のがんの発見には有効である．また，領域リンパ節転移や遠隔リンパ節転移，肝転移の診断には有用である．PET検診でがんが発見された場合は，大腸内視鏡検査を行うことが必須である．

8）肝がん

正常管細胞に取り込まれたグルコースはヘキソキナーゼの働きでリン酸化する．リン酸化されたグルコースはグルコース-6-ホスファターゼにより脱リン酸化され細胞外に放出される．FDGもグルコースと同じ代謝を受けるので生理的集積は比較的少ない．肝細胞がんのグルコース-6-ホスファターゼは，がんの分化度に比例して高くなり，高分化型，中分化型の肝細胞がんではFDGの集積が弱くなる．そのため，PETによる診断の有用性は低く，CT，MRIによる検査が必須である．胆嚢がんや転移性肝がんの診断・評価や治療後（リピオドール塞栓術やリザーバ動脈療法）の治療効果の判定に有効である．

9) 胆がん・胆管がん

　胆管細胞がんは腺がんであり，FDG が強く集積するので，悪性度の診断や腫瘍境界の把握に有用な手段となる．

10) 膵臓がん

　膵臓がんは外科的切除の難しいがんであり，治療の困難ながんとされている．20 mm 以下の小さな膵がんへの FDG 集積は少なく，小さな原発巣の発見は難しい．悪性と良性の判定には SUV の値が良い指標となる．また，リンパ節転移の発見や腫瘍の進達度の判定には有用ではないが，慢性膵炎との鑑別，遠隔転移の診断，再発時の診断には有効である．

11) 泌尿器系腫瘍

　FDG 投与後，速やかに腎臓から尿中への排泄が始まるため，撮像時には尿路内の FDG 濃度が高くなる．そのため，腎細胞がん，腎盂・尿管がん，膀胱がん等の尿路悪性腫瘍の評価は困難なことが多い．検査前の排尿程度では尿中の FDG の影響を取り除くことができないので，膀胱周辺の診断には膀胱洗浄を行うことが望ましい．

　腎がんの原発巣の検出率は約 70～80% であるが，生理的集積により小さな原発巣の発見は難しい．腎がんは肺，肝，骨，副腎，対側腎，膵臓への転移が多く，これらの遠隔転移やリンパ節転移の検出では CT より優れている．腎盂・尿管がん，膀胱がんおよび前立腺がんでは尿との鑑別が難しく，原発巣の検出には適していない．精巣腫瘍ではリンパ節転移の評価や遠隔転移の検出に優れているので，病期診断に有用である．また，化学療法後の残存腫瘤の活動性の評価に有用である．泌尿器系の腫瘍診断では尿中に排泄される FDG の影響を取り除くことはできないので，FDG の代わりに生理的腎排泄の少ない ^{11}C-methionine やコリン製剤の使用が検討されている．

12) 骨盤臓器

　骨盤臓器では子宮がんと卵巣がんに保険が適用され，ともに「他の検査・画像診断により，病期診断と転移・再発診断ができない場合」と定められている．膀胱腫瘍や前立腺腫瘍は尿路系に排泄された FDG の影響や腫瘍の性質などにより，有効性は限られる．子宮体がん，子宮頸癌，卵巣腫瘍に対する FDG-PET は，CT や MRI で診断困難な再発診断や転移診断に有効である．閉経前の女性では，月経期および排卵期に子宮内膜への生理的集積が強くなるので，月経周期の事前の問診が必要となる．

　膀胱腫瘍は，排泄された FDG が尿路系に高蓄積するため，原発層の検出は困難であり，^{11}C-choline や ^{11}C-acetate などの使用が検討されている．

13) 造血器官

　悪性リンパ腫や多発性骨髄腫などの造血器腫瘍の診断に使用される．悪性リンパ腫の診断では，^{67}Ga シンチに比べ，感度および特異性に優れ，短時間で全身三次元画像が得られるので，病期診断や再発・転移診断および治療効果の判定に有効である．多発性骨髄腫は骨病変が全身に行き渡るので，PET による画像診断が要求される．特に，骨病変の質的診断と解剖学的位置が短時間

で確認できるPET/CTは有用な検査である．白血病に関しては，PETの臨床報告例は極めて少ない．

14）骨軟部

悪性腫瘍の転移性骨腫瘍は頻度が高く，また臨床的に重要な病態である．悪性腫瘍検査の術前病期診断や経過観察中の転移診断において，PET/CTの骨格系の所見は重要である．

10.8 FDG-PET検査の適用疾患

平成14年4月から，FDG-PET検査が保険適用となり，次に記載したような疾患に適用されている．

[18]FDG-PET検査の適用疾患（通知　保医発第0308001号より）

1）てんかん：難治性部分てんかんで，外科的切除が必要．
2）虚血性心疾患：虚血性心疾患による心不全で，心疾患筋組織のバイアビリティ診断が必要．ただし，通常の心筋血流シンチグラフィーで判定困難な場合に限る．
3）肺がん・乳がん・大腸がん・頭頸部がん：他の検査，画像診断によりがんの存在を疑うが，病理診断により確定診断が得られない．あるいは，他の検査，画像診断により病期診断，転移，再発の診断ができない．
4）脳腫瘍：他の検査，画像診断により転移・再発の診断ができない．
5）膵がん：他の検査，画像診断により膵がんの存在を疑うが，腫瘤形成性膵炎と鑑別が困難．
6）悪性リンパ腫・悪性黒色腫：他の検査，画像診断により病期診断，転移，再発の診断ができない．
7）転移性肝がん：検査，画像診断により転移性肝がんを疑うが，病理診断により確定診断が得られない．あるいは，原発巣が不明．
8）原発不明がん：リンパ節生検，CTなどで転移巣が疑われ，かつ，腫瘍マーカーが高値を示すなど，悪性腫瘍の存在を疑うが，転移巣が不明．

参考資料

1）佐治英郎，前田稔，小島周二編集（2006）新放射化学・放射性医薬品学（改訂第2版），南江堂
2）日下部きよ子編集（2006）PET/CT，金原出版
3）西村恒彦，佐治英郎，飯田秀博編集（2004）クリニカルペット，メジカルビュー社
4）福田寛，米倉義晴，日本核医学会編集（2007）PET検査Q&A，日本アイソトープ協会

第11章 CT

　X線診断は，単純X線検査（骨・胸部）から，硫酸バリウムを服用した消化管造影（胃検査など），ヨード系造影剤を使用した尿路，胆道，脊髄，リンパ，血管などの造影などへ発展してきた．CTを簡単にいえば，異なった方向から撮影した数えきれないくらいのX線写真（レントゲン写真）をコンピュータで処理することで二次元（横断画像）あるいは三次元の画像とする装置ともいえる（下図）．原理はX線検査であり，画像診断法の中でも最もなじみのある診断法である．当然のことであるが，放射線（X線）を使用しているので，被曝量には細心の注意を要する．そのため，撮影速度や画像の質を高めるためにはさまざまな工夫がなされている．また，CTとPETのそれぞれの長所を生かし，欠点を補い，より診断の精度を高めるためにPET-CTも使用されている．

　この章では，CT装置の原理，X線の性質および簡単な臨床適応について解説する．

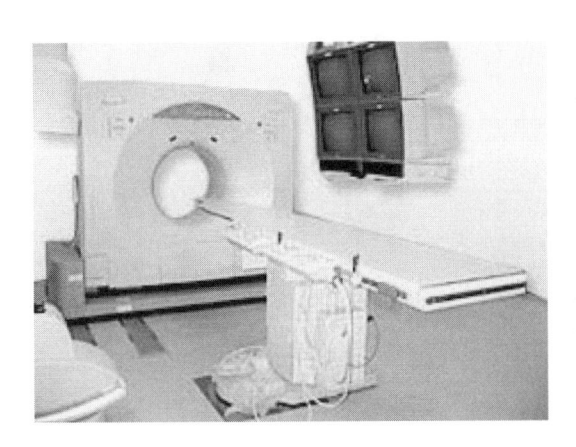

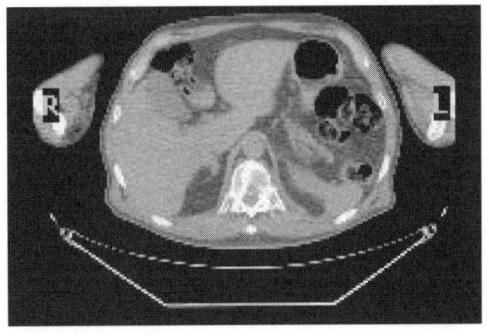

CT装置と臨床診断画像
http://www.hitachi-medical.co.jp/

はじめに

CT は Computed Tomography の略で，日本語ではコンピュータ断層撮影となる．これは厳密な意味では X 線 CT 以外の PET（ポジトロン断層法）や SPECT（単一光子放射断層撮影），MRI（核磁気共鳴画像法）などコンピュータを用いて行う画像診断法すべてを指すことになる．X 線 CT は PET や MRI に先駆け最初に実用化された画像診断法で，CT といえば X 線 CT のことだと考えてよいほど浸透しているので，ここでは CT は X 線 CT のことである．

CT の原理は，異なった位置から撮影した二次元の X 線写真（レントゲン写真）をコンピュータ処理することで三次元の断層写真にすることであり，それによって，目的の病巣部位を正確に診断することができる．現在の CT では，横になっている被検者の周囲を，X 線を照射するための線源とその身体を挟んだ反対側にある検出器が回転し，X 線を全方位から受ける．照射されたX 線は被検者の身体を通過し，その過程で一部吸収され減衰した後，反対側に設置されている検出器に到達，そのエネルギーがデータとして記録される．つまり，被検者の周囲 360 度から照射されたX 線の透過度は照射位置により異なることを利用して，透過したエネルギーの違いを画像化する方法だといえる（図 11.1）．

CT の透過率には CT 値 CT number が用いられる．これは，空気の吸収率を −1000 HU，水の吸収率を 0 HU と定義した HU 単位 Hounsfield unit を利用して算出する．

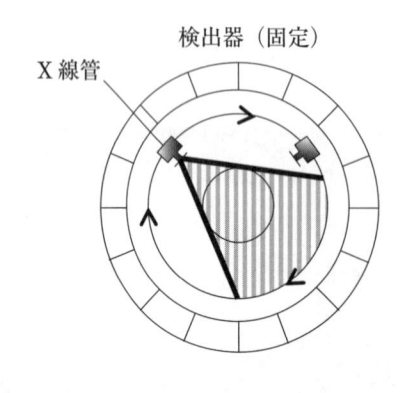

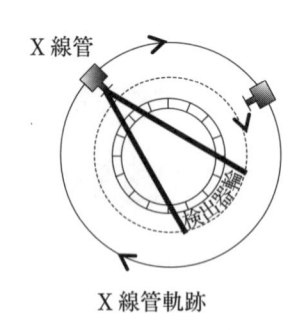

a. 第四世代（stationary/rotate）方式　　b. 第四世代（mutate/rotate）方式

図 11.1　第四世代の CT 装置

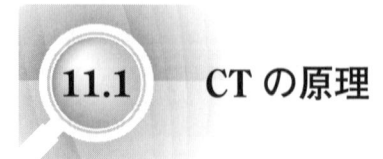

11.1　CT の原理

CT では，X 線管より照射された X 線ビームが人体を透過した後，検出器でそのエネルギーを観察する．この照射エネルギーと透過エネルギーの差により X 線吸収値を求め，データとする．この操作を繰り返し行うことで，目的診断部位をくまなく走査（スキャン）して，得られたデー

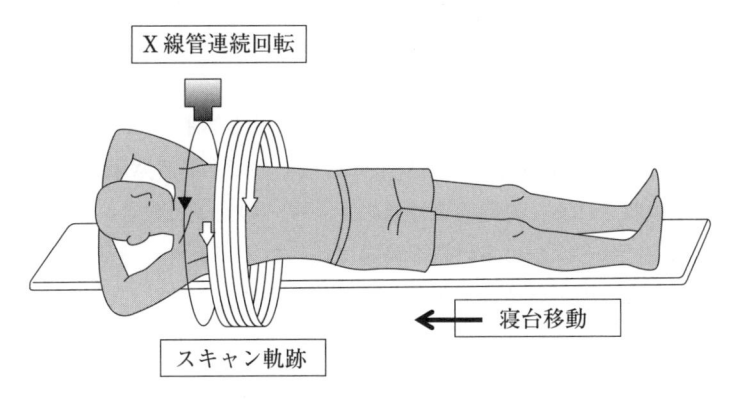

図11.2 スパイラル（ヘリカル）スキャン方式

タをコンピュータ処理により診断画像とする（図11.2）．

ここで，CT に使用される X 線の性質について簡単に解説する．X 線は電子が高速で物質に衝突し，エネルギーを失う時に熱とともに放出される（図11.3）．この X 線は波長が短く（エネルギーは大きい）物質透過性が高い電磁波で，電離放射線の一種である．また，波と粒子の両方の性質をもち，光子 photon ともいわれる．X 線の波長は 0.1 〜 0.5 Å（1 Å = 10^{-8} cm）である．放射線のエネルギー単位は，電子ボルト electron volt（eV）で表記される．これは，電子と等しい電気量をもった粒子が真空中で 1 ボルトの電位差で加速された時に得る運動エネルギーに等しい．この単位は電荷をもたない X 線にも適用され，CT の光子エネルギーは 20 〜 150 keV くらいである．X 線のもつエネルギーは，距離と物質との相互作用により減衰する．X 線の強さは，真空中を進む場合は，距離の 2 乗に反比例する．実際は，X 線はある大きさの線源より放射され，かつ空気中を進むので，真空中とは厳密な意味では一致しないが，近似的には進む距離が 2 倍になれば，強さは 1/4 に減衰する．また，X 線は物質を透過する際にも，相互作用によりエネルギーを失う．高エネルギーの X 線の減弱は通過した物質の質量にのみ関連し，その原子番号とはほとんど無関係である．つまり，X 線の物質による吸収は，透過した物質の単位体積あたりの質量に比例する．減衰係数はこれの逆数で，cm^2/g で表される．一方，低エネルギーの X 線では，原子番号に依存するので，透過する物質により減弱係数は変化する．診断における X 線の減衰

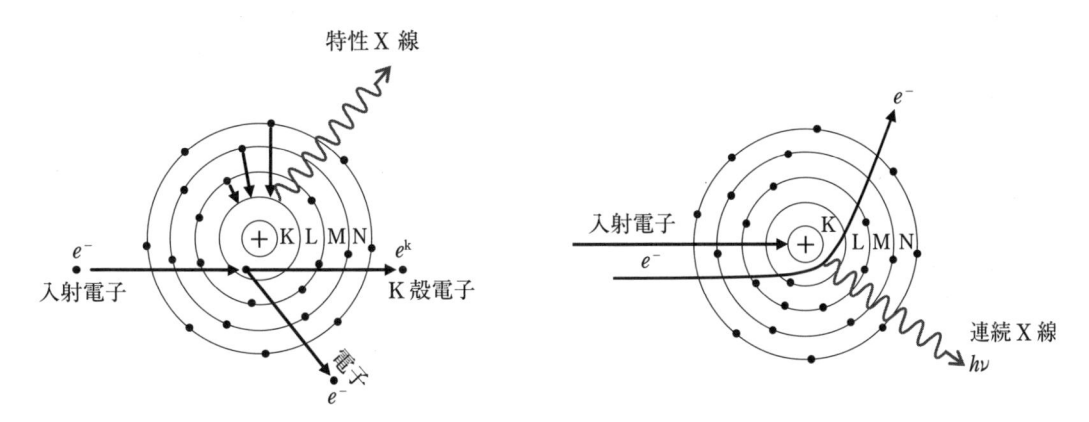

図11.3 特性 X 線と連続 X 線の発生過程

に関与する物理的現象には光電効果，コンプトン散乱，干渉性散乱などがある．

　光電効果とは，光子が原子の軌道電子にすべてのエネルギーを伝達して，軌道電子が光電子として放出される現象である（図11.4）．軌道電子を埋める過程で特性X線が放出される．生体内に存在する物質の原子番号は小さく，エネルギーも低いので，特性X線は光電子のエネルギーとともにすぐ近くで吸収される．光電効果は低エネルギーの光子と大きい原子番号の物質との間によく起こる．生体内では，水分の多い軟部組織に比べてカルシウムの多い骨組織で大きくなる．

　また，ある特定の物質への入射光子エネルギーを連続的に大きくしていくと，そのエネルギーが核と軌道電子との結合エネルギーを越える値に達したとき，減弱係数が急に大きくなる．この現象を吸収端現象という．この性質を利用してX線エネルギーを適切な値に設定することで，高い造影効果を得ることができる．このエネルギーは物質により固有であり，血液造影剤に用いられるヨードでは約33 keVである．

　コンプトン散乱とは，X線が物質中の電子に衝突し，そのエネルギーの一部を電子が受け取りコンプトン電子として放出される際，X線はエネルギーを失い，波長が長くなって散乱される現象である（図11.5）．コンプトン散乱ではエネルギーと運動量の双方が保存され，量子散乱あるいは非干渉散乱とも呼ばれる．診断用X線では30 keVを越えるとコンプトン散乱の影響が大きくなり，X線減弱にも影響を与える．コンプトン散乱（非干渉散乱）の他にコヒーレント散乱（干渉性散乱）の現象もある（図11.5）．これはX線の波としての性質に基づいて起こる散乱現

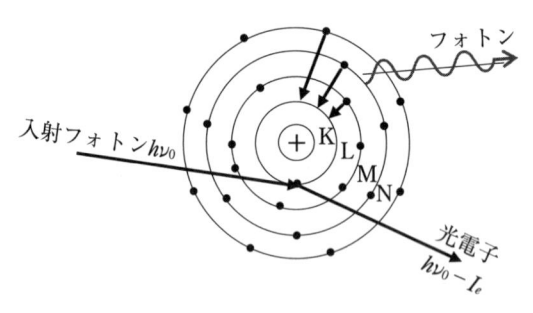

図11.4　光電効果

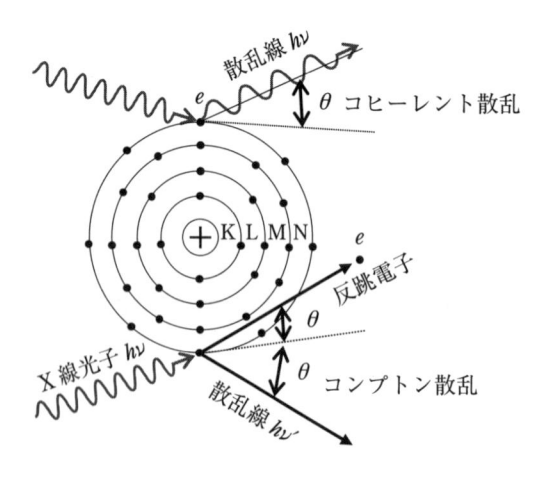

図11.5　コンプトン散乱とコヒーレント散乱

象で，入射X線と散乱線でコンプトン散乱のような波長の変化は起こらない．また，原子の励起や電離も生じない．

このようなX線の特性は診断部位に応じて利用される．低エネルギーX線領域（〜40 keV）では，骨内のX線の減弱は光電効果によるものが主で，一方，軟部組織ではコンプトン効果によるものが主となる．そのため，X線は光子エネルギーが小さいほど物質内でよく吸収され，低エネルギーX線領域では，骨と筋肉や脂肪での吸収差が非常に大きくなる．診断では，骨の造影や乳腺撮影（石灰化の検出）では低エネルギーX線が，空気と軟部陰影の差を観察する胸部では相対的に骨の陰影が低くなる高エネルギーX線を使用する．

11.2 CT装置の構成

X線撮影は透過してきたX線をフィルムに写す撮影装置であるのに対して，CT装置は物質のX線吸収係数（CT値）を求めるための計測装置である．そのため，X線発生装置とX線検出器を中心とする検出系，制御装置などを含む大掛かりな装置となる．ここでは，CT装置の主な機器について簡単に説明する．

11.2.1 X線管

X線管には固定陽極形と回転陽極形があるが，ここでは回転陽極形について説明する（図11.6）．陰極フィラメントから発生した熱電子は，高電圧下加速され陽極ターゲットに衝突する．熱電子はターゲットの原子と相互作用して運動エネルギーを失う．このとき，そのエネルギーの一部がX線として放出される．ターゲットは，X線発生効率の良い原子番号の大きい物質で，かつ融解点が高く熱伝導性の良いタングステンが使用される．回転形では陽極全体がタングステンでできている．乳腺などの撮影では低エネルギーのX線が必要なので，モリブデンが使用される．回転陽極形の利点は，実焦点面積が大きく放熱効果がよくなるので，大容量のX線を発生できることである．X線管は熱を発生するので，冷却する必要がある．一般のX線撮影用のX

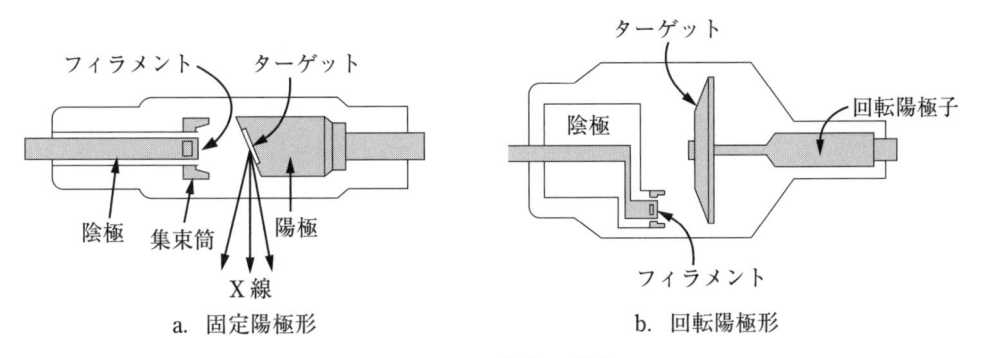

a. 固定陽極形　　　　b. 回転陽極形

図11.6　X線管の構造

線管では冷却用ファンを用いた空冷式を使用しているが，CT では冷却用オイルを循環冷却した装置に X 線管を浸して冷却する．また，陽極を液体で直接冷却し，冷却率を向上させたタイプもある．

その他，X 線管の安定性や回転する CT 装置での機械的強度，小型軽量化，高速焦点位置移動機能も大切である．

11.2.2　X 線検出器

CT の検出器に要求される条件として，検出効率，エネルギー特性，安定性，ダイナミックレンジ，入力直線性，パルス応答性，構造などがある．これらについて簡単に説明する．

検出効率：CT 装置では，大容量の X 線を照射すると被曝量が増加する．小容量の X 線を使用して，検画像ノイズを小さくするためには，検出効率の高い X 線検出器が必要である．また，検出効率が高くなればスキャン時間を短縮することもできる．

エネルギー特性：X 線管から発生する X 線は連続的なエネルギーなので，管電圧が同じでも人の身体を透過した後の X 線のエネルギーは変化する．そのため，検出器にはエネルギーの均一化が必要であり，実際の CT では補正を行う．

安定性：検出器の安定性は CT 画像や CT 値の信頼性に影響する．検出効率は時間的に変化するので，キャリブレーションを行い補正することで安定性を高める．

ダイナミックレンジ：CT 検査では，被写体のない状態（空洞，空気）から非常に大きな臓器までカバーして透過 X 線量の計測を行う．そのためには，X 線検出器のダイナミックレンジを十分大きくする必要がある．

直線性（リニアリティ）：信頼できる CT 値を得るためには，検出器に入る X 線の線量に対して出力される電気信号が直線性をもつことが必要である．

パルス応答性：CT のスキャン時間の短縮には，連続した撮影中に前の投影データの影響が残らないことが大切である．そのためには，検出信号の立ち上がり，立ち下がりに素早さが要求される．

構造：素子間に特性のばらつきやクロストークがなく，容易に小型化できるものが要求される．

また，マルチスライス CT の多列検出器では，隔壁（セパレータ）を極力薄くする必要がある．セパレータが厚い場合，画像の質の向上に寄与しない被曝の増加になる．マルチスライス CT では 0.1 mm 以下の厚さのものもある．

検出器からの電気信号は，デジタル信号に変換された後コンピュータで処理される．X 線管よ

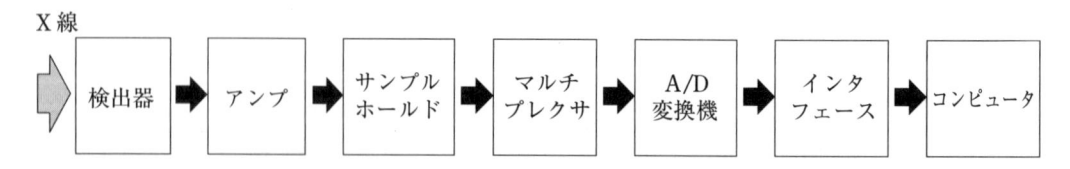

X 線 → 検出器 → アンプ → サンプルホールド → マルチプレクサ → A/D 変換機 → インタフェース → コンピュータ

図 11.7　データ収集システムの構成

り発生したX線は，人体を透過し検出器に到達する．アンプで増強された後，図11.7のようなデータ収集システム data acquisition system（DAS）で処理され，画像化される．マルチスライスCTでは検出器とともにDASの開発も重要である．

その他，CT制御装置の操作性や画像モニター装置，莫大な量の画像データの記録装置の開発も大切である．

CT値

CTの透過率にはCT値 CT numberが用いられる．CT値は物質のX線減弱係数から導きだされ，空気の吸収率を－1000 HU，水の吸収率を0 HUと定義したHU単位 Hounsfield unitを利用して算出する．

一般に，CT値は次の式で求められる．

$$CT値 = K \cdot \frac{a - b}{b}$$

K：スケール因子（通常：1000）
a：管電圧 120 kV における物質の減弱係数
b：管電圧 120 kV における水または水の代わりになる用いる基準物質の減弱係数

この式より，CT値が管電圧に依存することがわかる．また，減弱係数はX線のエネルギーに依存する．同じ管電圧でも機種が異なるとCT値は必ずしも同じにならないので，直接比較はできない．

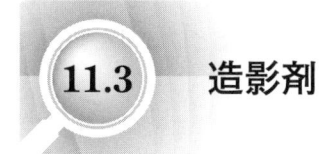

11.3 造影剤

CT検査において造影剤の重要度は高い．しかし，造影剤にはさまざまな副作用が発現することがあり，決して安全な薬剤ではないので，CT装置の性能とともに検査目的や疾患に適した造影剤を選択することが重要である．X線診断の多くは造影剤を使用して行われる．胃をはじめとする消化管検査では硫酸バリウムが使用されるが，その他の検査では水溶性ヨード造影剤を血管内に投与して造影することが多い．

CTに使用される造影剤は，造影効果（陰性・陽性），投与方法（血管内・管腔内），分子構造（イオン性・非イオン性，ダイマー型・モノマー型）の3つの要因により分類される．ここでは，使用頻度の高い水溶性ヨード造影剤について簡単に説明する．

水溶性ヨード剤は図11.8に示したように，ベンゼン環の3か所にヨード原子が結合した有機ヨード化合物である．ヨード原子の結合していない部分にカルボキシル基を結合させた化合物は，アルカリ溶液中でイオン化して水に溶ける（イオン性造影剤）．一方，水酸基を含んだ官能基が結合したものは，イオン化することなく水に溶ける（非イオン性造影剤）．イオン性ヨード造影剤にはアンギオグラフィン，ウログラフィンなどがあり，非イオン性造影剤にはイオパミロン，

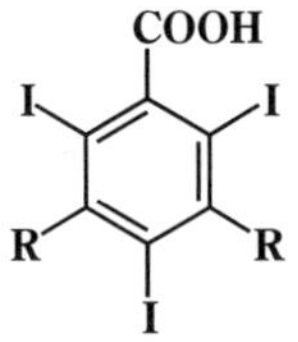

イオン性造影剤

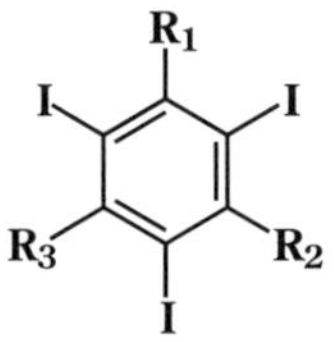

非イオン性造影剤

イオン性造影剤
アンギオグラフィン
ウログラフィン
　　（一般名：アミドトリゾ酸）
　　R：NHCOCH$_3$

非イオン性造影剤
イオパミロン
　　（一般名：イオパミドール）
　　R$_1$, R$_2$, R$_3$：CONH(CH$_2$OH)$_2$
オムニパーク
　　（一般名：イソヘキソール）
　　R$_1$, R$_2$：CONHCH$_2$CH(OH)CH$_2$OH
　　R$_3$　　：N(COCH$_3$)CH$_2$CH(OH)CH$_2$OH
イオメロン
　　（一般名：イオメプロール）
　　R$_1$, R$_2$：CONHCH$_2$CH(OH)CH$_2$OH
　　R$_3$　　：N(CH$_3$)OCH$_2$OH

図11.8　ヨード造影剤

オムニパーク，イオメロン，オプチレイなどがある．単量体（モノマー）のイオン性造影剤の浸透圧は血液の6～11倍高く，そのため注入時に熱感や疼痛があるので，現在ではほとんど使用されなくなった．ベンゼン環を2個連結させたダイマー（2量体）型造影剤（ヘキサブリックス）は浸透圧が低く（血液の約2倍），また抗凝固性を有するので血管造影などには現在でも使用されている．

非イオン性造影剤はイオン性造影剤に比べて浸透圧が低く（血液の約3倍），また副作用発現頻度も約1/4と少ないため，現在最も汎用されている．

造影剤の使用には，副作用，血管外漏出，注入圧に注意する必要がある．

ヨード造影剤の副作用は予測することができないが，イオン性造影剤では即時型の副作用が現れることが多く，非イオン性の造影剤が使用されることが多い．副作用発症の危険因子にはイオン性造影剤の使用，造影剤副作用の有無，喘息，心疾患などが挙げられる．副作用の予防と軽減，また腎機能の保護には，検査前後の水分摂取を十分に行うことが有効であり，禁食に水分摂取制限を伴わないことを十分説明することが大切である．

非イオン性造影剤の使用により即時型副作用は減少したが，遅発性副作用が発症することがあるので注意を要する．遅発性副作用は検査終了，帰宅後に発症することもあるので，十分説明しておくことが大切である．

造影剤の注入に自動注入器（インジェクター）を使用した急速注入法が使用されるようになり，造影剤の血管外漏出の危険性が増加している．血管外漏出を防ぐ有効な手段はなく，サーフロ針などの留置針の使用による確実な血管確保を行うとともに，注入開始後は被検者の状態を注意深く観察し，異常がある場合はすぐに注入を停止，必要な処置を行う．

造影剤の単位時間あたりの注入量（フローレート）と延長チューブの長さは，検査内容に依存する．また，使用針の内径は確保する血管径で決まるため，被検者に依存する．造影剤注入時のシリンジ圧は薬剤の粘稠度，単位時間あたりの注入量，延長チューブおよび使用針の内径，確保した血管の径に反比例する．注入圧が高いと違和感を感じるので，薬剤を加温したり，延長チューブ内径を選択して注入圧の減少を図ることも大切である．

11.4 放射線被曝

CT検査にはX線を使用するので，そのエネルギーの多寡に関わらず被曝の危険が伴う．そのため，検査時間の短縮はもとより，被曝管理が重要で，図11.9に示したように被検者のいる検査室と操作室は区別されていて，鉛ガラスを通して被検者の様子を観察しながらCTの操作を行う．

CT検査にはX線が使用されているので，放射線被曝は避けることができない．そのため，医師や放射線技師，看護師，薬剤師が放射線の人体への影響を十分理解し，被検者も含め被曝の軽減に努める必要がある．

被曝線量の単位は，組織に吸収される吸収線量Gy（グレイ）と，人体への影響が放射線の種類により異なるので，線質を考慮した等価線量Sv（シーベルト）がある．X線による体外被曝では1Gyはほぼ1Svになると考えてよい．確率的影響では組織・臓器の感受性も影響するので，実効線量が使用され，これもSvで表される．

被曝による影響には，確定的影響と確率的影響がある．確定的影響とは，人体への影響が臨床的傷害として観察できる影響である．確定的影響はある「しきい値」を超えると発生する．例えば，男性における睾丸被曝による永久不妊では，1回被曝で3.5～6Gy，慢性被曝で2.0Gy/年である．また，女性の卵巣被曝では，急性被曝による不妊は2.5～6Gyで男性とほぼ同じであ

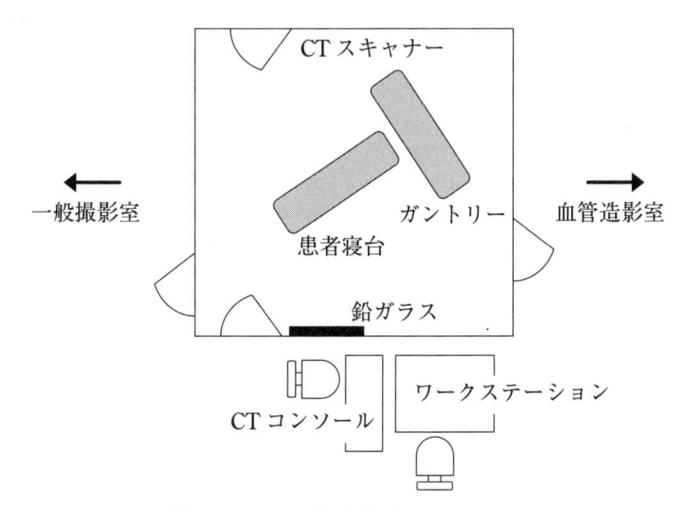

図11.9　CT検査室のレイアウト

るが，何年にもわたる慢性被曝では0.2 Gy/年と男性に比べて，しきい値が低い．確定的影響の重篤度は臓器によって感受性が異なるが，被曝量に応じて増大する．確率的影響とは，放射線を受けた細胞が死ぬことなく何らかの修飾を受け遺伝子の変化からがんを生じることなど，ある確率で影響が生じることである．このような影響が生殖細胞に生じた場合は遺伝的影響が起こりうる．確率的影響は，被曝量により発生確率のみが増加し，しきい値は存在しないと考えられているが，原爆被爆者の疫学調査から，0.2 Gy以上の被曝線量で統計学的有意ながんの過剰発生がみられる．

放射線防御の観点からは，被曝は職業被曝，医療被曝，公衆被曝に分類される．

職業被曝とは放射線業務従事者の被曝であり，国際放射線防御委員会（ICRP）の勧告に基づき個人の線量限度（上限値）が設定されている．確率的影響を防止するためには，個人の実効線量の上限値は5年間平均で20 mSv/年（ただし，1年に50 mSvを超えない）と決められ，また，確定的影響を防止するためには，水晶体に対して150 mSv/年，その他の組織に対して500 Sv/年と設定されている．従事者は被曝軽減の基本3原則，距離（線源から離れる）・時間（被曝時間の短縮）・遮蔽（遮蔽物の設置）に留意するとともに放射線診療を受けるようにする．

医療被曝とは，放射線診療を受ける患者，被検者，介助者，医学研究のボランティアなどの被曝のことである．線量限度は適用されないが，個人あるいは社会に直接的な利益がある場合でないと許可されない（行為の正当化）．また，いかに正当化された行為であっても，被曝軽減のためには最大の努力を払わなければならないことは当然である（防御の最適化）．医療被曝を防ぐためには，照射野を必要最小限にする，被曝時間の短縮，高感度フィルム・増感紙の使用，鉛ゴムプロテクターによる生殖腺の防御などがある．また，妊婦への曝射は極力避けるようにする．

公衆被曝は，上記の職業被曝，医療被曝以外のすべての被曝である．幼児や老人も含まれ，線量限度は1 mSv/年に設定されているが，これには年間2 mSvを超えるとされている自然放射線からの被曝は含まれていない．

11.5　検査時の注意

11.5.1　頭部・頭頸部

アクセサリー類，ヘアーピン類，眼鏡，補聴器，ピアス，取り除き可能な義歯など，アーチファクトの原因となるものは取り外す．頭部検査では，専用の頭部支持具を用いて固定することで動きによるアーチファクトを回避する．また，頭部検査時には深呼吸や唾液の飲み込みは避ける．

単純CT検査では前処置は特に必要としないが，腫瘍性病変の検索や鑑別の時は，造影が不可欠である．造影剤を使用する時は，副作用による悪心，嘔吐に伴う誤飲を避けるため検査前の禁食が必要であるが，副作用軽減と腎機能保護の観点から，検査前後に十分な水分摂取をする．

現在，脳神経外科領域の画像診断はCTからMRIに移行しつつあるが，石灰化による高吸収

域や脂肪などによる低吸収域の検出に優れている．特に，クモ膜下出血や急性期の硬膜下血腫，硬膜外出血，重度頭部外傷，腫瘍性病変の診断には有効である．検査自体は簡便であり比較的侵襲性が少なく，また時間効率の点では MRI より優れているので，頭部のスクリーニング検査では中心的役割を果たす画像診断法だと思われる．

11.5.2 胸　部

　胸部 CT の主な目的は疾患の有無の確認（存在診断），形態の精査（形態診断），および経過観察（比較診断）などである．前処理は頭部 CT 検査と同様に行い，磁鉄球，使い捨てカイロ，金属ボタン，アクセサリーなどのアーチファクトの原因となるものは取り外す．また，食事制限も頭部 CT 検査と同じ点に留意する．

　胸部領域の CT 検査では深吸気状態での撮影を基本とする．大きく吸気することで，肺胞領域と疾患部・肺血管などとのコントラストが高くなり，疾患の状態が把握しやすくなる．常に同じ吸気量で呼吸停止を行うことが重要であり，ゆっくり吸気した後，飽和状態になったところで自然な停止状態に入るように指導する．

11.5.3 上腹部

　腹部の充実性腫瘍の診断に，CT 検査は欠かせない．アーチファクトの影響や造影剤の副作用を抑えるための前処置は，胸部 CT とほぼ同じである．バリウムは CT 画像上にアーチファクトを生じるため，CT 検査前にはバリウムを使用する消化管検査は避ける．スキャン時間が 3 秒を超えるような時は，腸管蠕動によりアーチファクトを生じることがあるので，蠕動抑制のために副交感神経遮断薬（ブスコパン，グルカゴンなど）の前投与を行う．また，呼吸停止補助のため，2〜3 L/分程度の酸素吸入を併用することもある．

　上腹部の CT 検査ではほとんど造影剤を使用するので，造影剤による副作用に注意することが大切である．そのため，造影剤使用前には，アレルギー体質の確認，造影剤の使用歴と副作用の有無，肝・心疾患の有無などの確認を行う．また，造影剤注入時には熱感，疼痛，口渇感などを生じることが多く，このことも伝えておく．造影剤の副作用には，初期症状として悪心，嘔吐，発赤，くしゃみ，蕁麻疹，冷や汗，咳などがある．被検者の状態に注意し，何か合図が見られたら，すぐに造影剤の注入を中止して，症状と程度を確認する．必要により，バイタルサインチェック（血圧，脈拍，呼吸数，呼吸パターン），血管確保（静脈内留置針）などの処置をする．血圧低下，呼吸困難，意識低下などの症状が現れた場合は，すぐに適切な処置を行う．副作用が発生せず検査が終了した場合でも，遅発性副作用が発現する可能性があるので，十分な水分摂取と休憩をとることが大切である．

　膵 CT では，検査前に 200〜300 mL の水を陰性造影剤として飲用する．水の飲用により，膵頭部と腸管壁（特に十二指腸下行脚）との鑑別が容易となる．希釈造影剤（2〜3% ガストログラフィン）を用いると膵実質と腸管における濃度が等しくなり，診断の妨げになることがあるが，十二指腸，小腸，大腸疾患では，腫瘤の同定や腸管とリンパとの区別が行いやすくなる．

11.5.4 下腹部

　検査領域に精巣や卵巣などの生殖器を含み，また女性は妊娠している場合もあるので，X線を使用する下腹部CT検査では十分に注意する必要がある．CTが適応される主な疾患は，男性では尿路，生殖器の悪性腫瘍で，病期診断を目的とすることが多い．膀胱がん，前立腺がんでは，周囲の臓器への浸潤やリンパ節転移を診断するために使用されることが多い．女性では悪性腫瘍の病期診断や骨盤内腫瘤の鑑別に使用される．

　検査前処理としては造影剤投与が行われる．消化管と他の臓器を区別するため，結石症以外の疾患ではほとんどの場合，検査の30〜60分前に経口造影剤（ガストログラフィンの希釈液など）の投与が行われる．膀胱部の検査では，内腔と区別するため膀胱壁を適度に伸展させる必要がある．この場合，造影剤として希釈ヨード剤，生理食塩水，オリーブオイルなどを，膀胱カテーテルを使用して逆行性に注入する方法もあるが，最も簡便な方法としては膀胱内に尿を蓄積させることである．

参考文献

1) 中村仁信編集：画像診断学，南山堂
2) 日本放射線技術学会監修，辻岡勝美，花井耕造共編：CT撮影技術学，オーム社
3) 佐治英郎，前田稔，小島周二編集：新放射線化学・放射線医薬品学，南江堂
4) 日下部きよ子編集：PET/CT，金原出版

第12章
家庭用医療機器・診断薬

　前章まで，主に病気の検査や診断に使用されている大型機器について解説してきたが，日々の生活を健康に過ごすためには家庭での健康管理が大切である．どの家庭においても体温計は常備されていると思われるし，最近の健康ブームで，体脂肪計もかなり普及しているのではないだろうか．また，血圧計と血糖値測定装置も少しずつではあるが広まっているように感じる．体温計は電子体温計が使いやすく，また短時間で測定できるので，水銀体温計にとって代わっているように思う．どちらを使用する場合でも，自分の平熱を知っていることが大切である．体脂肪計は体重計とセットになったものが多種販売されており，使い方あるいは測定時間により測定値に変動が出ることがあるので，使用方法に注意する必要もある．血圧計も簡易型のものからより正確なものまで様々な機種が販売されていて，使用目的に応じて選択すれば良いと思う．ただし，測定時刻やその時のちょっとした心理状態でもかなり変動するので，毎日測定して，自分の血圧の状態を熟知することが大切だと思う．また，最近では血糖値の測定も自分で行うことができる機器も販売されている．使用方法は比較的簡単であるが，血糖値は食事内容や測定時刻に敏感に反応するので，使用方法を守ることが大切である．

　本章は，家庭用医療機器について，同志社女子大学薬学部の谷本剛先生と神戸学院大学薬学部の道田隆先生に解説していただいた．

12.1 体温計

体温計には昔ながらの水銀体温計のほかに，電子式体温計と耳式体温計がある．

12.1.1 水銀体温計

19世紀後半にドイツで開発され，薬剤師の柏木幸助が1883年に日本初の体温計（柏木式）を作成した．その後，「日本の細菌学の父」として知られる北里柴三郎らが発起人となり「赤線検温器株式会社」という体温計の会社を設立した．赤線検温器というのは水銀の代わりに赤く着色したアルコールや灯油を用いた体温計である．この会社は現在のテルモ株式会社となっている．

水銀体温計で腋窩温を測定するには10分程かかる．これは体温計の温度と腋窩温が同じ温度になるのに要する時間である．このとき体温計と腋窩は熱平衡にあるといい，そのときの温度を平衡温という．

図12.1に示したのは平型体温計で，腋の下で測りやすいものである．

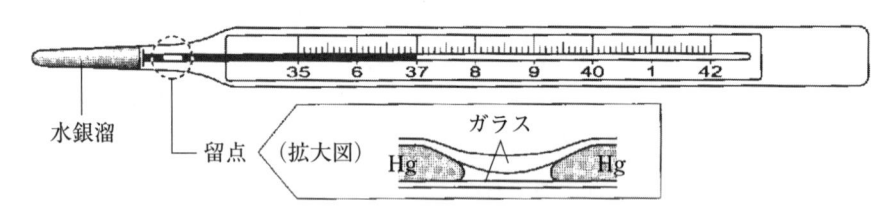

図 12.1 水銀体温計
(佐藤幸一，藤城敏幸：医療系のための物理，p.69，図4.11，東京教学社)

平衡温度に達した体温計は冷めても水銀に留点が生じるので平衡温度を示し続ける．

勢いよく振ると留点は消失し，再度使用可能になる．

口中で誤って水銀体温計を割った場合には，顔を下に向けて，歯や歯ぐきについたガラス片，水銀を水で十分洗い出す．極めて純度の高い水銀が使用されているので飲み込んでもほとんど吸収されないといわれているが，牛乳や卵白を飲んだのち，医師に相談する（金属水銀は牛乳や卵白のタンパク質と結合し，ほとんど便とともに体外へ排出される）．

12.1.2 電子式体温計

電子式体温計は先端の金属部分内部にサーミスタという半導体が入っている．サーミスタは半導体である金属酸化物を焼成したもので，温度が上がると電気抵抗が下がる性質があり，温度センサーとして用いられる．

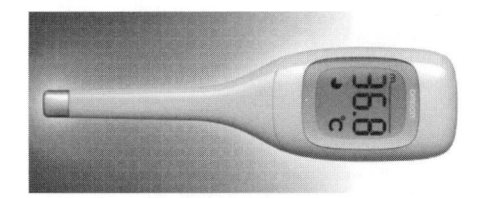

図 12.2　電子式体温計
(OMRON　MC-67)

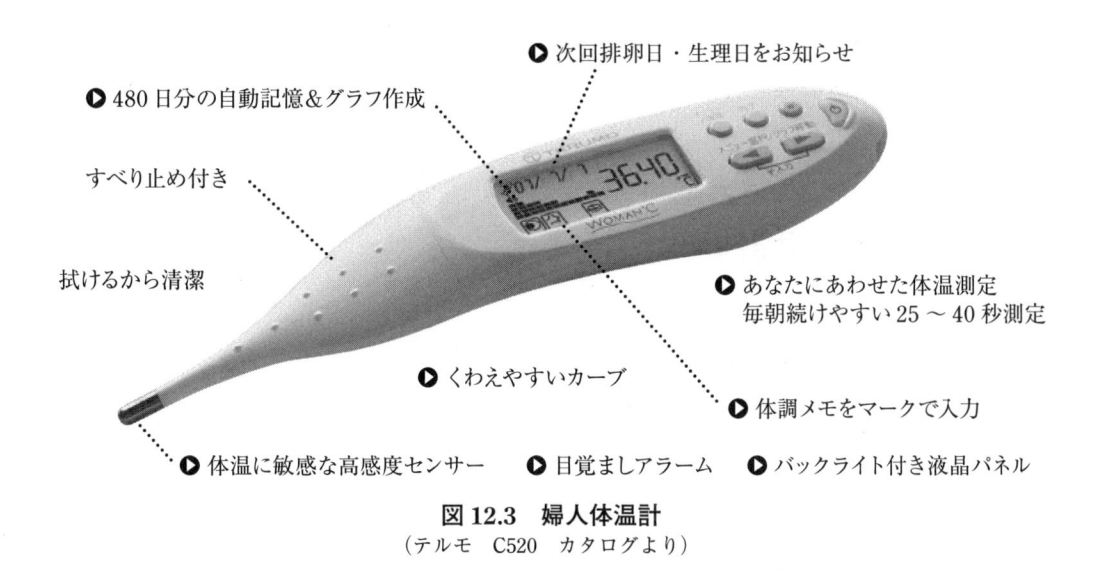

- 480 日分の自動記憶 & グラフ作成
- 次回排卵日・生理日をお知らせ
- すべり止め付き
- 拭けるから清潔
- くわえやすいカーブ
- あなたにあわせた体温測定　毎朝続けやすい 25 〜 40 秒測定
- 体調メモをマークで入力
- 体温に敏感な高感度センサー
- 目覚ましアラーム
- バックライト付き液晶パネル

図 12.3　婦人体温計
(テルモ　C520　カタログより)

　電子式体温計には実測式と予測式がある．実測式は水銀体温計と同様，平衡温度になるまで測定を続ける．予測式は約 90 秒間の温度上昇から 10 分後（平衡温度）を予測するものである．腋の下で測る場合と口中で測る場合では上昇曲線が異なるので，対応したモードで使用しないと誤差の原因になる．

　体温計に許される誤差は 0.2℃以下と定められているが，婦人体温計は，基礎体温を測ることを目的とし，小数点以下 2 桁まで測れる精密な体温計である．

12.1.3　耳式体温計

　耳式体温計は耳の鼓膜から放射されている赤外線量を測定して体温を測るもので，体温測定には最も優れていると考えられている．測定時間は 1 秒程度と乳児の測定も可能であるため優れてはいるが，測定には多少の慣れが必要である．また，鼓膜の温度は腋や口中よりも高いことを知っておくことが必要である．

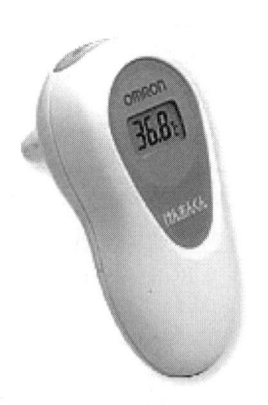

図 12.4　耳式体温計
(OMRON　MC-510)

12.2　体脂肪計

　体脂肪を直接測定する方法としては，X線CT法やDXA法（二重X線法）がある．X線CT法では，得られた人体の断層写真における脂肪層の面積から算出する．MRIでも同様のことが行える．DXA法では波長の異なるX線を照射して，その透過率から体脂肪率を求める．本来骨密度を求めるものだが，体脂肪量や筋肉量が精度よく測定できる．古典的な方法としては水中体重法がある．水中に潜り息を吐ききった状態で体重を量り，比重を求め，比重から体脂肪率を推計する方法である．ただ，水中で体重を量るには，息を吐ききった状態で数秒間息を止める必要があるので，人によっては困難な方法である．

　いずれの方法も大掛かりな装置と専門知識が必要で，家庭用には向いていない．そこで，家庭用のものはインピーダンス法を用いて推計する．インピーダンスとは交流電流の流れにくさを表すもので，水分の多い筋肉や骨では電気は流れやすく，脂肪層ではほとんど流れない．体の電気抵抗が大きい場合は体脂肪率が高いと判断する．インピーダンスのほかに，性別，年齢，身長，体重などのデータを加えて体脂肪率を推計する．

　体脂肪量は日内変動はほとんどないが，インピーダンスは水分摂取や発汗により水分量が変わると変化する．したがって，健康管理に用いるには測定条件を決めて毎日測定することが肝要である．

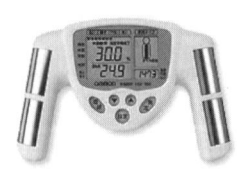

図 12.5　体脂肪計
(OMRON　HBF-306)

12.3 血圧計

電子血圧計はオシロメトリック法とコロトコフ法の二つの形式が市販されている．
　オシロメトリック法ではカフ（腕帯）を上腕に巻き電動ポンプでカフに空気を入れ，血流が止まるまでまず圧力をかける．この圧力はセンサーに読み取られコンピュータに送られる．電磁弁から少しずつ空気を抜き，カフ圧を下げていく．血管の圧力がカフの圧を上回ると血液が流れ始め，心臓の拍動に合わせてカフの圧が大きく振動を始める．このときの血圧が最高血圧である．さらにカフ圧を下げていくと血管が正常な太さになり，振動が急激に小さくなる．このときが最低血圧である．病院で医師や看護師が測定するときは聴診器も一緒にカフに包み込む．これがコロトコフ法である．オシロメトリック法と同様に，上腕にカフを巻き圧力を上げた後少しずつ圧力を下げていくと血液が流れ始めると聴診器に拍動音が聞こえてくる．このときが最高血圧である．コロトコフ音が聞こえなくなったときが最低血圧である．コロトコフ式の電子血圧計には聴診器の代わりにマイクが入っていて自動的に測定される．

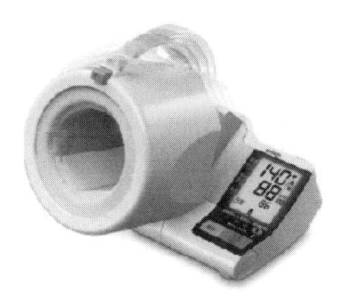

図 12.6　血圧計
(OMRON　HEM-1010)

12.4 血糖値測定計

　市販の血糖値測定装置には酵素電極を用いたものと検査紙を用いたものがある．酵素電極法にもGOD（グルコースオキシダーゼ）を用いたものとGDH（グルコースデヒドロキナーゼ）を用いたものがある．両者ともに酵素のほかにフェリシアン化カリウムが入っている．GODの触媒作用により血中ブドウ糖，水および酸素からは過酸化水素とグルコン酸ができる．過酸化水素はフェリシアン化カリウムをフェロシアン化カリウムに酸化する．これを電極で還元したときの電流値でグルコース濃度を測定する．GDHも血中ブドウ糖からグルクロノラクトンを生じるときに過酸化水素をつくり，その後の機構はGODの場合と同じである．

●リチウム電池
(CR2032：2個)

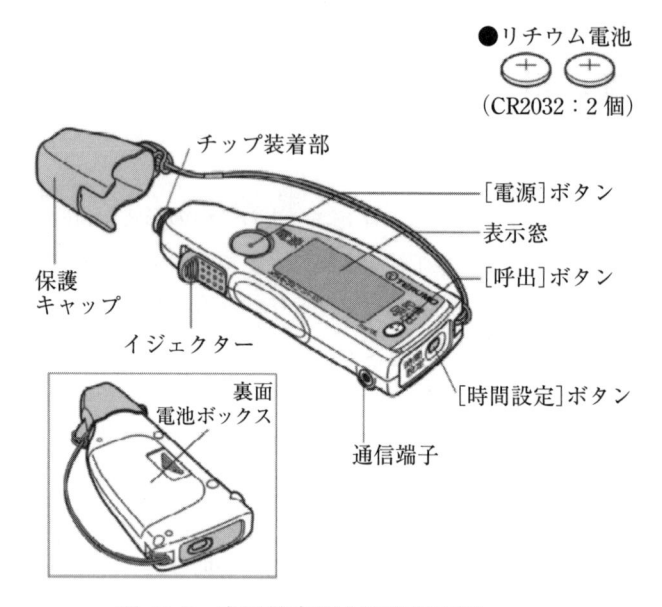

チップ装着部
保護キャップ
イジェクター
裏面電池ボックス
[電源]ボタン
表示窓
[呼出]ボタン
[時間設定]ボタン
通信端子

図 12.7 自己検査用血糖値測定器
(テルモ　メディセーフ　ミニ　GR-102　取扱説明書，改変)

検査紙には2種類の酵素〔GODとペルオキシダーゼ（POD）〕と2種類の試薬〔4-アミノアンチピリンとN-エチル-N-(2-ヒドロキシ-3-スルホプロピル)-m-トルイジンナトリウム〕が含まれている．GODの触媒作用により血中ブドウ糖，水および酸素からは過酸化水素とグルコン酸ができる．過酸化水素はPODの触媒作用により，4-アミノアンチピリンとN-エチル-N-(2-ヒドロキシ-3-スルホプロピル)-m-トルイジンを酸化的に縮合させてキノン色素をつくる．この色素を比色定量することにより血糖値を求める．

12.5　妊娠検査薬

妊娠すると，胎盤でhCG（ヒト絨毛性性腺刺激ホルモン）が大量に生成され尿中に排出されるが，妊娠していない場合は，通常尿中にhCGは検出されない．そこで尿中のhCGの存在を調べることにより妊娠の有無を判定する．妊娠検査薬はスティック状の検査キットとして数種類販売されている．生理予定日の1週間後から検査が可能である．使用方法はまず，採尿部のキャップをとり，数秒間尿を掛けるか，または採尿したコップに浸ける．朝一番尿が濃度が濃いので検査に適している．次にキャップを戻し，水平にして数分間静置する．スティックの中には抗hCGマウスモノクローナル抗体が100万分の1グラム（μg）程度入っていて，速やかに尿中のhCGと反応し結合体を作る．判定窓の所には，この結合体に対する第二の抗体が塗布してある．第二抗体には発色試薬として，青色ラテックス粒子または金コロイド粒子を結合させている．第二抗体が，抗hCGマウスモノクローナル抗体と尿中のhCGとの結合体と反応すると，沈殿が生

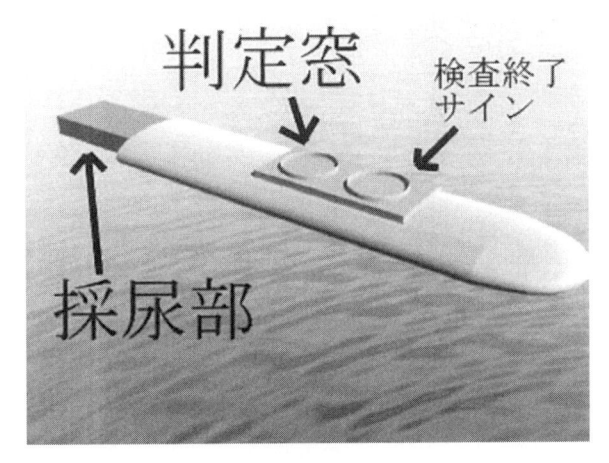

図12.8

じ発色試薬の粒子が凝集し発色する．呈色が青色ならば青色ラテックス粒子が，赤紫ならば金コロイド粒子が発色試薬として用いられる．判定窓が液晶でできていて電子的に結果の表示されるものがある．

しかし最終的な妊娠の確定診断は，医師による触診や超音波診断法などから総合的に行うものであり，また正常妊娠かどうかまではわからないので，市販の妊娠検査薬で陽性を確かめた後は，速やかに産婦人科を受診する必要がある．

参考文献

1) 佐藤幸一，藤城敏幸：医療系のための物理，東京教学社
2) 藤嶋昭，井上晴夫，佐藤銀平：化学のはたらきシリーズ 1．家電製品がわかるⅠ，東京書籍

日 本 語 索 引

ア

悪性腫瘍
　遺伝子検査　55
悪性リンパ腫　170
アスピレーションムコゼクター　114
アーチファクト　95, 101, 145
圧電素子　93
アデノウイルスベクター　60
アデノ随伴ウイルスベクター　60
アフィニティークロマトグラフィー　21, 26
アミノ酸代謝異常　74
アミノ酸分析　32
アルギニノコハク酸尿症　74
アルゴンプラズマ凝固装置　119
アルミナ　21
アンギオグラフィン　179
安息香酸
　分配　14
安定同位体希釈法　71
アンペロメトリー型　29
α-サラセミア　55
ICP-MS 検出器　30
IgG
　構造　34
out-phase 画像　139

イ

胃
　診断と治療　124
イオパミロン　179
イオメロン　180
イオン化法　64
イオン交換カラム　17
イオン交換クロマトグラフィー　21
　原理　24
イオントラップ質量分析計　68

胃カメラ　106
胃がん　169
異常タンパク
　同定　74
異常ヘモグロビン症　76
位相緩和　133
イソ吉草酸血症　74
イソクラティック溶離　24
1 次標準物質　80
遺伝学的検査に関するガイドライン　58
遺伝子
　異常　48
　構造　47
遺伝子検査　54
遺伝子検査法　49
遺伝子診断　45
　課題　57
遺伝子多型解析　56
遺伝子治療　58
　ベクター　60
遺伝子導入法　59
遺伝病
　遺伝子検査　55
移動相　18
異反応二価性試薬　40
イマチニブ　56
医療被曝　182
陰イオン交換クロマトグラフィー　24
印加　133
インジェクター　26
インピーダンス法　188
in-phase 画像　139

ウ

ウシ小腸アルカリホスファターゼ　39
ウログラフィン　179

エ

液相法　38
液体クロマトグラフィー質量分

析法　63
エコー　3, 89, 91
エネルギー緩和　133
エネルギー吸収分子　76
エピトープ　35
エレクトロスプレーイオン化法　62, 63, 65
エンザイムイムノアッセイ　39
A モード　95
Edman 法　32
^{18}F
　消滅放射線　154
^{18}F 標識薬剤　157
^{18}F-フルオロデオキシグルコース　153, 155
FDG
　がん細胞への取り込み　160
　腫瘍集積性　160
　非特異的集積　161
FDG-PET 検査
　適用疾患　171
　手順　165
HPLC
　装置　26
　定量法　27
　分離モード　21
HPLC インジェクター　27
HU 単位　174, 179
M モード　97
MRI
　原理　131
　診断結果　143
　造影剤　145
　装置　140
MRI システム　140
MRM 分析　69
MS/MS
　構成図　69
^{13}N 標識薬剤　159
NBD 法　32
X 線　175
X 線管　177
X 線検出器　178
X 線造影法　3

日本語索引

X線CT 3, 174

オ

オクタデシルシリル化シリカゲル 23
オシロメトリック法 189
オプチレイ 180
オムニパーク 180
音響インピーダンス 91
音速 89
^{15}O 標識薬剤 158
ODS ミニカラム 16
OPA 法 32
opposed phase 画像 139
OTC 欠損症 71

カ

ガイドワイヤー 115
外部磁場 132
過塩素酸 12
化学イオン化法 63
化学的切断法 52
化学発光検出器 30
核磁気共鳴 130, 131
核磁気共鳴胆道膵管造影 125
確率的影響 182
ガスクロマトグラフィー質量分析法 63
ガストリン放出ペプチド 42
ガストリン放出ペプチド前駆体測定 42
ガストログラフィン 183
画像診断法
　特徴 3
家族性アミロイド性ニューロパチー 55
家庭用医療機器 185
家庭用診断薬 185
下部消化管内視鏡 107, 112
ガラクトース血症 72
ガラクトース・パルミチン酸混合物 102
カラードプラ法 99
カラム 26
カラムクロマトグラフィー 18
顆粒球エラスターゼ

測定 42
カルニチルアシルカルニチントランスフェラーゼ欠損症 74
カルニチルパルミトイルトランスフェラーゼ I 欠損症 74
カルニチルパルミトイルトランスフェラーゼ II 欠損症 74
カルニチントランスポータ異常症 74
がん
　遺伝子検査 55
がん遺伝子 56
肝がん 169
がん関連遺伝子 56
勧告法 83
鉗子台 109
干渉性散乱 176
感染症 54
　遺伝子検査 54
ガントリー 140
がん抑制遺伝子 56
緩和 132
緩和時間 133

キ

気管支鏡 119, 127
気管支鏡検査 126
基準法 80
偽像 145
基底状態 131
逆相系カラム 17
逆相分配クロマトグラフィー 23
キャピラリー電気泳動質量分析法 63
吸収線量 181
吸収端現象 176
吸着クロマトグラフィー 21
胸腔鏡検査 126
競合的免疫測定法
　原理 37
局注針 113
巨視的磁化 132
虚像 95, 101
均一免疫測定法 38
筋ジストロフィー 55

ク

グラジエント溶離 24
グラジュエントエコー法 136
クラリスロマイシン
　定量法 28
繰り返し時間 136
クリップ・クリップ鉗子 113
クリプトフィックス 222 157
グリベック 56
グルコースオキシダーゼ 189
グルコースデヒドロキナーゼ 189
グルタル酸血症 I 型 74
グルタル酸尿症 II 型 74
グレイ 181
クレチン症 72
クロマトグラフィー
　原理 19
　種類 18
クロマトグラム 19

ケ

蛍光光度検出器 29
蛍光免疫測定法 34
傾斜磁場 133
傾斜磁場コイル 141
経鼻的胆道ドレナージ 116
経鼻的ドレナージチューブ 116
血圧計 189
血液 9
血液成分
　検査 10
　分離 10
血漿タンパク国際標準品 84
結石把持用バスケット鉗子 116
欠損 48
血中薬物濃度モニタリング 71
血糖値測定計 189
血流 139
ケミカルシフト 138
ケミカルブラックボックス 155
ゲルろ過カラム 17

日本語索引　*195*

ゲルろ過クロマトグラフィー　25
限外ろ過膜　12
検出器
　感度　30
検出部　27
検量線法　71

コ

高アルギニン血症　74
交差反応性　35
光子　175
高周波灼熱装置　119
公衆被曝　182
高速液体クロマトグラフィー　18
高速原子衝撃法　63
高速フーリエ変換　99
酵素免疫測定法　33, 34, 39
　競合法　40
　非競合法　40
　臨床応用　41
抗体　34
光電効果　176
硬膜内髄外腫瘍
　MRI　144
呼吸器
　診断と治療　126
極長鎖アシルCoA脱水素酵素
　欠損症　74
50%置換法　35
固相抽出　16
固相抽出法
　ODSミニカラム　16
固相法　38
固定相　18
コヒーレント散乱　176
コメットサイン　101
コロトコフ法　189
コンピュータ断層撮影　3, 174
コンベックス　94

サ

サイクロン　155
歳差運動　131
サイズ排除クロマトグラフィー　12, 21

原理　25
財団法人日本アンチ・ドーピング機構　72
サーキュラーポラライゼーション型RF発信コイル　142
酢酸　159
サラセミア　55
サンガー法　52
サンドイッチ法　38, 40
散布チューブ　113

シ

紫外可視吸光度検出器　29
磁化率　146
磁気回転比　139
磁気共鳴画像　3
色素法　121
磁気モーメント　132
子宮がん　170
子宮頸管粘液中顆粒球エラスターゼ
　測定　42
シークエンス法　55
自己検査用血糖値測定器　190
示差屈折率検出器　29
耳式体温計　187
実用基準法　80, 83
質量顕微鏡法　77
質量分析　62
質量分析計　30, 62
質量分布比　19
質量分離装置　67
ジデオキシヌクレオチド法　52
ジデオキシ法　52
シトルリン血症I型　74
シトルリン欠損症　74
シーベルト　181
脂肪酸β酸化異常症　74
脂肪抑制法　138
縦隔鏡検査　126
主磁場　140
純度試験　20
消化管拡張用バルーン　114
小腸
　診断と治療　125
衝突解離　68
上部消化管内視鏡　107, 111

職業被曝　182
食道
　診断と治療　123
食道がん　168
除タンパク剤　12
除タンパク法　11
シリカゲル　21
　吸着　22
試料
　前処理　70
試料注入部　26
心エコー画像　97
信号強度　136
新生児マススクリーニング検査　72
シンチグラフィー　3
振動子　93
親和定数　35
親和力　35
^{11}C標識薬剤　159
CT
　原理　174
CT検査
　検査時の注意　182
CT検査室　181
CT装置　177
CT値　174, 179

ス

水銀体温計　186
膵臓
　診断と治療　125
膵臓がん　170
水溶性ヨード造影剤　179
膵CT　183
スキャン法　94
スコープコネクタ　109
スネア　113
スパイラルスキャン方式　175
スピンエコー法　135
　パルスシークエンス　136
スピン-格子緩和　134
スピン-スピン緩和　134

セ

生検鉗子　112
生検法　121

星細胞腫
　　MRI　143
静磁場　140
生体試料
　　抽出・可溶化　9
　　分析手順　8
生物学的親和性　26
西洋わさびペルオキシダーゼ
　　39
世界アンチ・ドーピング機関
　　72
セクタ　94
絶対検量線法　27
染色体全域プローブ　51
先天性甲状腺機能低下症　72
先天性副腎過形成症　72
セントロメアプローブ　51
前立腺特異抗原-α_1アンチキモ
　　トリプシン複合体
　　測定　43
SELDI法　76
SELDI-TOF-MS
　　解析手順　76

ソ

造影カテーテル　115
造影剤　145, 179
送液部　26
走査法　94
挿入　48
僧帽弁狭窄症　97

タ

体温計　186
大気圧化学イオン化法　63, 66
大気圧光イオン化法　63
体脂肪計　188
代謝物　71
大腸
　　診断と治療　125
大腸がん　169
大腸菌β-ガラクトシダーゼ
　　39
大腸内視鏡検査　125
体内薬物　71
多価イオンピーク群　66
縦緩和　133

多発性骨髄腫　170
胆がん　170
胆管がん　170
タングステン　177
単光放射型CT　3
単純X線撮影　3
探触子　93
タンデム質量分析計　69
タンデムマス　72
タンデムマス法　74
胆嚢
　　診断と治療　125
タンパク質
　　立体構造変化　12

チ

中鎖アシルCoA脱水素酵素欠
　　損症　74
注射用ペルフルブタン　102
抽出率　15
チューブステント　116
超音波
　　生体への影響　102
超音波画像　95
超音波画像診断装置　90
　　ノートパソコン型　93
超音波検査　3, 89
超音波診断画像　90
超音波診断装置　92
超音波診断法　89
超音波診断用造影剤　102
超音波ゼリー　93
超音波ドプラ法　98
超音波内視鏡ガイド下穿刺法
　　120
超音波内視鏡観測装置　118
超音波内視鏡検査　120
超音波プローブ　93
CHESS法　138

テ

定量法　71
デキストラン炭末法　38
データ収集システム　179
テロメアプローブ　52
転移性骨腫瘍　171
電気化学検出器　29

電気化学検出HPLC　103
電子イオン化法　63
電子式体温計　186
電子スコープ　107, 108
電子内視鏡装置システム　117
電子ボルト　175
点突然変異　49
伝搬物質　89
Dixon法　139
DNA
　　異常　49
　　化学構造　47
DNAシークエンス法
　　原理　52
DNAチップ
　　原理　53
DNAマイクロアレイ　53
T1緩和　133
T2緩和　133
T1強調画像　136
T2強調画像　137

ト

等価線量　181
頭頸部腫瘍　167
特異性　35
ドーピング検査　72
ドプラ法
　　原理　98
トラスツズマブ　56
トリクロロ酢酸　12
トリフルオロ酢酸　29
トレーサビリティ　83

ナ

内視鏡　105
　　検査手順　121
　　診断と治療　123
　　装置および周辺機器　117
内視鏡スコープ　107
　　種類と選択　110
内視鏡的逆行性胆道膵管造影
　　112, 115, 119, 125
内視鏡的乳頭括約筋切開　115
内視鏡的粘膜下層剝離術　124
内視鏡的粘膜切除術　123
内標準法　27

ニ

二抗体法　38
2次標準物質　80
2010年禁止表国際基準　72
　　分類　73
日本常用酵素標準物質　83, 84
日本臨床検査標準協議会　83
乳がん　168
尿　10
尿素サイクル異常症　74
尿中核マトリックスプロテイン　22
　　測定　43
尿糖値　11
妊娠検査薬　190
ニンヒドリン試薬　31
ニンヒドリン法　32

ノ

ノイズ解析法　103
脳腫瘍　167

ハ

バイオマーカー　76
肺がん　168
ハイブリドーマ　36
薄層クロマトグラフィー　18
把持鉗子　114
バスケット鉗子　114
ハーセプチン　56
白血病
　　遺伝子検査　55
パピロトミーナイフ　115
ハプテン　36
パルスシークエンス　135
パルス波ドプラ法　99
バルーンカテーテル　115
反射波　91
半値幅　20

ヒ

非干渉散乱　176
非競合的免疫測定法
　　原理　38

ピーク形状　20
飛行時間型質量分析計　68
皮質梗塞　138
ヒータープローブ　119
ヒト遺伝子検査受託に関する倫理指針　58
ヒトゲノム・遺伝子解析研究に関する倫理指針　58
ヒト絨毛性性腺刺激ホルモン　190
3-ヒドロキシ-3-メチルグルタル酸尿症　74
泌尿器系腫瘍　170
被曝管理　162
非標識法　37
ピペットチップタイプ　70
標識酵素
　　検出法　39
　　種類　39
標識法　37, 39
標準添加法　28
標準物質　80
　　ホームページ　85
表面エンハンス型レーザー脱離イオン化法　65
表面支援レーザー脱イオン化法　64
Bモード　95
B/F分離　38
PCR法　49
　　検出原理　53
　　原理　50
PITC法　32
PMF法　75
PMS法　75

フ

ファイバースコープ　108
フェイズドアレイコイル型RF受信コイル　142
フェニルアラニン　158
フェニルイソチオシアネート　31
フェニルケトン尿症　72, 74
不均一免疫測定法　38
複合カルボキシラーゼ欠損症　74
婦人体温計　187

o-フタルアルデヒド　31
ブラキセラピー　127
プリパレーションパルス　138
7-フルオロ-4-ニトロベンゼン-2-オキサ-1,3-ジアゾール　32
プレカラム法　31
プレパックドカラム　70
プロダクトイオン　75
プロテオーム解析　75
プロピオン酸血症　71, 74
プローブ　90, 93
　　構造　93
　　発信周波数　94
分配クロマトグラフィー　21
　　分配平衡　22
　　ODS　23
分配係数　23
分配係数の差　22
分配効率　15
分配平衡
　　分配クロマトグラフィー　22
分離結果
　　解析　19
分離度　20
分離モード　21
FISH法　50, 55
　　原理　51
Flair法　137

ヘ

ヘキサブリックス　180
ヘテロジニアスイムノアッセイ　38
ペプチドマス配列法　75
ペプチドマスフィンガープリンティング法　75
ヘリカルスキャン方式　175
ペルオキシダーゼ法　10
変異ヘモグロビン症　76
β-サラセミア　55
PET画像　167
PET検査　152
PET装置
　　原理　153
PET用薬剤　155

ホ

放射線被曝　181
放射免疫測定法　34
ボクセル　133
保持係数　19
ポジトロン放射型断層撮影装置　153
ポジトロン放出核種　155
ポストカラム法　31
ホットラボ室　162
ホモシスチン尿症　72, 74
ホモジニアスイムノアッセイ　38
ホモジニアス酵素免疫測定法　40
ポリエチレングリコール法　38
ポリクローナル抗体　35
ボルタンメトリー型　29
ボルツマン分布　132
ボロノフェニルアラニン　158

マ

前処理法　11
マクサム・ギルバート法　52
マトリックス支援レーザー脱離イオン化法　62, 64
マンノーストリフレート　157

ミ

ミトコンドリア脳筋症　55
ミニチュアプローブ　118

メ

メタボローム解析　71
メチオニン　159
3-メチルクロチニルグリシン尿症　74
メチルスピペロン　159
メチルマグネシウムブロマイド　159
メチルマロン酸血症　74
メチルマロン尿症　71
メープルシロップ尿症　72, 74
免疫測定法　34
　原理　37
　種類　37

モ

モノクローナル抗体　35
　調製　36

ヤ

薬物濃度測定　8

ユ

有機酸代謝異常　74
融合細胞　36
誘導体化　30

ヨ

陽イオン交換クロマトグラフィー　24
溶解性　15
陽電子準備室　162
陽電子処置室　163
陽電子放射断層撮影　3
溶媒抽出法　13
横緩和　133
ヨード造影剤　180
四重極質量分析計　67

ラ

ラジオイムノアッセイ　34
ラーモア周波数　131, 134
卵巣がん　170

リ

力価　35
リニア　94
リボソーム/DNA複合体　60
留置スネア　114
流入効果　140
領域特異的プローブ　51
理論段数　20

レ

励起　131, 132
励起状態　131
レーザー脱イオン化
　種類　64
レトロウイルスベクター　60
連続波ドプラ法　98, 99

ロ

ろ紙クロマトグラフィー　18

外 国 語 索 引

A

acetic acid　159
affinity　26, 35
affinity constant　35
ALARA　103
ALP　39
antibody　34
APCI　63, 66
APPI　63
atmospheric pressure chemical ionization　63
atmospheric pressure photoionization　63

C

CDI　99
CEP　51
CFM　99
chemical ionization　63
chemical shift artifact　145
chromosome enumeration probe　51
CI　63
CID　68
^{11}C-methionine　170
collision-induced dissociation　68
color doppler imaging　99
color flow mapping　99
computed tomography　174
continuous wave doppler　98
cross reactivity　35
CT　173
CT number　174, 179
CWD　98

D

data acquisition system　179
definitive method　80
DNA　48
DNS-Cl　30

E

EAM　76
EC-MS　63
EI　63
EIA　34, 39
electron ionization　63
electron volt　175
electrospray ionization　62
ELISA　33, 34, 39
EMIT　40
EMR　123
ENBD　116
endoscopicnaso-biliary drainage　116
endoscopicnaso-pancreatic drainage　116
endoscopic retrograde cholangio-pancreatography　112
endoscopic sphincterotomy　115
endoscopic ultrasonography　120
energy absorbing molecule　76
ENPD　116
enzyme immunoassay　34, 39
enzyme-linked immunosorbent assay　39
enzyme multiplied immunoassay technique　40
epitope　35
ERCP　112, 115, 119, 125
ESD　124
ESI　62, 65
EST　115
EUS　120
EUS-guided fine needle aspiration biopsy　120
eV　175

F

FAB　63
FAMT　158
fast atom bombardment　63

fast Fourier transform　99
FDG　151, 153, 155, 157
F-DOPA　158
FET　99, 158
FIA　34
fiberoptic bronchoscopy/bronchofiberscope　126
flow related enhancement　140
flow void　139
FLT　158
fluorescence immunoassay　34
fluorescence in situ hybridization　50
fluoro-deoxy-glucose　157
frequency　103
FMISO　158
FMT　158
FOB/BFs　126

G

GAL　39
gastrin-releasing peptide　42
GC-MS　63
GDH　189
GOD　189
GRP　42
Gy　181

H

hapten　36
hCG　190
HECTEF　80, 82
heterobifunctional reagent　40
heterogeneous immunoassay　38
high performance liquid chromatography　18
homogeneous enzyme immunoassay　40
homogeneous immunoassay　38
Hounsfield unit　174, 179
HPLC　17, 18
HRP　39

I

IDUS 121
imaging mass spectrometry 77
immunoassay 34
IMS 77
in situ hybridization 50
intraductal ultrasonography 121
ion trap mass spectrometer 68
IRMM 80, 81
IRMM CRM470 84
ISH 50
ITMS 68

J

JADA 72
Japanese Committee for Clinical Laboratory Standards 84
Japanese enzyme reference materials 83
JCCLS 84
J-ERM 83

L

LC-MS 30, 63
locus specific identifier 51
LSI 51

M

magnetic resonance cholangio-pancreatography 125
magnetic resonance imaging 130
MALDI 62, 64
mass spectrometry 62
matrix-assisted laser desorption/ionization 62
Mechanical Index 103
methionine 159
methylmagnesiumbromide 159
methylspiperone 159
MI 103
monoclonal antibody 35
motion artifact 145
MRCP 125
MRI 3, 129, 130
MS 62
multicolor FISH 51
multiple reaction monitoring 69

N

Naked DNA 60
NBD-F 32
NIST 80, 81
NMP22 43

O・P

ODS 23
OPA 31

PEM 168
PET 3, 151, 152, 153
PET/CT 152, 167
photon 175
PITC 31
polyclonal antibody 35
polymerase chain reaction 49
positron emission mammography 168
positron emission tomography 152, 153
primary reference material 80
ProGRP 42
PSA-ACT 43
pulsed wave doppler 99
PWD 99

Q・R

QMS 67
quadrupole mass spectrometer 67

radioimmunoassay 34
recommended method 83
reference method 80
resolution 20
RIA 34

S

SALDI 64
sandwich assay 40

secondary reference material 80
SELDI 65
specificity 35
SPECT 3
Spectrum Green 51
Spectrum Orange 51
surface-assisted laser desorption/ionization 64
surface-enhanced laser desorption/ionization 65
Sv 181

T・U

T1 136
T2 137
tandem mass spectrometer 69
TDM 8, 18, 71
telomere probe 52
TFA 29
therapeutic drug monitoring 8, 18
Thermal Index 103
TI 103
time-of-flight mass spectrometer 68
titer 35
TOF-MS 68
TR 136
traceability 83
transferability 83
T1 shortening agent 145
T2 shortening agent 145

ultrasound gelly 93

V・W

voxel 133

WADA 72
WCP 51
whole chromosome painting probe 51

Z

Zip Tip 70